古代妇科经典名方精粹

主　编　毕丽娟

主　审　黄素英

上海科学技术出版社

内 容 提 要

本书所选名方均出自 1911 年以前出版的古代医籍，且目前仍广泛应用、疗效确切、具有明显特色与优势的医方，亦是《古代经典名方目录（第一批）》中出自妇科专著或主治明确为治疗妇科疾病的经典名方，总计 12 首。内容包括唐代孙思邈《千金翼方》当归建中汤，宋代陈自明《妇人大全良方》温经汤、三痹汤，明代张景岳《景岳全书》保阴煎、固阴煎，明末清初傅山《傅青主女科》易黄汤、宣郁通经汤、完带汤、清经散、清肝止淋汤、两地汤，清代柴得华《妇科冰鉴》桃红四物汤。每首名方从处方来源、历史沿革考证、临床应用研究、经典文献辑录四个方面进行论述，总结历代临床医家使用心得，整理现代学者对处方的研究应用情况等。本书的出版有利于促进古代经典名方的开发利用，为研究相关经典名方的复方制剂提供系统的文献研究资料，同时对提高中医临床疗效、丰富临床思维、提升中医药服务能力，具有积极意义。

本书可供中医临床工作者、中医药研究人员、中医师生参考阅读。

图书在版编目（CIP）数据

古代妇科经典名方精粹 / 毕丽娟主编. -- 上海：
上海科学技术出版社，2023.4
ISBN 978-7-5478-6132-5

Ⅰ. ①古… Ⅱ. ①毕… Ⅲ. ①中医妇科学－验方－汇编 Ⅳ. ①R289.53

中国国家版本馆CIP数据核字（2023）第057042号

古代妇科经典名方精粹
主编 毕丽娟
主审 黄素英

上海世纪出版(集团)有限公司
上海科学技术出版社 出版、发行
（上海市闵行区号景路 159 弄 A 座 9F－10F）
邮政编码 201101 www.sstp.cn
苏州工业园区美柯乐制版印务有限责任公司印刷
开本 787×1092 1/16 印张 17
字数 300 千字
2023 年 4 月第 1 版 2023 年 4 月第 1 次印刷
ISBN 978-7-5478-6132-5/R·2738
定价：98.00 元

编委会

前　言

　　2017 年国家中医药管理局会同国家药品监督管理局制定《古代经典名方目录(第一批)》,总计 100 首。何为古代经典名方?《中药注册管理补充规定》第七条,明确提出是指"来源于古代经典名方的中药复方制剂,是指目前仍广泛应用、疗效确切、具有明显特色与优势的清代及清代以前医籍所记载的方剂",因此所选名方均出自 1911 年前出版的古代医籍。这些经典名方经过多年的临床实践,疗效确切,并随着现代疾病谱的改变而使用范围逐渐扩大。为了推动古代经典名方的开发利用,《中华人民共和国中医药法》第十三条提出,古代经典名方的中药复方制剂,在申请药品批准文号时,可仅提供非临床安全性研究资料,这将有力推动古代经典名方的开发利用。

　　本书的内容为上海市卫生健康委员会的中医药传承和科技创新项目"古代经典妇科名方处方考证及历史沿革研究"的研究成果。项目主要研究对象为《古代经典名方目录(第一批)》中出自妇科专著或主治明确为治疗妇科疾病的经典名方,总计 12 首。研究内容包括唐代孙思邈《千金翼方》当归建中汤,宋代陈自明《妇人大全良方》温经汤、三痹汤,明代张景岳《景岳全书》保阴煎、固阴煎,明末清初傅山《傅青主女科》易黄汤、宣郁通经汤、完带汤、清经散、清肝止淋汤、两地汤,清代柴得华《妇科冰鉴》桃红四物汤 12 首名方的处方来源、历史沿革考证、临床应用研究、经典文献辑录,整理总结现代学者对处方的研究应用情况等。本书内容按经典名方来源时间先后进行排序,每首经典名方包括四部分内容,即处方来源、历史沿革考证、临床应用研究(包括药物组成、药物剂量、方义解析、治疗范围、加减变化、现代临床应用)、经典文献辑录(包括历代论述、现代论述、医案摘录)。书中所载穿山甲等中药材,根据国发〔1993〕39 号、卫药发〔1993〕59 号文,属于禁用之列,均以代用品代替,书中所述穿山甲等相关内容仅作为文献参考。

希望本书能够为申报相关经典名方的复方制剂提供系统的文献研究资料,同时为中医医生临床使用相关方剂提供参考,提高临床疗效。

本书的出版得到了"上海市卫生健康委员会中医药传承和科技创新项目:古代经典妇科名方处方考证及历史沿革研究——12首方剂(课题编号:ZYCC2019003)"的资助。

限于时间和水平,如有疏漏之处,希冀广大读者提出宝贵意见。

编　者

2022 年 6 月

目 ◉ 录

当归建中汤

一、处方来源

《千金翼方·妇人二·虚损第七》

当归建中汤：治产后虚羸不足，腹中疾痛不止，吸吸少气，或若小腹拘急挛痛引腰背，不能饮食，产后一月，日得服四五剂为善，令人强壮内补方。

当归四两，桂心三两，甘草（炙）二两，芍药六两，生姜三两，大枣十二枚（擘）。

上六味，㕮咀，以水一斗，煮取三升，分为三服，一日令尽。若大虚，纳饴糖六两作汤成，纳之于火上暖，令饴糖消。若无生姜，则以干姜三两代之。若其人去血过多，崩伤内衄不止，加地黄六两、阿胶二两，合八种，作汤成，去滓，纳阿胶。若无当归，以芎䓖代之。

二、历史沿革考证

当归建中汤方出自《千金翼方》，为仲景小建中汤加当归化裁而来，治产后虚羸不足，腹中疾痛不止，吸吸少气，或若小腹拘急挛痛引腰背，不能饮食，产后一月，日得服四五剂为善，令人强壮内补。其后加减法云："若无生姜，则以干姜三两代之。若其人去血过多，崩伤内衄不止，加地黄六两、阿胶二两，合八种，作汤成，去滓，纳阿胶。若无当归，以芎䓖代之。"

"当归建中汤"一方首载于孙思邈的《千金要方》中，名为"内补当归建中汤"，在他晚年所著的《千金翼方》中易名为"当归建中汤"。孙思邈在《千金方》治疗产后心腹痛篇中以当归建中汤为底方还有 10 个方剂治疗其他疾病。后世对本方传载中的组成、药量、主治等并无太大差异。并且本方在历代古籍的传承过程较为连续，历朝皆有文献资料，疗效受到了历代医家的认可。本方药物道地性要求不强，配伍气血双补，且温煦平和、补而不滞，故除治疗产后身痛等产后病和加减治疗产后外感寒凉之疾外，也有被古代先贤化裁，用于治疗消渴、饥伤、肠痈、血虚自汗等以气血虚弱为病机的其他疾病的记载。同为林亿等整理的《金匮要略》以及明代《金匮方论衍义》《证治准绳》《简易备验方》，清代《金匮要略论注》《金匮心典》《胎产辑萃》《兰台轨范》《金匮要略正义》和《要略厘辞》书中关于当归建中汤的记载与《千金翼方》基本相同。

当归建中汤主治疾病以产后病为主,记载了"产后(劳伤)虚羸不足"以及产后"因呼吸之间,冷气乘虚而入",阐述了产后病的病因是以虚为主或有寒邪趁虚侵袭而触发。《万氏妇科》《胎产心法》《验方新编》中的记录除"冷气"外,"内伤寒凉之物"也可能是当归建中汤所对应产后身痛的病因。在明清成书的《明医指掌》和《妇科玉尺》认为气血伤而成"阴虚内热",从而进一步分析产后病的病机。除此之外,当归建中汤所对应的病因病机的条文中还有直接将产后这一重要生理状态去除,以"一切气血虚弱(气血虚损)"为病因病机进一步扩大了当归建中汤所适用的范围,治疗方向不再局限于产后病,针对诸多因虚生变的情况都可因证选用。其他也有用"脾肾虚""败血流入肝经"和"卫虚荣弱"等来记述本方对应病因病机的个别条目。

当归建中汤由当归、芍药、桂枝、生姜、甘草、大枣六味药组成。当归、芍药是《千金方》中最常用的药物,两药同用,补血活血、柔肝滋阴;桂枝可温通经脉,祛腹中冷痛,助阳化气,配合滋补之归芍有阴中求阳之妙;生姜、大枣补中益气、固护气血生化之源,有辛甘化阳之效;芍药和甘草是缓急止痛的优良药对,同时酸甘化阴,滋阴补血。主治以产后津血不足、寒瘀内阻而导致的以"腹中㽲痛不止,吸吸少气,或若小腹拘急挛痛引腰背,不能饮食"的症状为主的产后身痛病。桂心、甘草、当归、川芎、芍药是《千金要方》中治疗各种妇人产后身痛最常用的药物,针对产后寒瘀错杂之轻重和兼夹证,可灵活加减。《千金要方》中还有 10 首方剂即是在本方的基础上加减而成。《太平惠民和剂局方》中治疗妇人诸疾最常用的药味如:当归、芍药、桂心、甘草、地黄、川芎、干姜也恰是本方所包含的药味。

明清医家亦有记载许多以当归建中汤为主方的医案。多数医家将当归建中汤用于治疗产后腹痛或虚劳自汗等病,如《徐养恬方案》《顾氏医案》《邹亦仲医案新编》等;《环溪草堂医案》《王旭高临证医案》用治营虚木郁之产后腹痛;尤怡《静香楼医案》亦认为,当归建中汤可治疗肝木克土或侮金所引起的诸症;《得心集医案》与《临证指南医案》均有一案记载,外感伤寒或风伤营卫误治后,一为木旺土虚之证,一为营卫不足之证,皆用当归建中汤治疗而取效,此与《伤寒论》"伤寒,阳脉涩,阴脉弦,法当腹中急痛,先与小建中汤"相近;而《临证指南医案》又载当归建中汤治奇脉下损,经迟腹痛,《经方实验录》亦载曹颖甫治痛经一案,皆属营卫不足,气血亏虚,不荣则痛;《顾氏医案》用当归建中汤治心焦营伤,心脘绞痛,与《伤寒论》"伤寒二三日,心中悸而烦者,小建中汤主之"相近,此取《难经》"损其心者,调其营卫"之意,值得借鉴;另外,《扫叶庄医案》治胁痛,《眉寿堂方案选存》治疟疾,均值得思考。综上所述,历代医家用当归建中汤,主要治疗产后腹痛、虚劳自汗、腹痛、外感误治后、痛经、心悸心痛、疟疾、胁痛等症,其病机总以木郁土虚、营卫不足、气血亏虚为根本,方能异病同治。

三、临床应用研究

(一)药物组成

当归建中汤由当归、芍药、桂枝、生姜、甘草、大枣6味药组成。孙思邈在《千金要方》治疗产后心腹痛篇中以当归建中汤为底方还作有10个方剂治疗其他疾病。后世对本方传载中的组成、药量、主治等并无太大差异。并且本方在历代古籍的传承过程较为连续,历朝皆有文献资料,疗效受到了历代医家的认可。

(二)药物剂量

《千金翼方》原方剂量:当归四两,桂心三两,甘草(炙)二两,芍药六两,生姜三两,大枣十二枚(擘)。从中国历代的衡制(重量)上看,一斤皆为十六两,但是换算成现今的公克(g)却有所不同。据《中国科学技术史·度量衡卷》唐代一斤等于662~672 g,那么唐代一两应为41.3~42 g。《计量史话》综合各种资料,认为唐代一斤约合今661 g,一两约为41.3 g。因此,认为当归建中汤可以采用一两约为41 g的换算方法。处方量为:当归164 g,桂心123 g,甘草82 g,芍药246 g,生姜123 g,大枣12枚。上海科学技术出版社1995年出版《方剂学》:根据国务院的指示,自1979年1月1日起,十六进制与公制计量单位换算率为,一斤等于500 g,一两等于31.25 g,一钱等于3.125 g。因此《方剂学》中当归芍药汤剂量:当归12 g,桂枝9 g,甘草6 g,芍药18 g,生姜9 g,大枣4枚。然若根据唐制,则当归、芍药与大枣剂量配比似有失衡。《千金翼方》当归建中汤,化裁于张仲景《伤寒论》小建中汤、桂枝汤,其书写剂量亦与《伤寒论》相同,亦可以东汉度量衡为准,即一斤为250 g,一两为15.625 g,则全方剂量为:当归62.5 g,桂心46.875 g,炙甘草31.25 g,芍药93.75 g,生姜46.875 g,大枣12枚。原方煎服法为:"上六味,咬咀,以水一斗,煮取三升,分为三服,一日令尽。"据《中国科学技术史·度量衡卷》,唐代一斗约6 000 mL,一升约600 mL。故当归建中汤煎服法为,六味饮片汇总粉碎,加水6 000 mL,煮取1 800 mL,一日饮完,分3次服,每次服用600 mL。然每次服用600 mL似乎稍显量多,而《伤寒论》小建中汤服法云"上六味,以水七升,煮取三升,去滓……温服一升,日三服",其"煮取三升"和"温服一升"与《千金翼方》同,汉代一升为200 mL,加当归四两则加水总量由七升升为一斗,亦合情理,故当归建中汤应以汉代度量衡更为合理。

（三）方义解析

当归、芍药是《千金方》中最常用的药物，两药同用，补血活血、柔肝滋阴；桂枝可温通经脉，祛腹中冷痛，助阳化气，配合滋补之归、芍有阴中求阳之妙；生姜、大枣补中益气、固护气血生化之源，有辛甘化阳之效；芍药和甘草是缓急止痛的优良药对，同时酸甘化阴，滋阴补血。

（四）治疗范围

主治以产后津血不足、寒瘀内阻而导致的以"腹中疾痛不止，吸吸少气，或若小腹拘急挛痛引腰背，不能饮食"的症状为主的产后身痛病。历代医家在其著作中也有以本方为基础，辨证加减药物治疗经后腹痛、产后寒疝、虚寒崩中带下等妇科病，以及血虚腰痛、久积寒气腹痛、上消之消渴、血虚自汗和饥伤等以气血虚弱为病机的病症的记载。可见本方组成之精当，是温补气血虚损之极虚之体的理想基础方。医案方面，历代医家用当归四逆汤，主要治疗产后腹痛、虚劳自汗、腹痛、外感误治后、痛经、心悸心痛、疟疾、胁痛等症，其病机总以木郁土虚、营卫不足、气血亏虚为根本，方能异病同治。

（五）加减变化

《千金翼方》言，若大虚，纳饴糖六两作汤成，纳之于火上暖，令饴糖消；若无生姜，则以干姜三两代之；若其人去血过多，崩伤内衄不止，加地黄六两、阿胶二两，合八种，作汤成，去滓，纳阿胶；若无当归，以芎䓖代之。《证治准绳》指出，本方加黄芪二钱，名黄芪建中汤，治虚劳自汗；加当归，名当归建中汤，治妇人血虚自汗；其自汗漏不止者，加桂一钱，熟附子半个，名桂枝附子汤，煎，空心服。

（六）现代临床应用

在中国知网数据库中，以"当归建中汤"作为检索词，所得相关文献，其中临床疗效观察相关论文包括产后身痛、剖腹产术后康复治疗、慢性低血压的治疗，其他则多为当归建中汤加减治疗的名医遣方经验总结或验案报道、文献研究，涉及胃溃疡、消化道出血、痛经、经后腹痛、失眠等多种疾病。如张仲一等的研究发现当归建中汤对胃蛋白酶活性及排出量虽无影响，但对利血平和幽门结扎造模的大鼠胃溃疡有较明显的抑制作用。段玺等人基于网络药理学和分子对接探讨当归建中汤治疗痛经的作用机制，认为当归建中汤治疗痛经的作用机制可能与激素调节、炎症反应等有关，影响与痛经相关的流体剪切应力与动脉粥样硬化及激素信号通路。

四、经典文献辑录

（一）历代论述

1.《圣济总录·产后短气》 治产后虚羸，呼吸少气，当归建中汤方。

当归（切焙）四两，桂（去粗皮）三两，芍药六两，甘草（炙）二两。

上四味，㕮咀如麻豆，每服五钱匕，水一盏半，入生姜一枣大（拍碎），枣三枚（擘破），同煎至八分，去滓温服，日三。若大虚，加饴糖少许，汤成下。

2.《鸡峰普济方·妇人》 当归建中汤：治产后虚羸不足，腹中疼痛不止，吸吸少气，拘急痛引腰背，不能饮食，产后一月，日得服四五剂为瘥，令人气壮。

当归、桂各四两，白芍药六两，甘草二两。

上为粗末，每服四钱，水一盏半，入生姜五片、枣一个擘破，同煎取一半，滤去滓，入饧少许，再煎饧溶，微热服，空心或食前服。

3.《扁鹊心书·下血》 暑中于心，传于小肠，故大便下血，宜当归建中汤。

4.《太平惠民和剂局方·产图·产后将护法》 常服当归丸、当归建中汤、四顺理中丸，日各一二服，以养脏气，补血脉。

5.《校注妇人良方·产后虚极生风方论·附治验》 当归建中汤：治产后腹痛拘急，痛连腰背，自汗少食。

当归、桂心各三两，白芍药六两（炒焦黄），甘草（炙）一两。

上每服五钱，姜、枣水煎，入饴糖一匙服，如未应，加之。

6.《校注妇人良方·产后虚极生风方论·产后寒疝腹痛方论》 产后脐腹作痛，乃冷气乘虚也，用当归建中汤治之。

7.《仁斋直指方论·血·血疾证》 血气虚损，腰腹疼痛，当归建中汤加南木香，若自汗则去木香，加人参、白术。

当归建中汤，治妇人一切血气虚损（方见虚汗门）。

8.《卫生宝鉴·妇人门·产后扶持荣卫》 当归建中汤：治妇人一切血气虚损，及产后劳伤，腹中疼痛，少腹拘急，痛引腰背，时自汗出。

当归四两，肉桂三两，甘草二两，白芍药六两。

上四味切，每服五钱，水一盏半，生姜五片，枣一枚，同煎至八分，去渣，热服，空心食前。

9.《世医得效方·大方脉杂医科·腹痛·虚证》 当归建中汤：治劳伤虚羸腹痛，吸吸少气，小腹拘急连腰背，时自汗出，不思饮食。

当归二两，桂心一两半，扬芍药二两，黄芪一两半。

上锉散。每服水二盏半，姜三片，枣二枚同煎，食前温服。

10.《普济方·产后诸疾门·产后调补》 若产后将息如法,四肢安和无诸疾者,亦须先服黑神散四服,亦略备补益丸散之类,不可过多,又恐因药致疾,不可不戒,如四物汤、四顺理中丸、内补当归丸、当归建中汤。

11.《普济方·产后诸疾门·产后血晕》 若下血少虚极,羊肉汤、当归建中汤。

12.《普济方·产后诸疾门·短气》 当归建中汤:治产后劳伤,虚羸不足,腹中疼痛,吸吸少气,小腹拘急连腰背,时自汗出,不思饮食,产讫,直至满月,每日三服,令人形状强健。

当归四两,桂三两,芍药六两,甘草(炙)二两。

上咬咀,如麻豆大,每服五钱,水一盏,生姜一片,枣三大枚,拍碎,煎八分去滓,温服,日三。若大虚,加饴糖少许,汤送下。

13.《伤寒治例》 吐血,《略例》上焦血,用黄芪桂枝汤。中焦血,用当归建中汤、增损胃风汤。下焦血,用芎归术附汤、桂附六合汤。阴证三焦出血,色紫不鲜,此重沓寒湿化毒,凝泣浸渍而成,《治要》用黑锡丹,见《直指方》。

14.《万氏女科·产后章·产后腹痛》 或产后血虚,外受风冷之气,内伤寒冷之物,以致腹痛者,得人按摩略止,或热物熨之略止者是也,当归建中汤主之。

归身(酒洗),白芍(酒炒),桂心,炙草各二钱,生姜五片,大枣三枚。

水煎,入饴汤(糖)三匙,搅匀,热服。

15.《万氏女科·产后章·产后中风》 诸风振掉,皆属肝木。肝为血海,胞之主也。产后去血过多,肝气暴虚,内则不能养神,外则不能养筋,以致神昏气少,汗出肤冷,眩晕卒倒,手足瘛疭,此肝虚生风,风自内生者也。用当归建中汤加黄芪、人参各一钱,熟附五分,姜枣引,不用饴糖(糖)。

16.《古今医统大全·自汗门·药方》 黄芪建中汤,治虚劳自汗(即建中汤加黄芪。血虚者加当归,名当归建中汤)。

桂枝附子汤,治妇人血虚,自汗不止(当归建中汤加桂枝、附子各五分,空心服)。

17.《医学纲目·心小肠部·诸见血门》 上而血者,黄芪桂枝汤、白芍当归汤。中而血者,当归建中汤、增损胃风汤。下而血者,芎归术附汤、桂附六合汤。

18.《赤水玄珠·产后极虚生风》 当归建中汤,治产后腹痛拘急,痛连腰背,自汗少食。

当归、桂心各三两,白芍六两,炙甘草二两。

每服五钱,姜、枣,水煎,入饴糖一匙,以效为止。

19.《证治准绳·类方·自汗》 建中汤:治表虚自汗。

芍药五钱,官桂、甘草(炙)各二钱。

上作一服,水二盅,生姜五片,枣二枚,煎至一盅,食前服。本方加黄芪二钱,名黄芪建中汤,治虚劳自汗;加当归,名当归建中汤,治妇人血虚自汗;其自汗漏不止者,加桂一钱,熟附子半个,名桂枝附子汤,煎,空心服。

20.《女科证治准绳·产后门·腹痛》 产后六七日,忽然脐腹痛,皆由呼吸之间,冷气乘虚而入,宜服当归建中汤、四顺理中丸共研,再丸作小丸,饭饮吞下,极妙。

仲景内补当归建中汤,治妇人产后虚羸不足,腹中刺痛不止,吸吸少气,或苦少腹中急,痛引腰背,不能饮食,产后一月,日得服四五剂为善,令人强壮。

当归四两,桂枝三两,芍药六两,生姜三两,甘草二两,大枣十二枚。

上六味,以水一斗,煮取三升,分温三服,一日令尽。若大虚加饴糖六两,汤成内于火上暖令饴消。若去血过多,崩伤内衄不止,加地黄六两,阿胶二两,合八味。汤成,内阿胶服之。

21.《济阴纲目·虚劳门·治虚劳平补诸方》 当归建中汤,治妇人一切血气不足,虚损羸乏。

当归四两,白芍(炒)六两,肉桂(去皮),甘草(炙)各二两。

上咬咀,每服三钱,加生姜三片,枣一枚,水煎,空心服。

22.《明医指掌·妇人科·产后六》 产后失血,产后去血过多,腹痛身热自汗者,当归黄芪汤。若去血多眩晕者,芎归汤。虚甚者,加焦姜、人参,腹痛加桂。产后失血多,阴虚内热,心烦气短,自汗,当归建中汤。

当归建中汤,治产后虚损气血,内热心烦,短促之证。

当归四两(酒洗),肉桂三两,甘草(炙)二两,白芍药(炒)六两。

上锉,每用五钱,生姜三片,大枣二枚,水二盏,煎服。

23.《景岳全书·古方八阵·补阵》 当归建中汤,治妇人血虚自汗。

即前小建中汤加当归二两,煎法同。

24.《医灯续焰·胎产脉证》 当归建中汤:治产后劳伤,虚羸不足,腹中疼痛,呼吸少气,小腹拘急,痛连腰背,时自汗出,不思饮食。产讫直至月满,一日三服,令人身壮强健。

当归四两,白芍六两,桂心三两,黄芪一两半。

上锉,每服四钱,加姜、枣,水煎,入饴糖一块再煎,稍热服。如崩中衄血,加阿胶、地黄。

25.《冯氏锦囊秘录·女科精要·受胎总论》 当归建中汤:治妇人一切血气不足,虚损羸瘦。

当归四两,肉桂(去皮),甘草(炙)各二两,白芍药六两。

每服五钱,姜枣水煎服。

26.《兰台轨范·妇人·妇人方》 当归建中汤(《千金》)：治产后虚羸不足，腹中刺痛不止，吸吸少气，或苦少腹中急，掣痛，引腰背不能食饮，产后一月日得，服四五剂为善，令人强壮，宜。

当归四两，桂枝三两，芍药六两，生姜三两，甘草二两，大枣十二枚。

上六味，水一斗，煮取三升，分温三服。一日令尽。若大虚者，加饴糖六两，汤成纳之火上，暖令饴消。若去血过多，崩伤内衄不止，加地黄六两，阿胶二两。

27.《罗氏会约医镜·妇科(上)·嗣育门·论男女用药》 当归建中汤，治妇人一切气血不足，羸瘦无孕。

当归四钱，肉桂、甘草(炙)各二钱，白芍五钱(酒炒)。

姜枣引。

28.《罗氏会约医镜·妇科(下)·产后门·产后腹痛》 当归建中汤，治产后血虚，外受风冷之气，内伤寒冷之物，以致腹痛，得按略止，或热物熨之即止者是也(败血腹痛与伤风伤食之痛，其辨在手不可近与按之即止)。

归身二钱，白芍(酒炒)、肉桂(去皮)、甘草各二钱。

姜枣引。

29.《罗氏会约医镜·妇科(下)·产后门·产后中风》 加味当归建中汤，治内生之风，肝虚掉眩，血海干也。

当归二钱，蜜芪钱半，桂枝、炙草、生姜各钱半，白芍三钱，胶饴两半，人参①。

姜枣引。即用十全大补汤加附子亦妙。

30.《罗氏会约医镜·妇科(下)·产后门·产后蓐劳》 当归建中汤，治产后虚劳腹痛、身痛、自汗、不思饮食等证。

当归二钱，白芍(酒炒)钱半，肉桂一钱(研末调服)，黄芪(蜜炒)钱半。

姜枣引。水煎就，加饴糖一块再煎，温服。如呕，不加饴糖。如崩中衄血，加阿胶(炒)、生地各钱半。

31.《形园医书(妇人科)·产后门·腹痛》 当归建中汤，治产后去血过多，血虚腹痛却喜手按者。

当归、桂心各二钱，酒炒白芍四钱，炙草钱半。

姜枣引。

32.《类证治裁·伤风论治》 风伤营卫，头痛，咳则闪烁筋掣，当归建中汤。

〔营卫〕当归建中汤：桂枝、芍药、甘草、饴糖、生姜、大枣，名小建中汤，此加当归。

33.《类证治裁·吐血论治》 若努力伤血，调补，忌用凝涩，宜和营通络理

---

① 注：此处人参剂量原文即缺。

虚,当归建中汤、旋覆花汤,或六味饮加牛膝、杜仲。

〔和营〕当归建中汤见一卷伤风。加人参,名人参建中汤。

34.《类证治裁·脾胃论治》 治饥伤,痛而纳食稍安,病在脾络,因伤饥饿而得,当甘缓以养脾营,当归建中汤。

〔饥伤〕当归建中汤:芍、桂、饴、草、姜、枣、当归。

35.《类证治裁·痹症论治》 有营虚,当归建中汤。

36.《类证治裁·临产治要》 腹痛连腰,按之痛缓为虚,宜当归、香附、炙草、杜仲、小茴香等,或用当归建中汤。

37.《类证治裁·产后论治》 若脉迟身痛,营分虚也,当归建中汤和之。

38.《医学摘粹·杂证要法·虚证类·虚劳》 如虚劳里急悸衄,腹中痛,梦失精,四肢酸疼,手足烦热,咽干口燥,以小建中汤主之,或以当归建中汤主之。

(二)现代论述

1. 经典名方当归建中汤的古代文献分析研究[1] 目的:梳理当归建中汤的组成和发展源流等相关信息,为经典名方的开发提供参考。方法:以文献计量学的方法,对搜集到的当归建中汤的文献记载进行统计分析,同时结合历代文献对当归建中汤的组成、演变进行深入地考证。结果:当归建中汤原方最早见于孙思邈的《备急千金要方》,方剂组成为当归、桂枝、甘草、芍药、生姜、大枣,主要用于妇人产后腹痛的治疗。结论:当归建中汤有良好的文献传承,朱丹溪对本方用法的质疑似乎是因对宋代的《太平惠民和剂局方》记载存在误解所致。

2. 基于网络药理学和分子对接探讨当归建中汤治疗痛经的作用机制[2] 目的:基于网络药理学和分子对接技术探讨当归建中汤治疗痛经的有效成分、潜在靶点及作用通路,阐述其作用机制。方法:通过 TCMSP 网站建立当归建中汤有效成分与靶点数据库,利用 CTD、DisGeNET、Drugbank 数据库筛选痛经相关的靶点,对药物靶点与疾病靶点取其交集,利用 STRING 数据库构建 PPI 蛋白作用关系,clusterProfiler 程序包进行 GO 功能富集分析和 KEGG 信号通路分析,采用 Cytoscape 3.7.0 软件构建药材化学成分—靶点—疾病网络。结果:筛选出痛经靶点 300 个,药材靶点 184 个,发现当归建中汤治疗痛经有 24 个重要靶点,参与的信号通路有 F2 信号通路、肿瘤坏死因子(TNF)信号通路和雌激素信号通路等。结论:当归建中汤治疗痛经的作用机制可能与激素调节、炎症反应等有关,影响与痛经相关的流体剪切应力与动脉粥样硬化及激素信号通路。

3. 经方治疗痛经的临床应用[3] 当归建中汤。

方解:当归建中汤原文主治"妇人产后虚赢不足,腹中疼痛不止""少腹拘急挛痛引腰背"。本方由滋补强壮的小建中汤加调经止痛的当归组成,对中虚不足伴血虚挛急之痛经有效。

适应证:行经下腹坠痛,或痛引腰背,痛剧则呕吐、腹泻。或伴手足烦热,咽干口燥,食欲不振,大便干结。舌嫩、苔薄,脉细弱。

体质:身材匀称或消瘦,面色无华,容易疲倦,腹壁软而腹直肌挛急。多见于青春期功能性痛经。

处方加减:经量过多或鼻衄,加生地、阿胶养阴止血;面色萎黄、肌肉松软、自汗盗汗,加黄芪益气固表。

4. 当归建中汤在剖宫产手术康复治疗中的作用[4] 目的:探讨当归建中汤在剖宫产患者术中术后加速康复的临床疗效。方法:对 50 例剖宫产术的患者,予以当归建中汤(当归、桂心、芍药、生姜、大枣、炙甘草、酒制大黄)水煎服,以加速康复治疗时间。结果:术中失血 200~400 mL、术后排气时间平均 13.5 h、留置尿管平均 16 h、恶露量平均 120 mL、产褥病率下降。结论:当归建中汤可加速剖宫产手术患者的康复时间。

5. 当归建中汤加减治疗慢性低血压(附 43 例报告)[5] 共观察 43 例,治疗方法:43 例患者中除 2 例伴有其他疾病住院治疗外,41 例全部在门诊治疗。药物:桂枝 6 g,白芍 12 g,炙甘草 10 g,当归 12 g,党参 12 g,玉竹 10 g,陈皮 6 g,枳实 10 g,生姜 10 g,大枣 7 枚。水煎服,每日 1 剂,分 2 次服。气虚明显者另加黄芪 20 g;气阴两虚,舌红少苔者另加北条参、太子参各 15 g;腰酸腿软,肢冷重得加川续断 10 g,肉桂 3 g。治疗过程中 3 日测血压 1 次。结果:显效 31 例(占 72%),有效 11 例(占 25.6%),无效 1 例(该患者服药 3 剂,血压未见上升,未再复诊,无法观察结果)。其中:服药后血压 6 日内恢复至 90/60 mmHg 以上者 11 例(占 25.6%),7~12 日 18 例(占 41.9%),13~18 日 9 例(占 20.9%),19~24 日 3 例(占 7%),血压恢复正常时间平均为 8.7 日。

6. 当归建中汤治疗胃溃疡的实验研究[6] 目的:研究当归建中汤治疗实验性胃溃疡的作用。方法:采用利血平性溃疡法、水应激法和幽门结扎法建立胃溃疡实验模型。实验药物:当归 12 g,白芍 18 g,桂枝 8 g,炙甘草 6 g,生姜 9 g,大枣 4 枚,饴糖 30 g。前六味药加入纯净冷水 800 mL,浸泡 20 min 后,煎煮 30 min,去渣,加入饴糖,微火消解,浓缩成生药 2 g/mL。按动物和人体质量比例换算出相当于人的临床等效用药剂量。西咪替丁胶囊、利血平注射液均购自保康医院门诊部。结果:当归建中汤对利血平性溃疡和大鼠幽门结扎性溃疡有明显的抑制作用,对胃蛋白酶活性及排出量则无影响。结论:当归建中汤可用于治疗胃溃疡。

（三）医案摘录

1.《医学读书记·附静香楼医案三十一条》案[7]　肝脏失调,侵脾则痛,侮肺则干咳。病从内生,非外感客邪之比,是宜内和脏气,不当外夺卫气者也。但脉弱而数,形瘁色槁,上热下寒,根本已漓,恐难全愈,奈何?

当归建中汤。

2.《徐养恬方案·产后》[8]　**初诊**　产后将及一年,寒热缠绵不已,形瘦,腹痛。此属阳维为病,近加咳嗽,更不宜也。拟仲景当归建中汤意。

嫩桂枝,当归,白芍,炙甘草,软白薇,肥玉竹,阿胶,软紫菀。

加姜枣、饴糖。

二诊　产后寒热,将及一年,脉细数,腹痛则大便下,下后痛即止,前进当归建中汤,寒热轻,咳呛减,而腹痛依然,此虚中有滞也。转拟桂枝汤加减,以和营卫,旋覆花以通络,倘再纠缠不了,必成蓐损。

嫩桂枝,白芍,炙甘草,新绛,旋覆花,霜桑叶,白薇,当归须,紫菀,粉丹皮,茺蔚子,青葱。

3.《顾氏医案·肝气门(三十三方)》[9]　腹痛欲死,此中虚受寒也。

当归建中汤。

心焦营伤,心脘绞痛。

当归建中汤。

4.《邹亦仲医案新编·蓐劳腹痛》[10]　魏邹氏,产后二十余日,患腹痛甚剧,最喜按摩,多方未效。仆谓分娩许久,岂犹是恶露内攻,必蓐劳犯房之症,与当归建中汤,作血虚为治未应,继投当归羊肉汤,又未效,调治兼旬,已穷对付。家君鹤侯老人,示以既认为蓐劳,胞宫被伤,下元受损,建中、羊肉等法,只能医血虚腹疼,何能温胞固下,所以不效。惟桂附八味地黄,堪为对症,遵而与之,数帖全愈。深佩家君卓识,诚不远逊乎前贤。惜未留平生医案以受儿曹,眼见取效者,略举三四宗以为案也,毕生之巧发奇治,岂尽为仆所见知乎?

5.《得心集医案·伤寒门·汗不得法》[11]　辛卯冬月,有同道长子,患伤寒病,畏寒头痛,发热无汗,屡服发散,汗不能出,热不能止,变痉而逝。其次子旋得此症,连进发表,皮肤干涩,发热愈炽,同道骇怖请视,告余曰:明是寒邪伤营,见症俱属外感,奈何汗之不应,又岂死症耶? 余曰:辨症虽真,未能相体故耳。郎君关弦尺迟,面白露筋,乃中气虚而血不足,故寒邪外感,非滋其血液,何能作汗? 汗既不出,热何由解? 宜与当归建中汤。同道又欲减除饴糖,余曰:建中之用,妙义正在于此。且糖乃米谷所造,所谓汗生于谷也。如法啜之,果微汗热退而安。愈后同道尚不自悔,复向余曰:吾意亦如是耳。余知彼欲掩其过,而遏其能也。壬辰春,复闻乃郎患中虚气痛,缘脾向虚,肝木自强,且春升木旺之际,正宜补土荣肝,反以极力消导,竟堕前功,殊可惜耳。

仲景建中汤加当归、桂枝、生姜、芍药、甘草、大枣、饴糖。

6.《柳选四家医案·评选环溪草堂医案三卷·妇人门》[12]　产后腹痛年余,营虚木郁,脾胃受戕,时作恶心,时吐酸水,用《千金》当归建中汤。

当归,白芍(吴萸炒),炙草,炮姜,肉桂,川椒,南枣,橘饼。

诒按:用药切当,无支凑帮贴之病,自是老手。

再诊前投建中法,腹痛已止,复因经行之后,劳碌受寒,腹中又痛,加以晡热,饮食减少,舌苔干白。此属血虚肝郁,脾虚木横,用归脾法加减。

党参,黄芪,茯苓,陈皮,冬术,归身,炮姜,木香,砂仁,白芍(吴萸炒),橘饼。

7.《王旭高临证医案·产后门》[13]　毛。产后腹痛,一载有余。营虚木郁,脾胃受戕。时作恶心,时吐酸水。用《千金》当归建中汤法。

当归,炮姜炭,炙甘草,肉桂,川椒,白芍(吴萸炒),橘饼,南枣。

又:前投建中法,腹痛已止。复因经行之后,劳碌受寒,腹中又痛,加以晡热,饮食减少,舌苔干白。此属血虚肝郁,脾虚木横。用归脾法加减。

黄芪,党参,冬术,茯苓,砂仁,炮姜,木香,陈皮,归身,白芍(吴萸炒),橘饼。

8.《扫叶庄医案·劳倦阳虚寒热》[14]　脉涩缓无神,胁痛吐痰腥秽,渐至减食,短气寒热,肝病入胃显然,劳伤不复。

当归建中汤去姜。

9.《眉寿堂方案选存·疟疾》[15]　脉弦迟,形寒神倦,得之忧思惊恐,卫外阳气暴折,阴寒不正之气得以乘袭,将有疟疾,病机宜静摄护阳,庶外邪不至深入为害。

当归建中汤去姜,加牡蛎。

10.《徐批叶天士晚年方案真本·桂苓甘味汤》[16]　许(五十岁)。劳倦伤阳失血,庸医以凉药,再伤气分之阳,指麻身痛,法当甘温(气已属阳,再于气分分出阴阳,精细极矣)。

人参当归建中汤,去姜。

11.《临证指南医案·风·风伤营卫误治》[17]　江(五六)。劳倦过月,气弱加外感,头痛恶风,营卫二气皆怯,嗽则闪烁筋掣而痛。大凡先治表后治里,世间未有先投黄连清里,后用桂枝和表,此非医药。

当归建中汤。

12.《临证指南医案·调经·奇脉虚寒滞》　孙(二九)。奇脉下损,经迟腹痛,先用当归建中汤,续商八脉治法。

归建中汤。

又久嗽，遇劳寒热。

归芪建中去姜。

13.《经方实验录·第一集中卷》[18] 　当归建中汤证（颖师医案）：宗嫂（十一月十七日）月事将行，必先腹痛，脉左三部虚，此血亏也，宜当归建中汤。

全当归四钱，川桂枝三钱，赤、白芍各三钱，生甘草钱半，生姜三片，红枣七枚，饴糖二两（冲服）。

佐景按：当归建中汤，即桂枝汤加味也。姑以本方为例，甘草之不足，故加饴糖；白芍之不足，故加赤芍；桂枝之不足，故加当归。《本经》表桂枝治上气咳逆，表当归治咳逆上气，然则其差也仅矣。我今用简笔法，略发其义于此，而贻其详界读者。

参考文献

[1] 李柳潼，张慧康，梁策，等.经典名方当归建中汤的古代文献分析研究[J].河北中医药学报，2020，35(3)：34-39.

[2] 段玺，王珂，苏肖，等.基于网络药理学和分子对接探讨当归建中汤治疗痛经的作用机制[J].江苏大学学报(医学版)，2021，31(2)：166-172.

[3] 毛科明.经方治疗痛经的临床应用[J].上海中医药杂志，2016，50(8)：27-28.

[4] 董宇.当归建中汤在剖宫产手术康复治疗中的作用[J].长春中医药大学学报，2011，27(4)：649.

[5] 付伟，荣磊.当归建中汤加减治疗慢性低血压(附43例报告)[J].哈尔滨医药，2005，25(1)：44.

[6] 张仲一，高岚，胡觉民，等.当归建中汤抗胃溃疡的实验研究[J].天津中医学院学报，2004，23(3)：134-135.

[7] 尤在泾.医学读书记[M].北京：中国中医药出版社，2007：67.

[8] 徐养恬.徐养恬方案[M].上海：上海科学技术出版社，2004：156.

[9] 顾文垣.顾氏医案[M].上海：上海科学技术出版社，2004：80.

[10] 周慎.湖湘名医典籍精华(内科卷)[M].长沙：湖南科学技术出版社，1999：629.

[11] 谢星焕.得心集医案[M].北京：中国中医药出版社，2016：9.

[12] 柳宝诒.柳选四家医案[M].上海：上海卫生出版社，1957：321.

[13] 王旭高.王旭高临证医案[M].北京：人民卫生出版社，1987：167.

[14] 薛生白.扫叶庄医案[M].上海：上海科学技术出版社，2010：47.

[15] 叶天士.眉寿堂方案选存[M].上海：大东书局，1937.

[16] 徐灵胎.徐批叶天士晚年方案真本[M].北京：中国中医药出版社，2018：71.

[17] 叶天士.临证指南医案[M].北京：中国中医药出版社，2008：229,480.

[18] 曹颖甫.经方实验录[M].福州：福建科学技术出版社，2004：156.

温　经　汤

一、处方来源

《妇人大全良方·调经门·月水行或不行心腹刺痛方论》

若经道不通，绕脐寒疝痛彻，其脉沉紧，此由寒气客于血室，血凝不行，结积血为气所冲，新血与故血相搏，所以发痛。譬如天寒地冻，水凝成冰，宜温经汤及桂枝桃仁汤、万病丸。

温经汤方：

当归、川芎、芍药、桂心、牡丹皮、莪术各半两，人参、甘草、牛膝各一两。

上㕮咀，每服五钱，水一盏半，煎至八分，去滓温服。

二、历史沿革考证

温经汤历来为临床常用的妇科调经之方，深受历代医学家青睐，并被国家中医药管理局收录于《古代经典名方目录（第一批）》中。在名方目录中给出了该方的出处、处方、剂型、制法及用法，为经典名方的开发和研究提供了参考依据。

名方目录中的温经汤出自《妇人大全良方》（1237）。该书又名《妇人良方大全》《妇人良方集要》，简称《妇人良方》，由南宋陈自明（良甫）所著，全书24卷，分8门，共260多篇论述，对胎儿发育状态、妊娠诊断、孕期卫生、孕妇用药禁忌、妊娠期特有疾病、各种难产、产褥期护理及产后病证，都做了详细的论述，在理论和实践上形成了完整的体系，具有很高的学术价值和实用价值，是中国第一部妇产专著，为中医妇产科学的发展做出了重要贡献。其中温经汤出自第一卷第十二论，是扶正祛邪、妇科常用的调经之方，受到历代医家的认可和推崇。该处方原文描述为"若经道不通，绕脐寒疝痛彻，其脉沉紧。此由寒气客于血室，血凝不行，结积血为气所冲，新血与故血相搏，所以发痛。譬如天寒地冻，水凝成冰。宜温经汤及桂枝桃仁汤、万病丸"。"当归、川芎、芍药、桂心、牡丹皮、莪术各半两，人参、甘草、牛膝各一两。右㕮咀，每服五钱。水一盏半，煎至八分，去滓温服。"

方中用莪术行气破血,消积止痛;牛膝逐瘀通经,引血下行。全方具有温经散寒、活血调经的功效。

同名温经汤最早见于张仲景的《金匮要略·妇人杂病脉证并治》,《妇人大全良方》中的温经汤则是根据《金匮要略》原方加减而来,另外,还有《太平惠民和剂局方》《备急千金要方》《圣济总录》等方书中收载。其中以《金匮要略》和《妇人大全良方》收载的温经汤为人所知最多,两者所载温经汤均能温经散寒,养血祛瘀,温中补虚。《金匮要略》"温经汤"扶正祛邪、养血生血之力较强,兼有益气健胃、滋阴润燥的作用;《妇人大全良方》"温经汤"行滞祛瘀之力较强。《金匮要略》"温经汤"寒多虚多瘀少兼虚热;《妇人大全良方》"温经汤"偏于瘀重虚少兼有寒。后者相比前者组方用量较小、煎煮方法明确,更具代表性和成药性。但后世医家运用此方时会根据具体临床证候进行适当调整。因此,药味组成、服用剂量等会有所变化。

综上所述,各朝代温经汤虽同名,但其病因病机可能略不相同,切记不能一概而论。明清及近代以来,关于温经汤有大量的文献记载,医家对温经汤的病机研究更加深入,对该方药物的理解也更为深刻,临证加减更加从容。并在温经汤基础之上演变成其他方剂。

三、临床应用研究

(一)药物组成

《妇人大全良方》温经汤药物组成:当归,川芎,芍药,桂心,牡丹皮,莪术,人参,甘草,牛膝。本方是在《金匮要略》温经汤的基础上,去吴茱萸、麦冬、阿胶、生姜、半夏,加莪术、牛膝,精简而成。后世诸多温经汤,均在此《金匮要略》和《妇人大全良方》二方加减化裁而成。

(二)药物剂量

《妇人大全良方》温经汤药物剂量:当归、川芎、芍药、桂心、牡丹、莪术各半两,人参、甘草、牛膝各一两。至明张景岳《景岳全书》,温经汤剂量已改为人参、牛膝(酒炒)、甘草(炒)各一钱,当归、川芎、芍药、牡丹皮、蓬术(醋炒)、桂心各五分。武之望《济阴纲目》温经汤剂量为当归、川芎、芍药、官桂、牡丹皮、蓬术各一钱,人参、牛膝各一钱,炙甘草五分。

《妇人大全良方》成书于南宋。宋代度量衡单位制是承袭隋、唐、五代以来的大量制,并以"钱、分、厘"十进制替代"铢、累"非十进制。程磐基认为宋元时期的一斤合 634~640 g,一两合 39~40 g,一钱合 3.9~4 g。《三至十四世纪中国的权衡度量》认为宋时一斤约为当今的 640 g。据此可认为宋时一斤合今 634~640 g，一两合今 39.625~40 g，一钱合 3.9~4 g。虽然各文献报道的换算值略有差异，但宋代一两约 40 g 的换算关系基本明确。因此，温经汤中各药味处方量为，当归、川芎、芍药、桂心、牡丹皮、莪术各 20 g，人参、甘草、牛膝各 40 g。温经汤原煎服法为："上㕮咀，每服五钱，水一盏半，煎至八分，去滓温服。"宋代官方主持编撰的成药标准《太平惠民和剂局方》指南总论中指出："凡煮汤，云用水大盏者，约一升也；一中盏者，约五合也。"

丘光明等在《中国科学技术史·度量衡卷》中认为南宋的文思院还是以北宋太府量法为标准，即每升合 702 mL。吴承洛在《中国度量衡史》"中国历代升之容量标准变迁表"中，列出宋一升合 664.1 mL。对宋代文物盏的实测值也主要在 300~400 mL。综上所述，温经汤中的盏为一中盏，一盏约 350 mL，一盏半即 525 mL 左右。煎至八分，"分"为重量单位，非体积单位，故此"分"当为一盏的十分之八，即 280 mL。

综上所述，温经汤的制法及用法为，九味处方组成饮片分别粉碎，取样混合，每次用量 20 g，加水 525 mL，煎至 280 mL，过滤后温服。

（三）方义解析

方中桂枝温经散寒，通利血脉；当归、川芎活血祛瘀，养血调经；牡丹皮既助诸药活血散瘀，又能清血分虚热；白芍酸苦微寒，养血敛阴，柔肝止痛；人参、甘草益气健脾，以资生化之源，阳生阴长，气旺血充；《妇人大全良方》温经汤不同之处在于用莪术、牛膝二味，莪术行气破血，消积止痛，牛膝逐瘀通经，引血下行。全方具有温经散寒、活血调经的功效。《医学原理》云："治血气亏败，以致经水蓄积不通，法当调补为主，攻积通经为标。是以用人参、甘草补气，归、芎、白芍、牡丹皮补血，桂心、牛膝、莪术攻积行血通经。"

（四）治疗范围

《妇人大全良方》温经汤原治"若经道不通，绕脐寒疝痛彻，其脉沉紧。此由寒气客于血室，血凝不行，结积血为气所冲，新血与故血相搏，所以发痛。譬如天寒地冻，水凝成冰。宜温经汤及桂枝桃仁汤、万病丸"。历代医家将其发挥，治"妇人血海虚寒，月水不利""妇人冲任虚损，月事不调，行经作痛，腰疼腹冷，久不受胎，崩漏去血""寒气客于血室，以致血气凝滞，脐腹作痛，其脉沉紧""风寒客搏经络，小腹作痛""肾虚胀，寒气不宣利，上攻腹内及背腰脊髀痛"等，总而言之，以寒瘀互结于下焦少腹为其病机。

（五）加减变化

同名温经汤最早见于张仲景的《金匮要略·妇人杂病脉证并治》，《妇人大全良方》中的温经汤则是根据《金匮要略》原方加减而来，另外，还有《太平惠民和剂局方》《备急千金要方》《圣济总录》等方书中收载。其中以《金匮要略》和《妇人大全良方》收载的温经汤为人所知最多，两者所载温经汤均能温经散寒，养血祛瘀，温中补虚。《金匮要略》温经汤扶正祛邪、养血生血之力较强，兼有益气健胃、滋阴润燥的作用；《妇人大全良方》温经汤行滞祛瘀之力较强。《金匮要略》温经汤偏于治疗寒多虚多瘀少兼虚热；《妇人大全良方》"温经汤"偏于治疗瘀重虚少兼有寒。后者相比前者组方用量较小、煎煮方法明确，更具代表性和成药性。

后世医家运用此方时会根据具体临床证候进行适当调整，因此，药味组成、服用剂量等会有所变化。《竹林女科证治》《秘珍济阴》《万氏女科》均用加味温经汤，方用当归尾、赤芍、川牛膝、肉桂、莪术（醋炙）、补骨脂（盐水炒）、小茴香、香附（四制者）、乌药（炒）、川芎各一钱，甘草五分，姜三片，治石瘕虚弱肿胀者。《薛氏济阴万金书》二见温经汤，一用当归、白芍、川芎、熟地、白术、牡丹皮、蓬术、牛膝、人参、桃仁、乌药、延胡索、蒲黄、刘寄奴、香附、肉桂、甘草，治月水该行不行，心腹刺痛，冷寒客于胞中；另一用归尾、赤芍、防风、白芷、姜、桂、桃仁、红花、牛膝、延胡索、紫葳花、刘寄奴、牡丹皮、香附，治风寒客于胞中，冲任内血凝经闭。

（六）现代临床应用

在中国知网以温经汤为主题进行搜索，其中大多以《金匮要略》温经汤为研究对象，本研究予以剔除。本研究主要搜集《妇人大全良方》温经汤的相关文献，近年来温经汤的临床应用多为治疗女性妇科疾病，主要以痛经、月经不调为主，其对子宫内膜异位症、盆腔炎以及痤疮、湿疹等皮肤病亦有一定的疗效，但临床研究不够深入，相关案例极少，数据不足，对于温经汤的临床研究还需进一步深入。

《妇人大全良方》温经汤的现代运用主要是治疗寒性痛经、子宫内膜异位症、子宫腺肌病等。唐卓等[1]运用温经汤治疗原发性寒凝血瘀型痛经，认为《妇人大全良方》温经汤治疗痛经的疗效远远高于口服吲哚美辛片的疗效。朱兰等[2]应用《妇人大全良方》温经汤治疗子宫内膜异位症，进一步研究表明《妇人大全良方》温经汤与阳性药丹那唑在减轻痛经等症状功效上没有明显差异，但在痛经复发率上，《妇人大全良方》温经汤组明显低于丹那唑组。另外，根据现代临床研究发现，《妇人大全良方》温经汤具有改善卵巢功能的作用。这有利于不孕患者在调整月经周期，减少月经出血量的同时，促使排卵从而提高受孕率，并对肝功能无明显损伤。

此外,现代医学在运用《妇人大全良方》温经汤治疗疾病时会根据患者的差异进行方剂药味的加减,以达到更佳的疗效。王海燕等[8]运用《妇人大全良方》温经汤来治疗寒性痛经,在原方的基础上针对寒重者,加炮姜,而对寒凝伴气滞者,加乳香、没药。刘志超在运用良方温经汤来治疗痛经时在原方的基础上也进行随证加减。如伴恶心、呕吐,或有腹泻,手足发冷者,去牡丹皮,加小茴香、炮姜、吴茱萸、山药;伴心烦易怒、胸胁乳房胀痛者,去人参,加香附、延胡索、川楝子、乌药;伴腰痛者,加桑寄生、川续断、狗脊;伴月经量少、色淡、神疲乏力者,去莪术、牡丹皮,加黄芪、山药、五灵脂、蒲黄;伴月经量多有块,经期去莪术、牛膝,酌加炮姜炭、艾叶炭、茜草;伴有夜卧不安者,加远志、合欢花、夜交藤。此外,单润琴[4]在运用《妇人大全良方》温经汤治疗子宫腺肌病时,也根据患者病症对原方进行了药味的加减。

四、经典文献辑录

(一)历代论述

1.《鸡峰普济方·妇人》 温经汤。

当归、川芎、白芍药、桂、牡丹皮、蓬莪术各半两,人参、甘草、牛膝各一两。

重校定此方无捣罗服饵法,度此方《指迷方》内亦载之,今开具在上。

上捣罗为细末,每服五钱,水二盏,煎至一盏,去滓温服。

2.《女科百问·第八问经水欲行先身体痛或腹痛》 温经汤,治风寒客搏经络,小腹作痛。

当归、川芎、白芍、官桂、丹皮、莪术各半两,人参、甘草、牛膝各一两。

上为粗末,每服五钱,水二盏煎八分,食前服。

3.《校注妇人良方·调经门·月水行止腹痛方论》 妇人经来腹痛,由风冷客于胞络冲任,或伤手太阳、少阴经,用温经汤、桂枝桃仁汤。若忧思气郁而血滞,用桂枝桃仁汤、地黄通经丸。若血积而成块,用万病丸。

愚按:前症若风寒伤脾者,六君加炮姜;思虑伤血者,四物加参、术;思虑伤气者,归脾加柴、栀;郁怒伤血者,归脾、逍遥兼服。余参前后论治之。

温经汤,治寒气客于血室,以致血气凝滞,脐腹作痛,其脉沉紧。

当归、川芎、芍药、桂心、蓬术(醋炒)、牡丹皮各五分,人参、牛膝、甘草(炒)各一钱。

上水煎服。

4.《仁斋直指方论(附补遗)·妇人·附调经诸方》 温经汤(《大全良方》)

治妇人血海虚寒,月水不利。

当归、川芎、芍药、桂心、牡丹皮、莪术各半两,人参、甘草、牛膝各一两。

上咬咀,每服五钱,水一盏半,煎至八分,温服,不拘时服。

5.《薛氏济阴万金书·方剂》 温经汤,月水该行不行,心腹刺痛,冷寒客于胞中。

当归,白芍,川芎,熟地,白术,丹皮,蓬术,牛膝,人参,桃仁,乌药,元胡,蒲黄,刘寄奴,香附,肉桂,甘草。

温经汤(《和剂》),治妇人血海虚冷,月水不调。

川芎、当归、白芍、蓬术各一钱五分,人参、牛膝各一钱,丹皮、桂心、甘草各一钱。

不时服。

温经汤,风寒客于胞中,冲任内血凝经闭。

归尾,赤芍,防风,白芷,姜,桂,桃仁,红花,牛膝,元胡,紫葳花,刘寄奴,丹皮,香附。

6.《医经小学·治法第五·机要黄芩芍药汤》 调诸经闭而不行方,兼行其气者,温经汤,通经丸。

7.《玉机微义·妇人治法·调经之剂》 《良方》温经汤治妇人血海虚寒,月水不利。

当归、川芎、芍药、桂心、牡丹皮、莪术各半两,人参、甘草、牛膝各一两。

上咬咀,每五钱,水煎服。

8.《医学原理·月经门·治月经方》 《良方》温经汤:治血气亏败,以致经水蓄积不通,法当调补为主,攻积通经为标。是以用人参、甘草补气,归、芎、白芍、牡丹皮补血,桂心、牛膝、莪术攻积行血通经。

人参(甘温)三钱,炙草(甘温)五分,川归(辛温)一钱半,川芎(辛温)七分,白芍(苦酸寒)一钱,牡丹皮(苦酸寒)一钱,桂心(辛甘热)七分,莪术(苦辛温)七分,牛膝(苦甘酸)八分。

水盅半,煎八分,温服。

9.《万氏女科·调经章·石瘕》 石瘕者,因行经之时,寒风自阴户而入,客于胞门,以致经血凝聚,月信不行,其腹渐大,如孕子状。妇人壮盛者,半年之后,小水长而消矣;若虚怯者,必成肿病。温经汤主之。

归身梢、川芎、赤芍、莪术(煨)、人参各一钱,炙草五分,川牛膝、破故纸(炒,杵)、小茴(炒)各一钱。

姜枣引。更宜频服香附丸。

10.《医学纲目·妇人部·调经·经闭》 温经汤,若经道不通,绕脐寒痛,脉沉紧,宜此及桂枝桃仁汤、万病丸。

当归、川芎、芍药、桂心、牡丹皮、蓬莪术各半两,人参、甘草、牛膝各一两。

上㕮咀,每服五钱,水一盏半,去渣温服。

11.《赤水玄珠·经水或紫或黑论》 温经汤,妇人血海虚寒,月水不利,绕脐疼痛(桂枝桃仁汤、万病丸皆可用)。

当归、川芎、芍药、桂心、丹皮、莪术各五分,人参、甘草、牛膝各一钱。

水煎服。

12.《女科证治准绳·调经门·经候总论》 温经汤(《和剂》)治妇人血海虚寒,月水不调。

川芎、当归、芍药、蓬术各一钱半,人参、牛膝各二钱,桂心、牡丹皮各一钱,甘草半钱。

水二盅,煎至一盅,不拘时服。

13.《邯郸遗稿·经候》 因气不和,致血不能流转而经不调、脐腹疼痛者,是血凝气结,其脉沉紧,宜温经汤。

温经汤:人参,当归,白芍,延胡索,肉桂,川芎,牛膝,蓬术,丹皮,甘草。

14.《济阴纲目·经闭门·治血涩经闭》 温经汤,治经道不行,绕脐寒疝痛彻,其脉沉紧。此由寒气客于血室,血凝不行,为气所冲,新血与故血相搏,所以作痛,宜此汤与桂枝桃仁汤。

当归、川芎、芍药、官桂、牡丹皮、蓬术各一钱,人参、牛膝各一钱,甘草(炙)五分。

上㕮咀,水二钟,煎至一钟,不拘时服(此温行之剂也,以四物去地黄,恐凝滞耳,人参得官桂则能温行,故加之。然诸痛忌参、术,亦有不必用者,在去取之有法焉)。

15.《孕育玄机·经行作痛》 夫经行而作痛者,血实气滞也。又云:风冷客于胎络冲任,或伤手太阳、手少阴经,用温经汤、桂枝桃仁汤;若忧思气滞而血滞,用桂枝桃仁汤、地黄通经丸。

温经汤,治寒气客于血室,致气血凝滞,脐腹作痛,其脉沉紧。

当归、川芎、芍药、桂心、蓬术(醋炒)、丹皮各五分,人参、牛膝、炙甘草各一钱。

水煎服。

16.《景岳全书·长集·妇人规古方·妇人》 温经汤,治寒气客于血室,以致血气凝滞,脐腹作痛,其脉沉紧。

人参、牛膝(酒炒)、甘草(炒)各一钱,当归、川芎、芍药、牡丹皮、蓬术(醋炒)、桂心各五分。

上水煎服。

17.《妇人规·经脉类·经痛论外方》 温经汤(见《妇人规古方》):治寒气客于血室,以致血气凝滞,脐腹作痛,其脉沉紧。

人参、牛膝(酒炒)、甘草(炒)各一钱,当归、川芎、芍药、牡丹皮、蓬术(醋炒)、桂心各五分。

上水煎服。

18.《丹台玉案·月信不调·立方》 温经汤:治妇人冲任虚损,月事不调,行经作痛,腰疼腹冷,久不受胎,崩漏去血。

当归、赤芍、肉桂、川芎、人参各一钱二分,莪术、牛膝、丹皮、甘草各一钱,生姜五片。

空心煎服。

19.《资生集·经闭·治血涩经闭》 温经汤:治经不行,绕脐寒疝痛,脉沉紧。此由寒气客于血室,血凝不行,为气所冲,新血与故血相搏,所以作痛,宜此汤与桂枝桃仁汤。

当归、川芎、白芍、官桂、牡丹皮、蓬术各一钱,人参、牛膝各一钱,炙草五分。

上水二钟,煎一钟,服无时。此温行之剂也,以四物去地黄,恐凝滞耳。人参得官桂能温行故加之。然诸痛忌参、术。亦有不必用者,在人取之有法焉。

20.《妇科玉尺·月经》 来止腹痛。张从正曰:经来腹痛,由风冷客于胞络冲任,或伤手太阳少阴经,用温经汤、桂枝桃仁汤。

治月经病方:温经汤治血海虚寒,月水不调。

川芎、当归、白芍、莪术各钱半,人参、牛膝各二钱,桂心、丹皮各一钱,甘草五分。

21.《竹林女科证治·调经上·石瘕证治》 石瘕因经来之后,寒入阴户,客于胞宫,血凝不行,而腹渐大,如有胎孕。不壮盛之妇,半年之后,气力强康,不治自消。若虚弱者,必成肿胀,宜服加味温经汤。

加味温经汤:

当归尾、赤芍、川牛膝、肉桂、莪术(醋炙)、破故纸(盐水炒)、小茴香、香附(四制者)、乌药(炒)、川芎各一钱,甘草五分。

姜三片用引,水煎服。

22.《产科发蒙·经闭血瘕》 温经汤:治经道不通,绕脐寒疝痛彻,其脉沉紧,此由寒气客血室,血凝不行。

当归、川芎、芍药、牡丹皮、莪术各半两,人参、牛膝、甘草各一两。

上㕮咀,每服五钱,水一盏半,煎至八分,去滓温服。

23.《金匮启钥(妇科)·调经论·方》 温经汤:治经道不行,绕脐寒疝痛彻,其脉沉紧。此由寒气客于血室,血凝不行,为气所冲,新血与故血相搏,所以作痛,宜此汤与。

当归、川芎、官桂、丹皮、蓬术、人参、牛膝各一钱,炙草五分。

上水煎,不拘时服。

24.《秘珍济阴·调经门·石瘕》 石瘕者,因行经之时寒气自阴户而入,客于胞门,致经血凝聚,月信不行,其腹渐大如孕子状,妇人壮盛者,半年之后,小水长而消矣。若虚怯者,必成肿病,温经汤主之。

温经汤:当归,川芎,赤芍,人参,炙草,牛膝,故纸,小茴,莪术。

歌曰:温经汤用芎归参,赤芍炙草牛膝并,故纸小茴蓬莪术,石瘕虚怯此方灵。

25.《验方新编·妇人科调经门·经闭腹大如孕》 此名石瘕。因行经之时,寒气自阴户而入,客于胞门,以致经血凝聚,月信不行,其腹渐大如孕子状。妇人壮盛者,半年之后,小水长而消矣。若虚怯者必成肿病,用温经汤:归身、川芎、赤芍、莪术、台党、炙草各五分,川牛膝、故纸、小茴(炒)各一钱,姜、枣引,水煎服。更宜常服四制香附丸(见前),此《灵枢经》秘方也。

26.《胎产指南·调经章·石瘕》 因行经时,寒气自阴户入,客于胞门,以致精血凝聚,月信不行,其腹渐大,如孕子状。妇人壮盛者,半年之后,小水长而消矣。若虚怯者,必成肿病,温经汤主之。

归身梢一钱,川芎一钱,赤芍一钱,莪术一钱,人参一钱,牛膝一钱,故纸一钱,小茴一钱,炙甘五分。

加姜枣,更宜频服香附丸。

27. 清代民国方书《方剂辞典·十二画》 温经汤:治妇人血海虚寒,月水不调方(《局方》)。若妇人经道不通,绕脐寒疝痛彻,其脉沉紧,此由寒客血室,血凝不行,结积,血为气所冲,新血与故血相搏,所以发痛,譬如天寒地冻,水凝成冰。宜服此药。

当归、川芎、芍药、桂枝、牡丹皮、莪术各半两,人参、甘草、牛膝各一两。

上九味,水二盏,煎一盏,温服。按《大全良方》,同《金匮》温经汤,加减方也。

(二)现代论述

1.《金匮要略》与《妇人大全良方》温经汤之异同[5]

(1)温经汤出处、条文解析及病因病机:《金匮要略·妇人杂病脉证并治》"问曰,妇人年五十所,病下利数十日不止,暮即发热,少腹里急,腹满,手掌烦热,唇口干燥,何也? 师曰:此病属带下,何以故? 曾经半产,瘀血在少腹不去。何以知之? 其证唇口干燥,故知之。当以温经汤主之"。分析《金匮要略》温经汤病机有四：① 本有虚寒又感外邪。② 体内精亏血虚，已生虚热。③ 虚寒生水饮，体内水饮冲逆。④ 半产后遗，冲任亏虚，瘀血内阻不去。

《妇人大全良方》温经汤出于《妇人大全良方·月水行或不行心腹刺痛方论》："若经道不通，绕脐寒疝痛彻，其脉沉紧。此由寒气客于血室，血凝不行，结积血为气所冲，新血与故血相搏，所以发痛。譬如天寒地冻，水凝成冰，宜温经汤。"历代医家相关论述分析《妇人大全良方》温经汤病机有二：① 妇人先感寒邪于胞中，血气喜温而恶寒，得寒者凝气而不流，以生瘀血之变。② 瘀血内阻抑制新血再生，致虚瘀相交，故痛。

（2）组方用药及命名意义：《金匮要略》温经汤组成，吴茱萸三两，当归、川芎、芍药、人参、桂枝、阿胶、生姜、牡丹皮（去心）、甘草各二两，半夏半升，麦门冬一升（去心）。上十二味，以水一斗，煮取三升，分温三服。亦主妇人少腹寒，久不受胎；兼取崩中去血，或月水来过多，及至期不来。方义分析：① 方中用吴茱萸、桂枝、生姜温经散寒，通利血脉，且桂枝、生姜兼祛外邪。② 重用一升麦冬以达滋阴清热之效，牡丹皮亦助清虚热。③ 用人参、甘草、半夏补中益气、降逆水饮，三两吴茱萸亦能温中降逆、平冲水饮以和胃。④ 用当归、川芎、芍药（四物去地黄）、阿胶、牡丹皮，活血祛瘀，养血调经止痛。方中牡丹皮强调去心，应陶弘景在《本草经集注》言："牡丹，今东间亦有，色赤者为好，用之去心。"

《妇人大全良方》温经汤组成：当归、川芎、芍药、桂心、牡丹皮、莪术各半两，人参、牛膝、甘草各一两。上㕮咀，每服五钱，水一盏，煎至八分，去滓温服。分析方义：① 方中桂心温经散寒，通脉调经；人参甘温补气，助桂心（今之肉桂）通阳散寒；莪术、牡丹皮、牛膝活血祛瘀。② 莪术、牡丹皮、牛膝能助当归、川芎、芍药行血养血调经；芍药、甘草配伍起缓急止痛之功。

总结两方病因病机以及组方用药：两方相同药物有当归、川芎、芍药、桂枝（桂心）、人参、牡丹皮、甘草七味，寒凝、血虚、血瘀是其共同病机，故皆取名温经汤。其不同在于《金匮》温经汤治寒多虚多瘀少兼虚热；《妇人大全良方》温经汤偏于瘀重虚少兼有寒。

（3）主治病证：《金匮要略》温经汤能温经散寒，养血祛瘀，扶正祛邪。主治寒盛虚多瘀少兼虚热为主的月经不调、痛经、闭经、女性不孕症等。以月经不调，小腹冷痛，经有瘀块，时发烦热为证治要点。《妇人大全良方》温经汤能温经散寒，活血调经。主治瘀重虚少兼有寒为病机的月经后期、月经量少、闭经、痛经等。此外，《金匮要略》温经汤对妇人更年期综合征中脾肾亏虚、冲任虚寒、瘀血阻滞这一证型具有良好的治疗效果。

2. 高效液相色谱法同时测定温经汤中 10 种活性成分的含量[6]　目的：建立同时测定温经汤中 10 种活性成分（芍药内酯苷、芍药苷、β-蜕皮甾酮、甘草苷、阿魏酸、甘草素、肉桂酸、桂皮醛、丹皮酚和甘草酸铵)含量的方法。方法：采用高效液相色谱(HPLC)法。色谱柱为 Kromasil C 18,流动相为乙腈-0.1%磷酸水溶液(梯度洗脱),流速为 1.0 mL/min,双波长切换检测(0~25 min 为 240 nm,检测芍药内酯苷、芍药苷、β-蜕皮甾酮、甘草苷、阿魏酸;25~65 min 为 275 nm,检测甘草素、肉桂酸、桂皮醛、丹皮酚、甘草酸铵),柱温为 25℃,进样量为 20 μL。结论：建立的 HPLC 法准确可靠、专属性好,可用于温经汤中芍药内酯苷等 10 种活性成分含量的同时测定。

3. 艾灸结合加味温经汤治疗原发性痛经的临床观察[7]　目的：观察艾灸结合加味温经汤治疗寒凝血瘀型原发性痛经的临床疗效。方法：将 80 例原发性痛经患者随机分为研究组和对照组,每组 40 例。研究组采用艾灸结合以温经汤为主方的中药治疗,对照组给予布洛芬缓释胶囊口服,观察比较 2 组的临床疗效。结果：研究组总有效率为 87.5%,对照组总有效率为 67.5%,研究组的总有效率明显高于对照组(P<0.05)。结论：艾灸结合加味温经汤治疗原发性痛经安全有效,值得推广应用。

4. 基于多成分质量控制的温经汤制备工艺研究[8]　目的：制备经典名方温经汤标准汤剂,进行制备工艺优化和质量控制研究,评价其科学性与合理性。方法：按古籍方法,采用传统煎药锅的方式制备温经汤标准汤剂,通过中药质量标志物理论筛选温经汤活性成分,以 9 种指标成分(芍药苷、甘草苷、阿魏酸、芹糖异甘草苷、异甘草苷、桂皮醛、甘草酸铵、丹皮酚、藁本内酯)转移率或出膏率、指纹图谱物质群变化为指标,分别考察粉碎粒度、浸泡时间、火力方式对煎煮工艺的影响,追踪不同浓缩方式、干燥工艺下成分变化。结果：浓缩工艺对温经汤成分影响较大,冷冻干燥对温经汤成分影响较小,故最终确定温经汤标准汤剂最佳制备工艺为按处方配比粉碎后,过 1 号筛,取 20 g,加水 150 mL,浸泡 1 h,武火煮沸,文火保持微沸,至药液约 120 mL,即得。结论：本实验优选的制备工艺,合理可行,为温经汤及其相关制剂的开发奠定了基础。

5. 经典名方温经汤标准汤剂 HPLC 指纹图谱建立及 9 种成分含量测定[9]
目的：建立经典名方温经汤标准汤剂 HPLC 指纹图谱,同时对其中 9 种成分进行含量测定,为其质量控制提供参考。方法采用 KromasilC18 色谱柱(250 mm×4.6 mm,5 μm),以乙腈-0.1%磷酸水溶液为流动相,梯度洗脱,体积流量 0.8 mL/min,采用多波长切换法,检测波长分别为 220 nm、280 nm、320 nm、380 nm,柱温 25℃,对 15 批温经汤标准汤剂进样分析,采用中药色谱指纹图谱相似度评价软件(2012 年版)并结合聚类分析(CA)、主成分分析(PCA)与偏最小二乘法-判别分析(PLS-DA)对结果进行评价,同时进行含量测定。结果建立了温经汤标准汤剂 HPLC 指纹图谱,15 批样品相似度在 0.902~

0.992,共标定出 18 个共有峰,指认出其中 9 个色谱峰(即 2 号峰没食子酸、5 号峰芍药苷、7 号峰甘草苷、8 号峰阿魏酸、9 号峰芹糖异甘草苷、11 号峰异甘草苷、14 号峰桂皮醛、15 号峰甘草酸铵、16 号峰丹皮酚),CA、PCA 及 PLS - DA 将 15 批样品分为 2 类。定量分析条件方法学考察结果良好,9 个成分加样回收率在 94.91%～108.16%;15 批样品中没食子酸、芍药苷、甘草苷、阿魏酸、芹糖异甘草苷、异甘草苷、桂皮醛、甘草酸铵及丹皮酚的质量分数分别为 10.7～31.3、95.8～228.4、18.6～62.4、3.3～8.3、4.8～18.7、2.8～10.6、13.7～108.2、83.9～292.3、31.1～125.5 mg/g。结论建立的 HPLC 指纹图谱结合多成分同时含量测定的分析方法简便稳定,重复性好,可为经典名方温经汤物质基准的质量评价提供依据。

6. 加减温经汤对月经病实寒证患者子宫血流动力学及生殖激素的影响[10]

目的:观察加减温经汤对月经病实寒证患者子宫血流动力学及生殖激素的影响。方法:通过对我院 2014 年 4 月—2016 年 3 月妇科就诊收治的 60 例符合月经病实寒证患者临床资料做回顾性分析,比较所有患者治疗前后子宫血流动力学及生殖激素指标的变化。治疗方法:所有患者均给予加减温经汤治疗,药方组成成分为:吴茱萸 5 g,小茴香 5 g,肉桂 5 g,当归 15 g,红花 9 g,五灵脂 9 g,延胡索 10 g,白芍 12 g,乌药 10 g。加 500 mL 水煎服 0.5 h,滤出药液 150 mL,每日 1 剂,分早晚服用,连续服用 3 个月周期。在行治疗前的一个月停止继续服用雌孕激素类及消炎药,且在治疗期间不可服用其他药物,以免对结果产生影响。结果:所有患者在治疗 3 个月经周期后,临床治愈 30 例,有效 24 例,无效 6 例,治疗有效率为 90%。治疗后患者卵巢、子宫动脉搏动指数(PI)、阻力指数(RI)指标均较治疗前低,收缩期峰值流速(PSV)指标均较治疗前高,差异具有统计学意义($P<0.05$),治疗前后平均卵巢体积(OVVOL)、卵巢内窦卵泡术(AFC)、窦卵泡直径(SFD)指标比较无明显差异($P>0.05$),可表明月经病实寒证患者较正常女性卵巢、子宫动脉血流信号较稀疏,且流速过低很难探测到。治疗后患者卵泡刺激素(FSH)、黄体生成素(LH)、雌二醇(E_2)指标较治疗前高,差异具有统计学意义($P<0.05$),治疗前后患者孕酮(P)指标比较无明显差异($P>0.05$)。结论:加减温经汤治疗月经病实寒证患者临床疗效显著,且能改善其卵巢、子宫血流动力学异常,使其血液灌注增加。

7. 经典名方温经汤的处方考证和临床应用研究概况[11] 针对经典名方温经汤进行处方考证及临床应用研究总结,为该方的物质基准制定及复方制剂开发提供参考依据;通过系统整理相关医书古籍及现代文献报道,结合经典名方复方制剂开发的有关政策要求,对目前存在的疑义问题进行阐述并提出建议。宋代陈自明《妇人大全良方》所载温经汤由九味药组成,其组方药材基原及药用部位选用与 2020 年版《中国药典》收载品种基本保持一致,其中芍药选用白芍(芍药 *Paeonia lactiflora* Pall. 的干燥根),桂心选用肉桂 *Cinnamomum cassia* Presl 的干燥树皮,莪术选用蓬莪术 *Curcuma phaeocaulis* Val. 的干燥根茎;饮片建议选用生品,并参照 2020 年版《中国药典》收载方法炮制;剂量按照一两=40 g 折算,当归、川芎、白芍、肉桂、牡丹皮、莪术用量各 20 g,人参、甘草、牛膝各 40 g,处方总量为 240 g;所有处方药味分别粉碎成粒度<6 mm 后混合,每服剂量 20 g,加水 525 mL,煎至 280 mL,滤后温服,每日 1 服。古籍记载温经汤功效为活血调经、温经散寒,现代临床主要用于治疗痛经、月经不调等疾病,其对子宫内膜异位症、盆腔炎以及痤疮、湿疹等皮肤病也有一定的疗效。通过研究明确了温经汤出处历史沿革、处方药味基原、炮制方法、剂量折算、制法及用法、临床应用等内容,可为该经典名方的后期开发与应用提供参考依据。

8.《良方》温经汤治疗子宫内膜异位症浅析[12]　子宫内膜异位症在育龄期妇女中有较高的发病率,可归属为中医学痛经、癥瘕、月经不调、不孕等范畴。《妇人大全良方》是我国早期一部全面论述妇产科生理、病理和疾病治疗的学术著作,书中多处论及与子宫内膜异位症相似的病症,指出经期性生活、经期调摄不慎是子宫内膜异位症发病的重要原因,确立了寒凝血瘀是其基本病机,治疗以温经散寒、消瘀止痛为基本原则,并创制温经汤治疗,疗效确切。

9. 温经汤不同煎煮方法比较研究[13]　目的:比较温经汤传统煎煮方法和现代医疗机构煎煮方法所得汤剂的质量差异,为温经汤的临床应用提供科学依据。方法:采用 HPLC 法测定两种方法所得汤剂中芍药内酯苷、芍药苷、β-蜕皮甾酮、甘草苷、阿魏酸、甘草素、肉桂酸、桂皮醛、丹皮酚、甘草酸铵的含量,并对两种方法所得汤剂的总皂苷和浸膏率进行比较。结果:两种方法所得的汤剂中,芍药内酯苷、芍药苷、甘草苷、甘草素、肉桂酸、甘草酸铵含量差异具有统计学意义($P<0.05$),β-蜕皮甾酮、阿魏酸、桂皮醛、丹皮酚、总皂苷、浸膏率差异均无统计学意义($P>0.05$)。结论:两种煎煮方法所得的温经汤质量存在差异,医疗机构煎煮法更具科学性。

10. 温经汤对月经病实寒证患者卵巢及子宫血流动力学的影响[14]　目的:观察温经汤对月经病实寒证患者卵巢、子宫血流动力学的影响,探讨温经汤治疗月经病实寒证的作用机制。方法:按标准收取月经病实寒证患者 30 例,应用温经汤口服治疗,每日 1 剂,1 个月经周期为 1 个疗程,共服用 3 个月经周期。观察治疗效果,并应用彩色多普勒超声测定治疗前后患者卵巢及子宫动脉血流参数:收缩期峰值流速(PSV)、阻力指数(RI)、搏动指数(PI)。结果:临床治愈 14 例,有效 10 例,有效率 80%。经温经汤治疗后,子宫、卵巢动脉 PSV 显著升高($P<0.01$),RI、PI 显著降低($P<0.01$,$P<0.05$)。结论:温经汤能改善月经病

实寒证患者卵巢、子宫血流动力学异常,增加其血液灌注,治疗月经病实寒证疗效显著。

11. 温经汤治疗原发性痛经的临床经验[7] 温经汤出自《妇人大全良方》,原方主治血海虚寒、血气凝滞证之痛经,属于西医学原发性痛经的范畴。瘀为本病的病机关键,辨证应分虚实两类,本病病位在子宫、冲任,以气滞、寒凝导致"不通则痛"或是以气血虚弱、肝肾亏损,导致气血运行不畅而"不荣则痛"为主要病机。因此,其治疗应在活血化瘀、温经止痛的基础上酌加疏肝行气、温补肝肾等药物,更应结合临床辨证施治。

12. 温经汤治疗月经病实寒证的临床疗效分析[15] 目的:分析温经汤治疗月经病实寒证患者的临床疗效。方法:对确诊为月经病实寒证的 130 例患者,根据随机对照原则分为(温经汤治疗)和对照组(常规治疗)两组。观察两组患者治疗前后生殖激素的变化,患者治疗前后卵巢及子宫动脉血流动力学,如 PSV、RI、PI、OVVPL、窦卵泡数(AFC)、窦卵泡直径(SFD)变化。结果:治疗前后生殖激素变化比较显示,治疗组血清中 FSH、LH、E_2、睾酮(T)水平高于治疗前,差异具有统计学意义($P < 0.05$);治疗组血清中 P 水平稍有升高,但差异无统计学意义($P > 0.05$)。治疗前后卵巢动脉血流动力学变化比较显示,治疗组 PSV 高于治疗前,RI、PI 水平低于治疗前,差异具有统计学意义($P < 0.05$);治疗组 OVVPL、AFC、SFD 均稍有改善,但差异无统计学意义($P > 0.05$)。治疗前后子宫动脉血流动力学变化比较显示,治疗组 PSV 高于治疗前,RI、PI 高于治疗前,差异均有统计学意义($P < 0.05$);治疗组子宫内膜厚度略有升高,但差异无统计学意义($P > 0.05$)。结论:温经汤治疗月经病寒证疗效较好,可能与其可提高生殖激素水平、改善卵巢与子宫动脉血流动力学有关,温经汤改善其血行瘀滞状态,达到治疗月经病实寒证的目的。

13. 温经汤治疗原发性寒凝血瘀型痛经的疗效观察 80 例[1] 观察《良方》温经汤治疗原发性寒凝血瘀型痛经的临床疗效。方法:将 80 例患者随机分为两组,治疗组 40 例,采用《良方》温经汤治疗,方药如下:当归 15 g,芍药 15 g,川芎 10 g,人参 10 g,肉桂 5 g,牡丹皮 10 g,甘草 10 g,牛膝 10 g,莪术 10 g。每日 1剂,分两次口服,7 日为 1 个疗程,连用 3 个疗程。对照组采用口服吲哚美辛片治疗,每日 3 次,每次 25 mg(1 片),经前 7 日开始服药,连服 7 日,连服 3 个月经周期为 1 个疗程,连用 3 个疗程。结果:治疗组、对照组总有效率分别为87.50%、75.00%。两组比较差异有统计学意义($P < 0.05$)。结论:《良方》温经汤治疗原发性寒凝血瘀型痛经疗效显著,可以明显改善临床症状。

14. 《良方》温经汤治疗子宫内膜异位症临床研究[2] 朱兰等采用《良方》温经汤治疗子宫内膜异位症 30 例,治疗组采用《良方》温经汤:当归 8 g,川芎 8 g,

赤芍 15 g,肉桂 10 g,莪术 10 g,人参末 2 g(分 2 次后冲),干姜 3 g,酒大黄 4 g,菟丝子 15 g。每日 1 剂,水 400 mL,煎至 100 mL,每日 2 次,每次冲人参末 1 g。并忌生冷饮食。于月经干净后服至下次月经第 2 日停服。4 周为 1 个疗程,连服 2 个疗程。除此未用其他药物。对照组采用丹那唑片剂,每片 200 mg,自月经第 2 日起服丹那唑 200 mg,早晚各 1 次,每疗程 3 个月。治疗组 30 例中治愈 7 例(23.3%),显效 14 例(46.7%),有效 8 例(26.7%),无效 1 例(3.3%),服中药 6 剂后行手术治疗。对照组 30 例,治愈 4 例(13.3%),显效 12 例(40.0%),有效 12 例(40.0%),无效 2 例(6.7%)。60 例患者均有痛经,经治疗后,治疗组和对照组各治愈 28 例,有效 1 例,无效 1 例,两组对痛经症状治疗方面无明显差异。治疗组不孕者治愈 5 例(83.3%),对照组 1 例(25.0%),两组对不孕的治愈有明显差异($P<0.05$)。

15. 小温经汤治疗实寒性痛经 30 例[3]　王海燕采用小温经汤治疗实寒性痛经 30 例,治疗方法:人参 10 g,当归 15 g,川芎 5 g,炒芍药 15 g,肉桂 5 g,莪术 10 g,牡丹皮 10 g,甘草 10 g,牛膝 15 g。对于寒重者,可加炮姜 10 g,对于寒凝伴气滞者,加乳香、没药各 5 g。于每月月经来潮前 5~7 日开始服用,每日 1 剂,服用至来月经。若月经第 1 日痛重者,可服用至月经第 1 日,连续服用 3 个月。疗效观察:这 30 例患者中有 4 例经治疗后经期小腹微痛,2 例患者治愈后因冒雨涉水、游泳等原因于半年后复发,复来就诊,但不如最初重,其余均痊愈。

16. 温经汤治疗痛经 48 例[16]　目的:探讨中药温经汤辨证治疗原发性痛经的方法及效果。方法:对 2007—2011 年妇科门急诊原发性痛经患者,经四诊合参,辨证分析后,以中药温经汤为基本方进行加减治疗,标本兼治,达到消除与缓解疼痛的效果。结果:48 例患者,治愈 26 例(54.16%),好转 18 例(37.50%),无效 4 例(8.33%),总有效率为 91.66%。结论:中医药治疗痛经在临床上效果显著,尤其是治疗功能性痛经优势明显,北方女性寒性痛经者居多,以《妇人大全良方》温经汤为主方,随证进行加减,因地、因证制宜,可标本同治,收效显著。

17. 《良方》温经汤治疗子宫腺肌病 31 例[4]　单润琴采用《良方》温经汤治疗子宫腺肌病 31 例,处方:当归 9 g,川芎 6 g,赤芍、白芍各 9 g,肉桂 3~5 g,牡丹皮 6~9 g,莪术 9 g,党参 12 g,川牛膝 9 g,炙甘草 8~12 g。少腹冷甚、腰痛如折,去牡丹皮、肉桂,加炒小茴香 6 g,补骨脂 9 g;血多、心烦、热象明显者,去肉桂,加黄芩 6~9 g。经前 3~5 日开始服药,至经期结束后 1 周停药。1 个月经周期为 1 个疗程,连续治疗 3 个疗程。经 3 个疗程治疗,痊愈 9 例,经转腹痛消失,经量恢复正常,盆腔超声:子宫肌层回声明显改善或趋于正常。显效 14 例:经转腹痛明显减轻,不影响工作、生活,经量恢复正常;盆腔超声:子宫肌层回声明显改善。有效 5 例:经转腹痛缓解,经量减少;盆腔超声:子宫肌层回声改善不明显。无效 3 例:经转腹痛缓解及经量减少不明显;盆腔超声:子宫肌层回声变化不明显。显效率 74.19%,有效率 90.32%。

(三)医案摘录

1.《良方》温经汤案[17]　贾某,女,32 岁。医生。

初诊(2016 年 3 月 2 日)　胃胀 2 月余。河北医大附属第三医院电子胃镜示:慢性非萎缩性胃炎伴糜烂。不论吃饭与否,均自觉剑突下心口窝处发胀并有气向上顶到咽部,吃了不易消化食物后更严重。胀甚时吐出一些食物来会舒服一些。饿时胃痛(亦在心口窝处),稍吃点食物可缓解。月经周期正常,末次月经 2 月 25 日,现经期第 6 日,第 1 日痛经伴小腹凉。舌体胖质暗,苔中根薄白腻,脉弦细,沉取涩。腹诊脐右下压痛甚,剑突下轻压痛。

予《良方》温经汤合杏蔻橘桔:

赤芍、当归、川芎、党参、牡丹皮、莪术、怀牛膝、杏仁、桔梗、陈皮、白豆蔻各 6 g,肉桂 2 g,炙甘草 4 g。

7 剂,每日 1 剂,水煎服。

二诊(2016 年 3 月 19 日)　上方自服至今日,胃胀、胃痛消失。自剑突下向咽部气顶之感已减大半。现最想解决的是胸骨柄后有气向上逆,伴反酸烧心。

上方加浙贝母、枇杷叶各 6 g,煅瓦楞子、生牡蛎各 15 g(先煎)。7 剂。

三诊(2016 年 3 月 26 日)　气上顶及上逆感均除,偶尔食多会反酸、烧心,天突处有堵的感觉。上方继服 7 剂。

四诊(2016 年 4 月 2 日)　上方服后气顶、逆返及反酸、烧心、天突处堵感均除。3 月 27 日月经来潮。未发痛经,小腹也不凉了。继服 7 剂停药。

【按】患者虽自觉胃病症状均在剑突下心口窝处(胀,气向上顶至咽,饿时痛),但腹诊此处压痛并不严重,却脐右下压痛最甚,值得探讨。

对于腹诊脐右下压痛,即右少腹(脐的右下方相当于足阳明胃经的右外陵穴,在天枢穴下 1 寸,任脉阴交穴向右旁开 2 寸取穴)按之疼痛,刘保和常用两个方剂,即《良方》温经汤及少腹逐瘀汤。

《良方》温经汤出自宋代医家陈自明所著《妇人大全良方》,治"妇人月经来腹痛""经道不通,绕脐寒疝痛彻,其脉沉紧"。因病由"劳伤气血,致令体虚,风冷之气客于胞络,损于冲任之脉",故方中除赤芍、当归、川芎、牡丹皮、莪术、怀牛膝活血化瘀以通冲任,肉桂温暖下元外,更加党参、炙甘草补气健脾,以治体虚。所以本方证除具脐右下压痛、痛经伴小腹凉外,还应有脾虚的典型症状:饿时难受。

王清任的少腹逐瘀汤主治小腹寒凝血瘀,方中当归、川芎、赤芍、蒲黄、五灵脂、延胡索、没药活血化瘀,调经止痛,祛瘀散结;小茴香、肉桂、干姜温经散寒止痛,温暖胞宫,并无补气健脾之品,乃用于无典型脾虚之证候者。

以上两方不仅用于妇女的痛经,其他病证亦可治疗。如本案患者以胃病来就诊,因具有脐右下压痛,痛经伴小腹凉,饿时难受的主症,即用之效佳。此外,凡男性具有上述典型腹诊症状者亦可应用。

《难经·二十七难》:"冲脉者,起于气冲,并足阳明之经,夹脐上行,至胸中而散。"瘀血阻滞于下的患者,多会出现阳明胃经的病症。本案患者冲任瘀阻,冲气夹胃气上逆而胃胀、气向上顶至咽部,应用《良方》温经汤化瘀温冲降逆,不仅痛经治愈,胃病亦除。

至于加入杏、蔻、橘、桔,乃源于叶天士的《温热论》:"在人之体,脘在腹上,按之痛,或自痛,或痞胀,当用苦泄,必验之于舌……其中有外邪未解,里先结者,或邪郁未深,或素属中冷者,虽有脘中痞闷,宜从开泄,宣通气滞,以达归于肺,如近俗之杏、蔻、橘、桔者,是轻苦微辛,具流动之品可耳。"本案患者剑突下轻压痛,苔中根薄腻,故以此四味,轻苦微辛,宣通气滞,以达归于肺,取效迅捷。

2. 子宫内膜异位症痛经案[18]　王某,女,29岁。

初诊(2014年5月18日)　经行小腹冷痛10余年,加重2个月。患者13岁初潮,平素月经尚规律,经行5～7日,周期28～30日,经量中等,色黯红夹有血块,每逢经前及行经时小腹冷痛,得热痛减,时有恶心呕吐。患者幼时经期贪食生冷,平素怕冷,手、足凉。已婚2年,未孕。刻诊:末次月经2014年5月18日,经行7日,量初中多后少,色黯,夹血块,痛经3日,欲呕吐,未服止痛药,伴腰腹坠痛,形寒肢冷。舌质黯,边夹瘀点,苔白,脉弦紧。妇科检查:外阴(-),阴道畅,宫颈光,子宫后倾,偏大,子宫后壁表面可触及黄豆大小的硬实结节,触痛(+),左侧附件可触及一包块,大小约3 cm×3 cm,轻压痛。B超示:左侧附件囊肿(左卵巢内见一弱回声区,大小37 mm×35 mm×32 mm,内部充满细密回声),子宫直肠窝积液26 mm×12 mm。西医诊断:子宫内膜异位症,卵巢囊肿,不孕。中医诊断:痛经,癥瘕,不孕。辨证:宿瘀内结,寒凝胞宫。治则:温经散寒,祛瘀止痛。处方:《良方》温经汤加减。

当归12 g,川芎9 g,赤芍12 g,桂枝9 g,莪术12 g,牡丹皮12 g,党参12 g,茯苓12 g,牛膝9 g,炙甘草6 g,吴茱萸6 g,姜半夏9 g,乌药9 g。

7剂,每日1剂,水煎取汁300 mL,分早、晚2次温服。

二诊(2014年6月19日)　诉2014年5月29日月经来潮,经行6日,此次经行腹痛明显好转,痛经3 h,无恶心,仍形寒肢冷、腰腹酸胀。舌质黯,苔白,脉细涩。处方:

当归12 g,川芎9 g,赤芍12 g,桂枝9 g,莪术12 g,牡丹皮12 g,党参12 g,

茯苓 12 g,牛膝 9 g,炙甘草 6 g,杜仲 12 g,桑寄生 12 g,熟地 12 g,乌药 9 g。

14 剂,每日 1 剂,煎服方法同前,此后每次经前服初诊方 7 剂,共服用 3 次,未见痛经。

三诊(2014 年 11 月 14 日) 患者停经 35 日,无阴道出血,末次月经 2014 年 9 月 30 日,经行 6 日,无痛经。苔薄质淡,边有齿痕,脉细滑。测血清人绒毛促性腺激素(HCG)151.93 mIU/mL,P 75.49 nmol/L。诊断:早孕,宫外孕待排。拟益肾安胎。处方:

党参 12 g,白术、白芍各 12 g,川续断 12 g,菟丝子 12 g,苎麻根 12 g,桑寄生 15 g,巴戟天 12 g,砂仁 3 g,杜仲 12 g,紫苏梗 12 g,姜竹茹 6 g,阿胶 12 g。

7 剂,每日 1 剂,煎服方法同前。随访 10 个月,据电话患者云已生一子。

【按】 本例患者经行腹痛,并呈进行性加重,根据其症状、体征及辅助检查结果,可确诊为子宫内膜异位症。此外患者幼时经期贪食生冷,导致寒气客于冲任、胞中,血得寒则凝,以致经血凝滞不畅,则行经腹痛,色黯红夹有血块,舌质黯,边夹瘀点,苔白,脉弦紧,此属实寒证。《素问·调经论》载:"血气者,喜温而恶寒,寒则气不能行,温则消而去之。"故治宜温经散寒,祛瘀止痛。方用《良方》温经汤温经散寒,化瘀止痛;佐以吴茱萸、姜半夏降逆止呕,党参、茯苓健脾益气,乌药、甘草缓急散寒止痛。二诊时诉痛经明显缓解,但仍有形寒肢冷、腰腹坠胀感。分析原因为寒凝血脉,脉道收引,致气血运行受阻,故腰腹坠胀;阳气被遏,不能外达肌肤,则形寒肢冷;又患者病程较长,病久易损伤正气,寒邪亦易损伤阳气,导致阳气虚损,肾阳不足。故遵首方之温通大法,加杜仲、桑寄生以温肾强腰,熟地滋阴养血。《良方》温经汤一方使气血寒滞得以温暖而恢复正常运行,通则不痛,同时使瘀滞的经水得以畅下,气血充盈,冲任得固,胞宫得养,月水有调而易受孕。怀孕后当注重安和,若过于攻伐,则势必会造成堕胎,故患者虽合并卵巢囊肿,但怀孕后未行针对囊肿的治疗,而重在安护胎气。予党参、白术健脾益气安胎;桑寄生、苎麻根、杜仲、川续断补肾壮腰以系胎;阿胶、白芍滋水益精,养血润燥;紫苏梗、竹茹降逆止呕,以顾护胎元。

3. 子宫腺肌病[4] 患者某,女,28 岁,已婚。

初诊(2010 年 4 月 13 日) 因逐渐加重性痛经 8～9 年,婚后 2 年未孕(男方检查未发现异常),于 2010 年 4 月 13 日就诊。初潮 15 岁,4～5 日/27～28 日,末次月经 2010 年 4 月 2 日。经行 3 年出现腹痛,初能忍受,后渐加重,20 岁起服止痛药,近 3 年来伴有经量明显增多,经期延长至 7～8 日。妇科检查:子宫平位,质地稍硬,饱满,压痛(±)。盆腔超声报告:子宫腺肌病。舌质淡红,脉弦细。给予《良方》温经汤 7 剂。处方:

当归 9 g,川芎 6 g,赤芍、白芍各 9 g,肉桂 3～5 g,牡丹皮 6～9 g,莪术 9 g,

党参 12 g,川牛膝 9 g,炙甘草 8～12 g。

二诊 1 周后复诊,服药后未诉不适。继服原方 14 剂,嘱经期不停药。

三诊 3 周后复诊,自诉 5 月 1 日经转腹痛明显减轻,经量较前减少,能正常上班。当下经未净,继守原方 10 剂,备药 5 剂(经期服)。

四诊(2010 年 6 月 15 日) 经逾期未至,诊断早孕。随访至来年,足月顺产一女。

4. 实寒性痛经[3] 李某,女,22 岁,未婚,急救中心工作。

初诊(1998 年 7 月 18 日) 平日月经周期正常,每于经期第 1～第 2 日小腹疼痛难忍,尤其第 1 日不能正常工作,得热痛减,血量少,3 日即净,色黯黑有块,伴手足发凉。就诊时为月经来潮第 1 日。患者面色苍白,苔白,脉沉滑微紧。中医诊断:痛经。证属寒凝血瘀。治宜暖宫散寒,化瘀止痛。处方:

人参 10 g,当归 15 g,川芎 5 g,炒芍药 15 g,肉桂 5 g,莪术 10 g,牡丹皮 10 g,甘草 10 g,牛膝 15 g,炮姜 10 g。

3 剂。

二诊(1998 年 9 月 15 日) 患者主诉,7 月初诊后回家吃了 2 剂中药,疼痛明显减轻。1998 年 8 月 19 日月经第 1 日又疼痛,服用了余下的 1 剂药,疼痛亦明显减轻。今距来月经还有 4～5 日。嘱其从本月开始连续调理 3 个月。治后痊愈。至今未复发。

5. 原发性痛经

案 1[19] 马某,女,21 岁。

初诊(2014 年 4 月 9 日) 患者经行腹痛伴恶心欲吐,周身寒冷 4 年。末次月经 3 月 14 日—18 日,平素经量可,色黯,夹小血块,得温则减,经前胸胀,触之则痛,甚则不能触衣,伴腰酸甚,幼时过食生冷,平素四末不温。舌质紫黯苔薄白,边有齿痕,脉弦细,尺脉弱。中医诊断:痛经。证属寒凝血瘀证。治拟活血化瘀,温经止痛。方用温经汤加减。处方:

党参 30 g,桂枝 10 g,莪术 10 g,牡丹皮 10 g,川芎 10 g,柴胡 6 g,当归 10 g,赤芍 15 g,川牛膝 20 g,益母草 30 g,姜黄 15 g,刘寄奴 15 g,五灵脂 15 g,白芷 30 g,甘草 6 g,延胡索 30 g,没药 20 g,吴茱萸 10 g,细辛 3 g,白芥子 15 g,路路通 20 g,通草 10 g,桑寄生 30 g,川续断 15 g,杜仲 15 g。

7 剂,水煎服,每日 2 次。嘱患者心情愉悦,注意保暖。

二诊(2014 年 4 月 16 日) 患者自诉 4 月 10 日经至,诸症减轻,但仍有恶心,舌淡紫苔薄腻、边有齿痕,脉沉缓,尺脉弱。

治疗在原方基础上加清半夏 30 g、枳壳 20 g、炙枇杷叶 12 g、竹茹 15 g。7 剂,水煎服,每日 2 次。

三诊(2014 年 4 月 23 日) 患者自诉无明显不适,舌紫黯苔薄白,边有齿痕,脉沉缓而弱。

治疗在首方的基础上加茯苓 15 g、白术 10 g、益母草 30 g、红花 20 g。14 剂,水煎服,每日 2 次。

四诊(2014 年 5 月 7 日) 患者自诉今日经至,诸证皆无,心情愉悦。

【按】患者幼时过食生冷导致寒凝血瘀,血得寒则凝,血行不畅则行经腹痛,血块下则痛减及腹痛得温则缓说明本病为实寒证,舌诊脉诊亦已证明。《素问·调经论》:"血气者,喜温而恶寒,寒则气不能行,温则消而去之。"故以温经汤为主,随症加延胡索、没药、五灵脂、白芍、细辛缓解腹痛症状;姜黄、刘寄奴增强活血化瘀之功;路路通、通草通气活络;桑寄生、川续断、杜仲补肝肾,强筋骨减轻腰酸之证;益母草、红花养血活血;竹茹、炙枇杷叶、姜半夏止呕吐;柴胡归肝、胆经,引药入肝经,疏肝解郁。

案 2[19] 刘某,女,32 岁。

初诊(2014 年 9 月 17 日) 主诉:自初潮起痛经合并月经量少,加重 3 个月。末次月经 2014 年 9 月 16 日至今,患者自述 3 个月前大怒后诸症加剧,现经量不足原经量二分之一,经期小腹胀痛伴下坠感,块下痛减,经色黯红,经前胸胀甚则不能触衣,平素脾气急躁。舌质紫黯苔薄白、有裂纹、边有齿痕。脉弦涩尺脉沉。中医诊断:痛经。证属肾虚肝郁,气滞血瘀。治疗当疏肝理气,活血化瘀。处方:

党参 30 g,桂枝 10 g,莪术 10 g,牡丹皮 10 g,川芎 10 g,柴胡 6 g,当归 10 g,赤芍 15 g,川牛膝 20 g,益母草 30 g,姜黄 15 g,刘寄奴 15 g,五灵脂 15 g,白芍 30 g,甘草 6 g,延胡索 30 g,没药 20 g,北沙参 20 g,麦冬 15 g,川楝子 10 g,制何首乌 15 g,枸杞子 15 g,熟地 15 g,山茱萸 20 g,茯苓 15 g,白术 10 g,甘草 10 g,红花 20 g。

7 剂,水煎服,每日 2 次,嘱患者心情愉悦。服药后症状明显缓解,随证加减治疗 3 月余,经量尚可,痛经无。

【按】患者因情志刺激大怒则伤肝,肝失条达,气滞血瘀,瘀血阻胞宫、冲任,导致血行不畅,"不通则痛"则痛经月经量少症加剧,《张氏医通》云:"经行之际……若郁怒则气逆,气逆则血滞于腰腿心腹背胁之间,遇经行时则痛而重。"肝郁气滞,经脉不利,故乳房胀痛;以温经汤为主方,又因有形之血生于无形之气,故加四君子汤,补气生血兼助行血化瘀。"经水出诸肾",月经的产生以肾为主导,肾藏精,肝藏血,以熟地、山茱萸、枸杞子取左归饮之意滋补肾精,一贯煎滋养肝阴,加之配以逍遥散使肝体得养、肝气得舒。

案 3[20] 洪某,女,21 岁。

初诊(2018 年 11 月 5 日) 反复经行腹痛 6 年余,加重 3 个月。月经史:既往月经周期尚规律,14 岁初潮,经期 4～6 日,月经周期 28～33 日,经期小腹疼痛明显,喜揉喜按,触之冰冷,得热痛减,经量偏少,色黯,少许血块,神疲乏力,腰膝酸软明显,四肢冰凉,纳差,嗜睡,大便每日 1 次,质稀薄,小便清长。平时喜爱冷饮,且经期亦未避寒凉之物。自诉 3 个月前经行时腹痛较以往明显加重,自行服用止痛片后疼痛缓解之效甚微,故而转求中医治疗。婚育史:未婚,否认性生活史。刻下:末次月经 11 月 1 日,现月经第 5 日。月经已净,小腹绵绵作痛,手脚冰凉,手足心未见汗出,小便清长,神疲乏力,腰酸明显,舌淡胖,苔白润,脉沉细。辅助检查:就诊当日妇产科彩超提示子宫附件未见明显异常。西医诊断:原发性痛经。中医诊断:痛经(阳虚内寒证)。治疗原则:温阳驱寒,益气补血。方药:选用温经汤加减。处方:

牡丹皮 3 g,巴戟天 9 g,醋柴胡 6 g,干姜 3 g,桂枝 6 g,香附 3 g,菟丝子 6 g,吴茱萸 9 g,生地 6 g,当归 6 g,川芎 6 g,白芍 6 g,熟地 6 g,炒白术 6 g,黄芩 3 g,甘草 3 g。

12 剂,水煎服,每日 1 剂,早晚温服。告知患者每日晨起时进行基础体温监测;同时叮嘱患者平素注意锻炼身体,增强体质;忌生冷刺激性饮食;慎起居,注重保暖;保持精神愉悦。

二诊(2018 年 11 月 19 日) 现月经第 19,诉服药后腰酸较前稍改善,四肢稍温,纳欠佳,睡眠尚可,大便稀薄,小便正常,舌脉同前。11 月 15 日患者基础体温监测较前升高 0.4℃,且伴有带下量增多,呈鸡蛋清样,色微黄,无阴痒。嘱患者行妇产科彩超检查,B 超提示子宫内有排卵后痕迹。治则:活血化瘀,疏肝行气。

继守上方,去吴茱萸、干姜、巴戟天、牡丹皮、熟地、黄芩、生地,加黄芪 9 g、鸡血藤 6 g、川楝子 3 g、枳壳 6 g、陈皮 6 g。

10 剂,水煎服,每日 1 剂,早晚温服。嘱患者经行之前再次就诊。

三诊(2018 年 11 月 30 日) 诉此次服药后诸症较前皆有改善,舌淡苔白,舌边有齿痕,脉弦细。此次就诊时,患者月经即将来潮。治宜:温经散寒,活血止痛。处方:

继守上方,前方去枳壳、菟丝子、陈皮、柴胡,加吴茱萸 10 g、艾叶 6 g、延胡索 12 g(醋制)、桃仁 10 g、益母草 15 g、川牛膝 9 g。

6 剂,服法同前。嘱患者忌食寒凉刺激之品,注重保暖,且注意调畅心情,切忌对月事产生焦躁恐惧心理。

四诊(2018 年 12 月 6 日) 末次月经 11 月 30 日—12 月 4 日,患者诉此次经行疼痛稍有减轻,月经量增多,血凝块较前增加,色红,腰酸好转,纳可,二便调。处方：

当归 6 g,白芍 6 g,川芎 6 g,桂枝 6 g,干姜 3 g,巴戟天 9 g,牡丹皮 3 g,熟地 6 g,红花 3 g,香附 3 g,醋柴胡 6 g,炒白术 6 g,山药 9 g,甘草 3 g。

10 剂,用法同前。

【按】本案中该患者病程较长,既往虽口服过止痛片,但疼痛缓解之效并不明显,也未曾有过系统治疗,且西医口服止痛片治疗终归是治标不治本,故而患者转求中医治疗。究其根本,患者自小体质偏寒,且平素嗜食寒凉之物,亦未避风寒,致使体内寒气凝结,胞宫、冲任均失于温煦,经期气血下注,寒凝血脉,导致经血运行迟滞,不通则痛,发为痛经。肾为冲任之本,胞脉系于肾而络于胞中,肾阳虚弱,故腰酸腿软、四肢冰凉、小便清长。患者初次就诊时行妇产科彩超检查提示子宫附件未见明显异常,结合患者临床表现及个人史,西医诊为原发性痛经。结合二便、舌脉等证候,四诊合参,中医辨病为痛经,辨证为阳虚内寒证。治疗原则为温经养血,散寒止痛。然患者经行腹痛症状严重,已然影响生活,故不可急于求成,因此月经期当先散寒止痛以治标,非月经期则须辨证求因以治本。初诊时患者月经已净,处于经后期,经期经血下泄后,子宫胞脉空虚,阴血不足,故血室闭藏,胞宫藏而不泻,需通过肾之封藏作用蓄养阴精,使阴血渐长,此阶段属阴长阳消;且患者伴有明显的腰膝酸软、神疲乏力等不适,故治疗上当侧重温阳驱寒、益气补血。根据《妇人大全良方·月水行或不行心腹刺痛方论》记载:"若经道不通,绕脐寒疝痛彻,其脉沉紧。此由寒气客于血室,血凝不行,结积血为气所冲,新血与故血相搏,所以发痛。譬如天寒地冻,水凝成冰,宜温经汤。"《妇人大全良方·行经腹痛》中所云:"妇人经来腹痛,由风冷客于胞络冲任,或伤手太阳少阴经,用温经汤、桂枝桃仁汤。"故选用温经汤加减。方中吴茱萸味辛性热,入肝肾而走冲任,散寒止痛;桂枝辛甘温入血分,温通经脉,两者合用温经散寒,行血通脉;当归、芍药、川芎、牡丹皮养血调经、活血祛瘀,既补血之虚,亦祛血之瘀;阳明气血充足,则冲任得以盈满,故需配伍甘草、白术补气健脾,以资生化之源,阳生阴长,气旺血充;巴戟天、菟丝子温补肾阳,干姜温中散寒,三药合用共奏温补肝肾之效;生地性寒,养阴生津;熟地养血滋阴;黄芩清热泻火,酒制后善清上焦火热,二药合用可制约温补药之燥性,避免火热上炎,使其补而不燥;香附、柴胡疏肝理气解郁;甘草调和诸药。使全方补而不滞、温而不燥。二诊时患者诉诸症稍有好转,饮食欠佳,舌脉同前。鉴于患者基础体温监测呈双相,且带下量、性状较前有所改变,结合 B 超结果,判断患者真机期已过,现处于经前期,此期为氤氲变化后重阴转阳的状态。重阴转阳后,则阳长相对较快,从而出现阳长阴消。然胞宫、胞脉、冲任等气血盈满,似呈现阴阳气血皆充盛的状态,为育胎做好准备。然患者否认性生活史,则胞胎未结,孕育未成,故此期应重视活血化瘀、疏肝行气。前方去吴茱萸、干姜、巴戟天、牡丹皮、熟地、黄芩、生地,加黄芪生津养血、补气升阳;鸡血藤活血补血;川楝子性寒,疏肝行气止痛,又可制约温燥之性;枳壳理气行滞,陈皮理气燥湿健脾;全方共奏活血化瘀、行气疏肝之效。三诊时患者诉诸症有所好转,该期为月经即将来潮之际,是由阳转阴的转化期,在阳气的推动下,血海由满而溢,胞宫泻而不藏,血室重开,经血下泻,除旧生新。《素问·调经论》曰:"血气者,喜温而恶寒,寒则泣不能流,温则消而去之。"故此期侧重活血化瘀,温经止痛。前方去枳壳、菟丝子、陈皮、柴胡,加吴茱萸散寒止痛,艾叶温经散寒,与桂枝配伍共奏温经散寒止痛之效;选用醋制延胡索加强其活血行气止痛之效;桃仁、益母草、川牛膝祛瘀活血,且牛膝亦有引血下行,促进血液排出的功效。全方共奏温经止痛、活血化瘀之效。四诊时患者已历经一个中药周期疗法治疗,经行腹痛症状较前缓解,但月经量较前明显增加,且血块较前有所增加。既往就诊时,予患者大量温补肝肾之阳、益气健脾之药,使阴血充足,月经量增多,故此次就诊时适当减少温阳补血之药,且告知患者务必遵守医嘱,定期复诊,以期药到病除。

参考文献

［1］唐卓,刘宇新.温经汤治疗原发性寒凝血瘀型痛经的疗效观察80例[J].中医临床研究,2015,7(31):95-97.

［2］朱兰,林宝杏,林笑治,等.良方温经汤治疗子宫内膜异位症临床研究[J].中医临床研究,2015,7(31):95-97.

［3］王海燕.小温经汤治疗实寒性痛经30例[J].黑龙江中医药,2001(5):40-41.

［4］单润琴.良方温经汤治疗子宫腺肌病31例[J].中医药临床杂志,2014,26(2):219-220.

［5］马佳维,叶明,李荣群.《金匮要略》与《妇人大全良方》温经汤之异同[J].陕西中医药大学学报,2016,39(4):82-84.

［6］邵长森,张国青,韩真真,等.HPLC法同时测定温经汤中10种活性成分的含量[J].中国药房,2018,29(19):2640-2643.

［7］苏健球,刘桂英.艾灸结合加味温经汤治疗原发性痛经的临床观察[J].光明中医,2018,33(6):810-812.

［8］陈健,张越,崔小兵,等.基于多成分质量控制的温经汤制备工艺研究[J].中草药,2021,52(2):404-412.

［9］张越,陈健,李洋,等.经典名方温经汤标准汤剂HPLC指纹图谱建立及9种成分含量测定[J].中草药,2020,51(18):4664-4672.

［10］刘淼,许文忠.加减温经汤对月经病实寒证患者子宫血流动力学及生殖激素的影响[J].四川中医,2017,35(12):181-184.

[11] 张小会,李彦玲,刘艳,等.经典名方温经汤的处方考证和临床应用研究概况[J].中国实验方剂学杂志,2020,26(23):44-55.

[12] 曹阳,曹莉莉,王唯迪,等.良方温经汤治疗子宫内膜异位症浅析[J].河北中医,2017,39(3):449-452.

[13] 邵长森,张珍珍,张国青,等.温经汤不同煎煮方法比较研究[J].山东中医杂志,2019,38(2):179-184.

[14] 王晓松,刘小花,路帅,等.温经汤对月经病实寒证患者卵巢及子宫血流动力学的影响[J].中华中医药杂志,2017,32(2):861-863.

[15] 武静.温经汤治疗月经病实寒证的临床疗效分析[J].陕西中医,2016,37(8):1040-1041.

[16] 刘志超.温经汤治疗痛经48例[J].中国中医药现代远程教育,2011,9(19):36-37.

[17] 曹丽静.刘保和抓主症用方传承录[M].北京:中国中医药出版社,2019:265.

[18] 曹阳,曹莉莉,王唯迪,等.良方温经汤治疗子宫内膜异位症浅析[J].河北中医,2017,39(3):449-452.

[19] 陈玲名.温经汤治疗原发性痛经的临床经验[J].中国中医药现代远程教育,2015,13(14):125-126.

[20] 张锦秋,吴丽敏.中药周期疗法治疗原发性痛经案例分析[J].中医药临床杂志,2021,33(4):663-666.

三 痹 汤

一、处方来源

《妇人大全良方》卷之三《妇人风痹手足不随方论》

三痹汤：治血气凝滞，手足拘挛。风痹、气痹等疾皆疗。

川续断、杜仲（去皮切，姜汁炒）、防风、桂心、华阴细辛、人参、白茯苓、当归、白芍药、甘草各一两，秦艽、生地黄、川芎、川独活各半两，黄芪、川牛膝各一两。

上咬咀为末，每服五钱。水二盏，姜三片，枣一枚，煎至一盏，去滓热服，无时候，但腹稍空服。有人病左臂不随，后已痊平，而手指不便，无力，试诸药不验，服此药才半即安。

二、历史沿革考证

三痹汤首见于宋代陈自明所撰《妇人大全良方》。本方由《备急千金要方》独活寄生汤化裁而来，集益气补血、补肾强骨、祛风除湿、散寒止痛诸药于一剂，专治风、寒、湿三气袭虚所致之行、痛、着痹，故称"三痹汤"。宋代以降，历代医籍多以《妇人大全良方》为蓝本，在其基础上作剂量、服法的变化，在药味组成上并无差异。

至清代，张温在《张氏医通》中对三痹汤予以改动，参照"参附、芪附、术附、桂附、真武等法"，在原方基础上去掉生地、牛膝、杜仲、续断、秦艽、独活，加入防己、白术、乌头以祛除风湿，"藉乌头之烈以祛痹着"，增其散寒蠲痹之力，以治寒湿痛痹。

三、临床应用研究

（一）药物组成

三痹汤由黄芪、续断、人参、茯苓、甘草、当归、川芎、白芍、生地、杜仲、川牛膝、桂心、细辛、秦艽、川独活、防风、生姜、大枣共十八味药物组成。

（二）药物剂量

三痹汤所涉及医籍分别出自宋、明、清时代，郭氏研究发现[1]依据《中国科学技术史·度量衡卷》中考证的结论，发现宋代时期 1 斤约为 596 g，一两＝37.3 g，一钱＝3.73 g；清代时期一斤约为 600 g，一两＝37.5 g，一钱＝3.75 g。在体积换算上，自宋代至清初一直遵循"一斛为十斗，一斗为十升，一升为十合"的进制规则，但在每个朝代对于同种单位对应的体积量又略有不同。宋代时期，1 升约为现在的 660 mL，而在清代 1 升约为现在的 1 035 mL。通过分析各种文献，认为从北宋到南宋官方日常用量器的 1 升量值合今 690～702 mL。关于"盏""合"的体积大小，宋代官方医书《太平圣惠方》中有相关兑换比例的记载："凡煮汤，云用水一盏者，约合一升也。一中盏者，约五合也。一小盏者，约三合也。"表明，"盏"存在 3 种不同的规格：一盏＝一升＝十合＝690～702 mL，一中盏＝五合＝350 mL，一小盏＝三合＝210 mL（与汉代一升＝十合＝200 mL 不同），以《妇人大全良方》为例，可确定组方剂量为川续断、杜仲（去皮，切，姜汁炒）、防风、桂心、细辛、人参、茯苓、当归、白芍药、甘草各约 37 g，秦艽、生地、川芎、川独活各约 18 g，黄芪、川牛膝各 37 g。将药物粉碎，每服用 18 g，加 1 枚枣，3 片姜，加入约 1.4 L 水，煎至 0.7 L 汤液左右去渣空腹服用。

（三）方义解析

痹证由风、寒、湿三气杂至，留滞于筋骨、肌肉、经络而成，其风气胜者为行痹，寒气胜者为痛痹，湿气胜者为着痹，统称"三痹"。三痹汤专治风、寒、湿乘虚所致之行痹、痛痹、着痹，故名"三痹汤"。喻嘉言称此方："用参芪、四物，一派补药内，加防风、秦艽以胜风湿，桂心以胜寒，细辛、独活以通肾气。"

方用黄芪、人参益气固表，当归、川芎、白芍、生地四物养血和血，续断、杜仲、牛膝补肾强骨，培其所虚；细辛、桂心、生姜温经散寒，独活、秦艽、防风祛风除湿，祛其邪实。全方既可以补气血、肝肾之不足，又可以祛风寒湿之痹痛，标本兼顾，虚实同治。

与独活寄生汤相比，本方偏治痹证兼有气血亏虚者，独活寄生汤则偏治肝肾不足。

（四）治疗范围

该方的临床功效主要用于治疗气血不足又外感风寒湿邪之痹证、手足拘挛，证候属虚实夹杂之证。

（五）现代临床应用

查阅文献可知，目前对三痹汤组方中的单味药物的活性成分及复方药理研究的结果表明，三痹汤中药物多具有非特异性抗炎、镇痛、扩张血管、改善微循环和促进骨细胞增殖、抑制滑膜细胞增殖、修复受损细胞的作用，可能是其抑制关节炎症、减轻疼痛及保护骨及减缓骨关节退化的关键原因。

现代临床主要将三痹汤用于治疗骨科疾病，如骨性关节炎、强直性脊柱炎、类风湿关节炎、膝关节病变及功能障碍、肩周炎、腰椎间盘突出症等。孟博达[1]用加味三痹汤治疗骨性关节炎 38 例，得出治疗组和对照组的总有效率分别为87％和86％，发现能改善骨关节炎的症状和体征。高成选[2]应用中医三痹汤加减治疗强直性脊柱炎，综合有效率为 93.7％，疗效显著。李松伟[3]将 61 例类风湿关节炎患者随机分为治疗组（加减三痹汤与常规西药联用）31 例，对照组（单纯西药）30 例，治疗 2 个月发现治疗组主要症状与体征的改善及疗效均明显优于对照组（$P<0.05$ 或 $P<0.01$），红细胞沉降率、类风湿因子、免疫球蛋白、C-反应蛋白、血小板下降幅度也明显优于对照组（$P<0.05$ 或 $P<0.01$）。得出三痹汤能调节机体免疫功能，改善类风湿关节炎免疫损伤，提高类风湿关节炎的临床疗效，减少西药的不良反应。乔根宝[4]将 277 例髌骨软骨软化症患者辨证分为 4 型，在三痹汤的基础上根据不同证型加减用药，分别于服药 2 周、4 周、6 周后统计临床疗效。6 周后治愈 157 例，显效 97 例，有效 15 例，无效 8 例，总有效率达 97.1％。于涛[5]等对 118 例肩周炎使用中药三痹汤内服，配合痛点封闭注射、按摩理筋、TDP 照射、扶他林乳胶剂喷涂及其功能锻炼等方法综合治疗，总有效率 90.68％，配合综合疗法治疗肩周炎疗效满意。姜林峰等用三痹汤联合温针灸治疗腰椎间盘突出症 60 例，治疗组愈显率为 71.7％，疗效显著，推测其作用机制可能与降低血清 TNF-α、白细胞介素-1β（IL-1β）水平有关。此外，三痹汤还可用于治疗中风后遗症、糖尿病周围神经病变、产后痹等。

四、经典文献辑录

（一）历代论述

1.《校注妇人良方·妇人风痹手足不随方论》 夫妇人风痹，手足不随，或肌肤疼痛，或肢体麻木。盖诸阳之经，皆起于手足，循行肢体，因气虚风邪所客而为患也。

愚按《经》云：邪之所凑，其气必虚……脾肺气虚，肌肤不仁，手足麻木，用三痹汤……

三痹汤治血气凝滞,手足拘挛,风痹等疾。

续断(酒浸,炒)、杜仲(去皮,切,姜汁炒)、防风、桂心、细辛、人参、白茯苓、当归、白芍药(炒)、黄芪(炒)、牛膝(酒浸,炒)、甘草(炒)各五分,秦艽、生地黄、川芎、独活各三分。

姜水煎服。

2.《世医得效方·大方脉杂医科·诸痹·血气滞》　治血气凝滞,手足拘挛,疗风痹、气痹等疾。

川续断、杜仲(去皮,切,姜汁炒)、防风、桂心、华阴细辛、人参、白茯苓、当归、白芍药、甘草各一两,秦艽、生地黄、川芎、川独活各半两,黄芪、川牛膝各二两。

上锉散,每服五钱,水二盏,姜三片,枣一枚,煎至一盏。去滓热服,不拘时,但腹稍空服。

3.《世医得效方·产科兼妇人杂病科·风痹》　治血气凝滞,手足拘挛,风痹、气痹等疾皆治之。

川续断(去芦)、杜仲(去皮,切,姜汁炒)、防风、桂心、华阴细辛(去叶)、人参、白茯苓、白芍药、当归、甘草各一两,秦艽、生地黄、川芎、川独活各半两,川牛膝、黄芪各一两。

上锉散,每服五钱,水二盏,生姜三片,枣子二枚,煎一盏,不以时热服,但腹稍空服。有病左臂不随,后已痊平,而手指不便,无力,试诸药不效,服此才半而安。

4.《普济方·诸痹门·诸痹》　三痹汤出《危氏方》:治血气凝滞,手足拘挛,疗风痹、气痹等病。

川续断、杜仲(去皮切,生姜汁炒)、防风、桂心、华阴细辛、人参、白茯苓、当归、白芍药、甘草、秦艽、生地、川芎、川独活、黄芪、川牛膝各半两。

上锉散,每服五钱,水二盏,生姜三片,枣一枚,煎至一盏,去滓热服,不拘时,但腹稍空即服。

5.《普济方·妇人诸疾门·风痹手足不遂》　三痹汤出《大全良方》:治血气凝滞,手足拘挛,风痹、气痹等病皆疗。

川续断、杜仲(去皮切,姜汁炒)、防风、桂心、华阴细辛、人参、白茯苓、当归、白芍药、甘草各一两,秦艽、生地黄、川芎、川独活各半两,黄芪、川牛膝各一两。

上㕮咀,每服五钱。水二盏,姜三片,枣一枚,煎至一盏,去滓,热服,无时候,但腹稍空服之。有人病左臂不遂,后已痊平。而手指不便无力,试诸药不验,服此药半即安。

6.《古今医统大全·痹证门·药方·五痹通用诸剂》　治血气凝滞,手足拘挛。风痹等疾皆治。

人参、黄芪、当归、川芎、白芍药、生地黄、杜仲（姜汁炒）、川续断、防风、桂心、细辛、白茯苓、秦艽、川牛膝、川独活、甘草各等分。

上水三盏，生姜三片，枣一枚，煎五分，不拘时服。

7.《古今医统大全·妇科心镜（上）·中风门·药方》 治妇人血气凝滞，手足拘挛。风痹、气痹等疾皆疗。

川续断、杜仲（姜汁炒）、防风、桂心、华阴细辛、人参、白茯苓、当归、白芍药、甘草、秦艽、生地黄、川芎、川独活各半两，黄芪、川牛膝各一两。

上㕮咀为末，每服五钱，水二盏，姜三片，枣一枚。煎一盏，去渣热服无时，但腹稍饥服之。有人病左臂不随，后已痊平，而手指不便，无力，服此遂安。

8.《景岳全书·古方八阵·和阵》 三痹汤治血气凝滞，手足拘挛，风痹等疾皆效。

人参、黄芪、当归、川芎、熟地黄、白芍药、杜仲（姜汁炒）、续断、桂心、牛膝、细辛、白茯苓、防风、秦艽、独活、甘草等分。

水二钟，姜三片，枣一枚，煎七分，不拘时服。

9.《医门法律·中风门·附痹证诸方》 治血气凝滞，手足拘挛，风寒湿三痹。

人参、黄芪、当归、川芎、白芍药、生地黄、杜仲（姜汁炒）、川续断、防风、桂心、细辛、白茯苓、秦艽、川牛膝、川独活、甘草各等分。

上水三盏，生姜三片，枣一枚，煎五分，不拘时服。

【按】此用参芪四物，一派补药内，加防风、秦艽以胜风湿，桂心以胜寒，细辛、独活以通肾气。凡治三气袭虚而成痹患者，宜准诸此。

10.《医方集解·祛风之剂·三痹汤》 治气血凝滞，手足拘挛，风、寒、湿三痹（《经》曰：风、寒、湿三者，杂合而为痹也，其风气胜者为行痹，寒气胜者为痛痹，湿气胜者为著痹也。以冬遇此者为骨痹，以春遇此者为筋痹，以夏遇此者为脉痹，以至阴遇此者为肌痹，以秋遇此者为皮痹。痹在于骨则重，在于脉则血凝而不流，在于筋则屈不伸，在于肉则不仁。在皮则寒痛者，寒气多也。其寒者，阳气少阴气多也；其热者，阳气多阴气少也，故为痹热；其多汗而濡者，湿也，阳气少阴气盛，故汗出而濡也）。

人参、黄芪、茯苓、甘草、当归、川芎、白芍、生地黄、杜仲（姜汁炒断丝）、川牛膝、川续断、桂心、细辛、秦艽、川独活、防风等分，加姜、枣煎。

此足三阴药也。喻嘉言曰：此方用参、芪、四物一派补药，内加防风、秦艽以胜风湿，桂心以胜寒，细辛、独活以通肾气，凡治三气袭虚而成痹患者，宜准诸此（昂按：风痹诸方，大约祛风、胜湿、泻热之药多，而养血补气固本之药少，惟此方专以补养为主，而以治三气之药从之，散药得补药以行其势，辅正驱邪，尤易于见功,故喻氏取之)。

11.《张氏医通·腰痛门》 三痹汤(改定):治风寒湿气合病,气血凝滞,手足拘挛。

人参、黄芪(酒炒)、白术、当归、川芎、白芍、茯苓各一钱,甘草(炙)、桂心、防己、防风、乌头(炮)各五分,细辛、生姜三片,红枣二枚。

水煎,不拘时,热服。此方合保元、四君、内补建中、防己黄芪、防己茯苓汤、《千金》防己汤等方。但加防风以搜气分之风,川芎以搜血分之风,细辛以搜骨髓之风。于原方中削去生地、牛膝、杜仲、续断、秦艽、独活,增入防己、白术、乌头以祛除风湿,则参附、芪附、术附、桂附、真武等法,俱在其中。彼用附子之雄以播真阳,此藉乌头之烈以祛痹著。盖杂合之气,须杂合之方,方为合剂。第恐地黄、牛膝辈阴柔之药,难振迅扫之威,是不得不稍为裁酌。用力者,毋以擅改成方为妄也。

12.《奇效良方·五痹门(附论)·五痹通治方》 治血气涩滞,手足拘挛,风痹等疾,并皆治之。

杜仲(去皮,姜炒)、防风、桂心、川续断、人参、当归、秦艽、白茯苓、川芎、黄芪、细辛、白芍药、川独活、川牛膝、生地黄、甘草(炙)各八分。

上作一服,用水二盅,生姜三片,红枣一枚,煎至一盅,去滓,不拘时服。

(二)现代论述

1. 骨性关节炎

(1) 加味三痹汤治疗骨关节炎 38 例[2]:孟氏治疗组给予加味三痹汤(处方:独活 12 g,细辛 3 g,制川乌①、制草乌、防风、延胡索、当归、川芎各 10 g,秦艽、海桐皮、川续断、川牛膝、茯苓各 15 g,白芍 20 g,鸡血藤 30 g,炙甘草 6 g),治疗本病 38 例,并设对照组对照。结果:治疗组和对照组的总有效率分别为 87% 和 86%。提示:本方法对本病具有祛风湿,蠲痹痛之功效,能改善骨关节炎的症状和体征。

(2) 三痹汤配合中药热敷治疗膝骨性关节炎 80 例[3]:张氏等将 156 例患者随机分为 2 组。治疗组予三痹汤(独活、薏苡仁、黄芪各 15 g,续断、秦艽、当归、川芎、生地、赤芍、桂枝、盐炒杜仲、川牛膝各 12 g,乳香、没药各 8 g,炙甘草 5 g),配合中药热敷(透骨草、伸筋草、海桐皮、苍术、桂枝、红花等)治疗,对照组予西药治疗。两组患者治疗前及治疗后疗效、治疗前后主要症状积分进行比较。结果:两组在治疗前及治疗后疗效比较差异有统计学意义($P < 0.05$),两组治疗前后

---

① 注:有毒中药,慎用。

主要症状积分比较差异均有统计学意义($P<0.05$),组间治疗结束后积分比较有差异($P<0.05$)。结论:本研究治疗膝关节骨性关节炎效果好。

(3)三痹汤配合针刺疗法治疗膝关节骨性关节炎30例临床观察[4]:目的,观察三痹汤配合针刺疗法治疗膝关节骨性关节炎的临床疗效。方法,将60例膝关节骨性关节炎患者随机分成两组,治疗组30例采用三痹汤配合针刺疗法治疗。药物组成:黄芪30 g,续断12 g,独活10 g,秦艽12 g,防风10 g,细辛3 g,川芎6 g,当归10 g,熟地10 g,白芍12 g,桂枝6 g,茯苓12 g,杜仲12 g,牛膝12 g,党参12 g,甘草6 g。随证加减:膝关节疼痛加乳香10 g、没药10 g;膝关节肿痛加黄柏10 g、苍术10 g,膝关节冷痛加淫羊藿12 g、熟附子9 g(先煎)。对照组30例单纯采用针刺疗法治疗。观察两组治疗后临床症状和体征分级量化评分比较与临床疗效及不良反变化。结果:治疗组与对照组总有效率分别为86.7%和63.3%($P<0.05$);治疗组治疗后临床症状和体征分级量化评分均低于本组治疗前和对照组治疗后($P<0.05$)。两组患者治疗期间未见不良反应发生。结论:三痹汤配合针刺疗法治疗膝关节骨性关节炎具有疏通经络、松解粘连、改善血液循环、缓解疼痛、使病变组织修复的作用,从而达到治疗的目的。

2. 强直性脊柱炎

(1)中医三痹汤加减治疗强直性脊柱炎32例的临床效果分析[5]:高氏将2016年12月—2018年1月收治入院的32例患者进行临床研究分析,所有患者均为强直性脊柱炎,分别给予两组患者中、西医治疗方案,其中观察组选取16例,给予中医(三痹汤)治疗方案(药物组成:秦艽、鹿衔草、细辛、独活、生地、黄芪、牛膝、川续断、当归、杜仲、寻骨风、威灵仙、甘草。中医加减:若见患者疼痛较剧,需加青风藤、僵蚕;若见二便带血者,可加三七、茜草、侧柏叶;若见阴虚低热,可加青蒿、乌梅、石斛;若见湿邪偏重者,需加生薏苡仁、土茯苓)。对照组选取16例,给予常规西药治疗方案,并执行随访调查,通过对比两组患者临床疗效,分析中西医治疗差异,探讨其临床应用价值。结果观察组综合有效率为93.7%,显著高于对照组的75.0%,同时各实验室检测指标均显著优于对照组,$P<0.05$,差异有统计学意义。结论:中医三痹汤加减应用于强直性脊柱炎中疗效显著,通络化瘀、祛除寒热、安全性高,值得推广。

(2)三痹汤联合甲氨蝶呤+锝亚甲基二膦酸盐注射液治疗对强直性脊柱炎患者疾病活动度及OPG/RANKL通路的影响[6]:楚氏等选择2016年3月—2019年3月在本院就诊的86例强直性脊柱炎患者,采用随机数字表法分为对照组和观察组各43例。对照组给予甲氨蝶呤联合锝亚甲基二膦酸盐注射液治疗,观察组在对照组的基础上给予三痹汤治疗(药物组成:防风、桂心、细辛、人参、白茯苓、当归、白芍、甘草各30 g,川芎15 g,黄芪30 g,防己、白术、乌头各

15 g)。观察两组患者 BathAS 疾病功能指数（BASFI）、BathAS 活动指数（BASDAI）、血清骨保护素（OPG）、细胞核因子 κB 受体活化因子配体（RANKL）、25 -(OH)D$_3$、维生素 D 受体（VDR）、骨特异性碱性磷酸酶（BALP）水平，统计 2 组患者治疗过程的不良反应发生率。结果：治疗后 2 组 RANKL、OPG 水平均较治疗前显著降低（$P<0.05$），且观察组相较于对照组均显著降低（$P<0.05$）。治疗后，两组 VDR、25 -(OH)D$_3$、BALP 水平相较于治疗前均显著升高（$P<0.05$），且观察组显著高于对照组（$P<0.05$）。治疗后，2 组 BASFI、BASDAI 水平相较于治疗前均显著降低（$P<0.05$），且观察组相较于同期对照组均显著降低（$P<0.05$）。观察组不良反应发生率低于对照组，差异有统计学意义（$P<0.05$）。结论：三痹汤联合甲氨蝶呤治疗强直性脊柱炎，可减轻患者症状评分，改善骨代谢指标，降低不良反应发生率，OPG/RNAKL 通路可能是其作用的重要机制。

3. **类风湿关节炎**

（1）三痹汤治疗类风湿关节炎临床观察[7]：李氏将 61 例类风湿关节炎患者随机分为治疗组（加减三痹汤与常规西药联用）31 例。治疗组采用三痹汤加减，主要药物组成：秦艽、独活各 9 g，防风 6 g，细辛 3 g，川芎 9 g，当归 12 g，熟地 15 g，白芍 12 g，桂枝 6 g，茯苓 12 g，杜仲 15 g，怀牛膝 30 g，党参 12 g，甘草 10 g，黄芪 20 g，续断 15 g，陈皮、生姜各 9 g。风邪盛加海风藤、鸡血藤、络石藤等以助活血祛风；寒邪盛加制川乌、制草乌或制附子等助温经散寒之力；湿邪盛加薏苡仁、蚕沙助燥湿渗湿之力；老年风寒湿痹患者加入温补肾督阳气之品，如补骨脂、巴戟天、淫羊藿、肉苁蓉等；关节肿大变形加虫类搜剔之品。对照组（单纯西药）30 例，治疗 2 个月后比较两组临床疗效、主要症状、体征及实验室指标的变化。结果：治疗组主要症状与体征的改善及疗效均明显优于对照组（$P<0.05$ 或 $P<0.01$），红细胞沉降率、类风湿因子、免疫球蛋白、C -反应蛋白、血小板下降幅度也明显优于对照组（$P<0.05$ 或 $P<0.01$）。结论：三痹汤能调节机体免疫功能，改善类风湿关节炎免疫损伤，提高类风湿关节炎的临床疗效，减少西药的不良反应。

（2）三痹汤化裁联合甲氨蝶呤治疗轻型类风湿关节炎的临床疗效观察[8]：赵氏将 96 例类风湿关节炎患者随机分成中药组（黄芪 15 g，川续断 12 g，党参 12 g，茯苓 12 g，甘草 6 g，当归 9 g，川芎 6 g，白芍 18 g，细辛 6 g，秦艽 12 g，独活 12 g 等）、西药组以及中西药联合组，分别给予三痹汤、甲氨蝶呤以及甲氨蝶呤和三痹汤联合治疗，疗程为 12 周，观察 DAS28、HAQ 评分以及药物起效时间。结果：12 周后，中西药联合组、西药组及中药组 DAS28 均得到了缓解，三组比较无显著性差异（$P>0.05$）；三组 HAQ 评分均得到了改善，三组比较无显著性差异

（$P>0.05$）；中药组和中西药联合组能迅速改善关节肿痛、关节压痛症状，所需时间较短，与甲氨蝶呤组对比有统计学意义（$P<0.05$）；三组降低患者红细胞沉降率的时间差异无统计学意义（$P>0.05$），但中药组和中西药联合组与西药组对比有下降较快的趋势。结论：中药复方三痹汤化裁能迅速改善类风湿关节炎患者临床症状，可考虑单独使用三痹汤化裁对轻型类风湿关节炎患者进行治疗。

（3）三痹汤加减联合来氟米特片治疗寒湿痹阻型类风湿关节炎的疗效观察[9]：焦氏等将74例寒湿痹阻型类风湿关节炎患者按照随机数字表法分为2组。治疗组37例予三痹汤加减联合来氟米特片治疗（药物组成：黄芪30 g，独活15 g，肉桂20 g，秦艽15 g，防风20 g，细辛5 g，生地15 g，当归20 g，川芎15 g，白芍20 g，杜仲30 g，牛膝15 g，续断20 g，人参20 g，茯苓20 g，甘草10 g，生姜3片，大枣3枚。若寒甚者加制附子10 g、干姜15 g、羌活15 g；热甚者加知母15 g、忍冬藤20 g、桑枝20 g、黄柏15 g；痛甚者加延胡索15 g、威灵仙15 g；瘀血重者加桃仁10 g、红花15 g；肾阳虚者加鹿角霜10 g、狗脊10 g；阴虚者加熟地15 g、枸杞子15 g、桑椹10 g、菟丝子15 g）。对照组37例单纯予来氟米特片治疗。两组均治疗4周后统计疗效，比较两组治疗前后中医症状积分变化情况并评价疗效，包括疼痛、肿胀、压痛、屈伸不利、晨僵、舌象及脉象；根据28个关节的疾病活动度评分（DAS28）改善情况评价2组治疗后病情活动度控制情况；比较2组治疗前后类风湿因子（RF）、红细胞沉降率（ESR）及C-反应蛋白（CRP）水平变化情况；比较两组治疗期间的不良反应情况。结果：治疗组总有效率91.89%，病情明显控制率67.57%，对照组总有效率75.67%，病情明显控制率45.94%，治疗组疗效及病情控制均优于对照组（$P<0.05$）；两组治疗后疼痛、肿胀、压痛、屈伸不利、晨僵、舌象及脉象评分与本组治疗前比较均明显降低（$P<0.05$），且治疗组各中医症状改善均优于对照组（$P<0.05$）；两组治疗后RF、ESR及CRP水平与本组治疗前比较均明显降低（$P<0.05$），且治疗组改善均优于对照组（$P<0.05$）；治疗组不良反应发生率10.81%，对照组不良反应发生率21.6%，治疗组不良反应发生情况低于对照组（$P<0.05$）。结论：三痹汤加减联合来氟米特治疗寒湿痹阻型类风湿关节炎可明显改善患者中医症状，控制类风湿关节炎病情活动，降低RF、ESR及CRP水平，减少不良反应的发生，提高临床疗效，提高患者生活质量。

4. 膝关节病变及功能障碍

（1）三痹汤加减治疗髌骨软骨软化症的临床观察[10]：乔氏等将277例髌骨软骨软化症患者辨证分为4型，在三痹汤的基础上根据不同证型加减用药，分别于服药2周、4周、6周后统计临床疗效。肝肾不足型（19例）：患者除有髌骨软骨软化症膝关节疼痛症主症、体征外，尚可有膝痛时重时轻、劳累后加重、休息后减轻,苔薄,舌色淡边有齿痕,双尺脉沉细。药用:炙黄芪 15 g,桑寄生 12 g,秦艽 9 g,羌活、独活各 12 g,当归尾 12 g,青防风 9 g,炒白芍 12 g,大川芎 9 g,炙杜仲 12 g,怀牛膝 12 g,潞党参 12 g,川续断 12 g,淫羊藿 12 g,晚蚕沙 15 g(包),露蜂房 12 g,炙甘草 9 g。风寒型(208 例):患者除有髌骨软骨软化症膝关节疼痛症主症、体征外,尚可有膝痛遇阴寒时加重、遇暖热相对缓解,苔薄白,脉小弦,双尺脉可沉细。上方怀牛膝改川牛膝,加川草乌。风湿型(48 例):患者除有髌骨软骨软化症膝关节疼痛症主症、体征外,尚可有膝肿胀,但皮肤无红热,苔白腻,脉濡。上方怀牛膝改川牛膝,加川藁本 9 g,蔓荆子 12 g。湿热型(2 例):患者除有髌骨软骨软化症膝关节疼痛症主症、体征外,尚可有膝发热肿胀、肤稍红,苔黄腻,脉滑带数。上方减潞党参、淫羊藿,炙黄芪改生黄芪 12 g,怀牛膝改川牛膝,炙甘草改生甘草,加绵茵陈 12 g、飞滑石 15 g(包)、川黄柏 9 g、车前子 15 g(包)。每日 1 剂,分 2 次煎,每次均浓缩成约 150 mL。结果:6 周后治愈 157 例,显效 97 例,有效 15 例,无效 8 例,总有效率达 97.1%。

(2)三痹汤离子导入治疗髌骨软化症[11]:李氏等将 72 例患者随机分为对照组和治疗组,对照组 36 例 68 膝患者采用玻璃酸钠膝关节内注射治疗,治疗组 36 例 64 膝患者采用 NPD-4AE 离子导入仪行中药三痹汤离子导入,治疗同时进行股四头肌等长收缩及膝关节半蹲功能锻炼。药物组成:独活、防风、川芎、牛膝各 6 g,秦艽、当归、茯苓、杜仲、党参、黄芪、续断各 12 g,细辛、甘草各 3 g,生地 15 g,芍药 10 g,肉桂 1 g。气滞血瘀型加桃仁、红花;湿热蕴积型加苍术、黄柏;阴血亏虚型加白芍、何首乌;寒湿凝滞型加制川乌、制草乌。结果:对照组治愈 17 膝,好转 38 膝,未愈 13 膝,总有效率 80.9%;治疗组治愈 25 膝,好转 36 膝,无效 3 膝,总有效率 95.3%。两组总有效率比较差异有显著性意义(P<0.05),治疗组疗效优于对照组。结论:三痹汤加减中药离子导入治疗髌骨软骨软化症疗效较玻璃酸钠膝关节内注射佳,治疗组明显优于对照组。

(3)三痹汤熏洗结合关节镜下微创手术治疗下肢骨折术后膝关节僵直的临床观察[12]:何氏等将 62 例下肢骨折术后膝关节僵直的患者随机分为治疗组与对照组,每组 31 例。对照组予关节镜下伸膝装置松解手术及术后功能锻炼,治疗组同时加用中药三痹汤熏洗。药物组成:川续断 20 g,杜仲 20 g,防风 20 g,桂心 20 g,细辛 20 g,甘草 10 g,人参 10 g,白茯苓 20 g,当归 20 g,白芍 20 g,秦艽 10 g,生地 10 g,川独活 10 g,黄芪 20 g,川牛膝 20 g。两组疗程均为 8 周,观察膝关节功能恢复情况,以及治疗后、治疗后 6 个月的膝关节屈曲活动度变化情况。结果:① 治疗组、对照组膝关节功能恢复优良率分别为 87.10% 和 70.97%;组间功能恢复疗效比较,差异有统计学意义(P<0.05)。② 治疗前后组内比较,两组膝关节屈曲活动度差异均有统计学意义(P<0.05);组间治疗后

比较,膝关节屈曲活动度差异有统计学意义,治疗组优于对照组($P<0.05$);组间治疗后6个月比较,膝关节屈曲活动度差异有统计学意义,治疗组优于对照组($P<0.05$)。结论:三痹汤熏洗结合关节镜下微创手术治疗下肢骨折术后膝关节僵直,可显著恢复膝关节活动功能,且远期疗效较佳。

5. 肩周炎

(1) 三痹汤配合综合疗法治疗肩周炎118例[13]:于氏等对118例肩周炎患者予以中药三痹汤内服(药用:独活、防风、牛膝、川芎各6g,秦艽、当归、茯苓各12g,熟地15g,白芍12g,细辛5g,桃仁12g,肉桂2g,红花10g,赤芍、黄芪各12g,续断、杜仲、党参、生姜、延胡索、甘草各10g。疼痛较重酌加白花蛇舌草、制川乌、地龙;寒邪偏重酌加附子、干姜;湿邪偏重酌加防己、苍术;正虚不甚,可酌减熟地、白芍),配合痛点封闭注射、按摩理筋、TDP照射、扶他林乳胶剂喷涂及其功能锻炼等方法综合治疗。结果:痊愈69例,显效38例,无效11例,总有效率90.68%。结论:三痹汤配合综合疗法治疗肩周炎疗效满意。

(2) 热敏灸配合三痹汤治疗肩周炎的疗效观察[14]:李氏等将130例肩周炎患者随机均分为观察组和对照组,对照组采用热敏灸治疗,观察组采用热敏灸配合三痹汤治疗。组方:独活、防风、牛膝、川芎、乳香、没药各6g,秦艽、当归、白芍、茯苓、生黄芪、川续断、丹参各12g,红花、杜仲、党参、生姜、延胡索、甘草各10g,熟地15g,细辛5g,肉桂2g。加减:疼痛剧烈者加姜黄、威灵仙以消肿止痛,肩关节功能障碍者加红花、䗪虫、苏木以活血化瘀。3周后,观察对比2组的治疗效果。结果治疗3周后,对照组和观察组的总有效率分别为64.62%和89.23%,两组比较差异有统计学意义($P<0.05$)。治疗后,对照组的中度疼痛例数明显少于观察组($P<0.01$),无疼痛例数明显高于观察组($P<0.01$)。结论:热敏灸配合三痹汤可明显减轻肩周炎患者疼痛症状,显著改善肩关节功能,是临床治疗肩周炎的有效方法。

(3) 三痹汤加减合中药离子定向导入治疗肩周炎急性期35例临床观察[15]:雷氏等将68例急性期肩周炎患者随机分为两组,对照组33例采用三痹汤加减治疗,组方:独活10g,秦艽10g,防风10g,细辛3g,当归15g,白芍15g,川芎10g,熟地15g,党参20g,茯苓12g,黄芪20g,白术15g,炙甘草6g,牛膝10g,杜仲10g。治疗组35例在对照组治疗基础上予以活血安痛酒定向导入治疗。结果:总有效率治疗组为94.28%,对照组为84.85%,组间比较,差异有统计学意义($P<0.05$)。两组疼痛VAS评分治疗前后组内比较及治疗后组间比较,差异均有统计学意义($P<0.05$)。结论:三痹汤加减合中药离子定向导入治疗肩周炎急性期疗效确切。

(4) 三痹汤联合针刀及内热针对肩周炎患者疗效及其作用机制研究[16]:孙

氏等搜集 2015 年 3 月至 2018 年 3 月期间于本院中医特色专科接受诊治肩周炎患者 80 例。按照随机数字表法分为对照组、观察组,各为 40 例。对照组行三痹汤治疗,药物组成:独活 6 g,熟地 15 g,防风 6 g,乳香 6 g,甘草 10 g,牛膝 6 g,生姜 10 g,当归 12 g,杜仲 10 g,没药 6 g,红花 10 g,生黄芪 12 g,延胡索 10 g,茯苓 12 g,细辛 5 g,川续断 12 g,党参 10 g,丹参 12 g,肉桂 2 g,白芍 12 g,川芎 6 g,秦艽 12 g。加减:肩关节剧烈疼痛者可加姜黄、威灵仙,有助于消肿止痛;肩关节功能障碍者可参入蟅虫、苏木,有助于活血化瘀。观察组在对照组基础上联合针刀及内热针治疗。观察比较两组临床疗效。结果:观察组总有效率为 90.00%,明显高于对照组的 70.00%($P<0.05$);治疗前 2 组患者 Constant-Murley 评分比较无显著差异($P>0.05$)。经 1 个月治疗后观察组康复各维度评分及总评分上升比对照组明显($P<0.05$);且观察组肿瘤坏死因子-α(TNF-α)、IL-6、IL-8 炎症因子水平明显比对照组低($P<0.05$)。结论:与单用三痹汤疗效比较,三痹汤联合针刀及内热针治疗肩周炎疗效更为突出,减少炎症因子水平,有助于缓解患者肩关节疼痛程度,提升关节功能康复,确保临床疗效,值得临床开展应用。

6. 腰椎间盘突出症

(1)三痹汤联合温针灸治疗腰椎间盘突出症 60 例临床观察[17]:姜氏等将 120 例患者随机分为 2 组各 60 例,对照组口服塞来昔布胶囊;治疗组采用先温针灸配合三痹汤治疗。处方:当归、杜仲、川牛膝、秦艽、鬼箭羽、甘草各 10 g,白芍、延胡索、续断、山楂、鸡内金各 20 g,制川乌、制草乌各 5 g,细辛 3 g,全蝎 4 g。观察治疗前后 2 组患者的腰痛情况,检测治疗前后患者 TNF-α、IL-1β。结果:愈显率治疗组为 71.7%,对照组为 51.7%,两组比较,差异有统计学意义($P<0.05$)。治疗后 10、20 日,两组患者腰痛视觉模拟评分法(VAS)评分均较治疗前降低($P<0.01$);且在治疗后 20 日,治疗组 VAS 评分明显低于对照组($P<0.01$)。治疗后两组血清 TNF-α、IL-1β 水平均较治疗前显著降低($P<0.05$);且治疗组上述指标降低较对照组更显著($P<0.05$)。结论:应用三痹汤联合温针灸治疗腰椎间盘突出症疗效显著,其作用机制可能与降低血清 TNF-α、IL-1β 水平有关。

(2)三痹汤加减联合甲钴胺穴位注射治疗腰椎间盘突出症 40 例[18]:袁氏等选取腰椎间盘突出症患者 120 例,采用随机数字表法随机分为 A 组、B 组、C 组,每组各 40 例。三组除予以牵引、针灸等基础治疗外,A 组予三痹汤加减口服(组方:黄芪 30 g,续断 12 g,独活 10 g,秦艽 12 g,防风 10 g,细辛 3 g,川芎 6 g,当归 10 g,熟地 10 g,白芍 12 g,肉桂 6 g,茯苓 12 g,杜仲 12 g,牛膝 12 g,党参 12 g,甘草 6 g。加减:寒邪偏盛,腰部冷痛,可加熟附片 10 g、干姜 10 g;若湿邪偏盛,腰痛重着,苔厚腻,可加苍术 12 g、薏苡仁 15 g);B 组予甲钴胺穴位注射;C 组予三痹汤加减口服联合甲钴胺穴位注射。疗程均为 4 周。观察各组治疗前后的临床疗效、采用改良日本骨科协会腰痛评分(M - JOA)、视觉模拟评分(VAS)、Oswestry 功能障碍指数(ODI)变化进行疗效评价,并检测血清中炎症介质 IL - 1β 及 TNF - α 水平的变化。结果:观察对照组(A,B 组)、观察组(C 组)的临床疗效。结果显示:A 组总有效率 80%,B 组总有效率 75%,C 组总有效率 97.5%。结果表明 C 组总有效率显著高于 A 组和 B 组($P < 0.05$)。3 组治疗前 M - JOA 评分、VAS 评分、ODI 指数组间比较,差异无统计学意义($P > 0.05$);C 组治疗后 M - JOA 评分明显高于治疗后 A 组和 B 组,差异均有统计学意义($P < 0.05$);C 组治疗后 VAS 评分及 ODI 指数明显低于治疗后 A 组和 B 组,差异均有统计学意义($P < 0.05$)。三组治疗前血清 IL - 1β 及 TNF - α 水平比较差异均无统计学意义($P > 0.05$);C 组治疗后 IL - 1β 及 TNF - α 水平表达均明显低于 A 组和 B 组,差异有统计学意义($P < 0.05$)。结论:三痹汤加减口服联合甲钴胺穴位注射治疗腰椎间盘突出可明显提高临床疗效,减轻患者疼痛程度,降低血清中炎症介质 IL - 1β 及 TNF - α 水平的表达,改善腰部功能。

7. 中风后遗症　郭鹏琪运用三痹汤加减治疗中风后遗症 68 例[19]:郭氏运用三痹汤加减治疗中风后遗症 68 例。方法:三痹汤加减方药组成,杜仲、牛膝、白芍、鸡血藤、木瓜、地黄各 15 g,秦艽、防风、川芎、当归、续断、桂枝各 10 g,黄芪 60～120 g,党参 24 g,细辛 3 g,甘草 3 g。每日 1 剂,水煎分 2 次服。15 日为 1 个疗程,休息 3 日,续服下个疗程,一般 6～8 个疗程。加减:对于肌张力高,肢体僵硬,屈伸不利者去黄芪,因黄芪可致肌张力增强,可易养血柔筋缓急、息风止痉通络之品,如何首乌、全蝎、蜈蚣等;肢体麻木甚者,短期难除,需重用通络逐痰之品,如鸡血藤、木瓜、威灵仙、僵蚕、地龙、郁金、半夏之属;神情呆滞,记忆力下降,乃肝肾亏虚,髓海失养,用何首乌、枸杞、女贞子、山茱萸等;口眼歪斜加僵蚕、白附子、全蝎之类;失语不能言加石菖蒲、远志、桔梗、郁金等以开窍化痰;下肢瘫软无力者加补肝肾之品,如桑寄生、山茱萸、锁阳、肉苁蓉等;头晕目眩耳鸣者,加天麻、钩藤、枸杞;小便失控者加补肾固涩之品,如益智仁、桑椹子、桑螵蛸、金樱子、覆盆子等;大便秘结者加何首乌、肉苁蓉、柏子仁、瓜蒌仁、杏仁等。结果:基本痊愈 22 例,显效 28 例,有效 14 例,无效 4 例,总有效率为 94.1%。

8. 糖尿病周围神经病变

(1)三痹汤加减治疗糖尿病周围神经病变 30 例[20]:张氏等将 60 例患者随机分为对照组和治疗组,治疗组 30 例在对照组基础上加用三痹汤加减治疗(组成:人参 10 g,黄芪 30 g,白术 10 g,当归 10 g,红花 15 g,川芎 15 g,茯苓 15 g,桂枝 6 g,地龙 5 g,甘草 6 g),对照组 30 例用营养神经药物甲钴胺治疗。结果:总有效率治疗组 86.6%,对照组 60.0%,2 组比较有显著性差异($P<0.05$)。2 组治疗后主要症状均有改善,但治疗组改善更明显。结论:三痹汤加减治疗糖尿病周围神经病变疗效显著。

9. 产后痹

(1) 三痹汤加味配合蜂针治疗产后痹 42 例疗效观察[21]:温氏等选择经活蜂试针为阴性的产后痹患者 42 例,采用内服三痹汤(药物组成:黄芪 30 g,当归、白芍、川芎、熟地各 12 g,鸡血藤 20 g,杜仲、续断、怀牛膝、桑寄生、秦艽、防风、独活各 15 g,甘草 6 g)加味配合蜂针治疗。结果:痊愈 34 例,有效 6 例,无效 2 例,总有效率 95.2%。结论:三痹汤加味配合蜂针治疗产后痹能明显改善临床症状,疗效满意,操作简单方便,值得推广应用。

(2) 三痹汤治疗产后痹 62 例[22]:李氏将 132 例产后痹患者采用随机数字表法随机分为治疗组和对照组。对照组给予正清风痛宁缓释片,60 mg/次,每日 2 次,口服;治疗组在对照组治疗基础上加服三痹汤(药物组成:黄芪 30 g,党参 10 g,杜仲 10 g,续断 10 g,怀牛膝 10 g,当归 10 g,熟地 10 g,白芍 10 g,川芎 10 g,桂枝 10 g,细辛 3 g,茯苓 15 g,秦艽 10 g,独活 10 g,防风 10 g,甘草 6 g。加减:畏寒怕冷明显者,加淫羊藿、巴戟天、枸杞子、菟丝子或鹿角;失眠者,加酸枣仁、合欢花或合欢皮;多汗者,加浮小麦、煅龙骨、煅牡蛎;口苦烦躁者,加栀子、牡丹皮;关节疼痛明显者,加片姜黄、海桐皮),水煎,每次 200 mL,每日 2 次,口服。两组均以 30 日为 1 个疗程,共治疗 1 个疗程。结果:治疗组显效 33 例,有效 24 例,无效 5 例,有效率为 91.9%;对照组显效 11 例,有效 26 例,无效 23 例,有效率为 61.7%。两组对比,差别有统计学意义($P<0.01$)。结论:三痹汤能明显改善产后痹患者的临床症状、体征及中医证候积分,提高患者的生存质量。

10. 药理研究

(1) 三痹汤对佐剂性关节炎大鼠膝关节滑膜病理改变的影响及其机制研究[23]:张氏等用弗氏完全佐剂诱导大鼠 AA 模型,随机分为空白对照组、模型对照组、三痹汤高剂量组、三痹汤中剂量组、雷公藤(TPT)对照组。容积法测量关节肿胀程度;光镜观察关节病理变化;免疫组化检测关节滑膜基质金属蛋白酶-3(MMP-3)、明胶酶-B 的表达。三痹汤药物组成:川续断、杜仲、防风、肉桂、细辛、人参、白茯苓、当归、白芍、甘草各 30 g,秦艽、生地、川芎、川独活 15 g,黄芪、川牛膝各 30 g。结果:与本组给药前相比,三痹汤高、中剂量组左、右后足跖肿胀度及 TPT 组右后足跖肿胀度明显减轻,有统计学意义($P<0.05$)。与给药后模型对照组比较,三痹汤高、中剂量组及 TPT 组大鼠左、右足跖肿胀度明显减轻,有统计学意义($P<0.05$);与空白对照组比较,模型组大鼠滑膜组织中

MMP-3、明胶酶-B呈高表达,具有统计学意义($P<0.01$);与模型组比较,三痹汤各组、TPT组能下调AA大鼠滑膜组织MMP-3、明胶酶-B的表达,具有统计学意义($P<0.05$);与TPT组比较,三痹汤高剂量组下调AA大鼠滑膜组织MMP-3、明胶酶-B的表达程度相当,无统计学意义($P>0.05$)。结论:三痹汤通过阻断其诱导下MMP-3、明胶酶-B高水平表达,改善滑膜细胞增生引起基质降解程度,进而减轻或延缓关节损伤。

(2)三痹汤对佐剂型关节炎大鼠血清TNF-α及IL-1的影响[24]:张氏等用弗氏完全佐剂诱导大鼠AA模型,容积法测量关节肿胀程度;酶联免疫吸附测定(ELISA)法观察细胞生长因子TNF-α及IL-1表达水平。结果:与本组给药前相比,三痹汤高、中剂量组左、右后足跖肿胀度及TPT组右后足跖肿胀度明显减轻,有统计学意义($P<0.05$)。与给药后模型对照组比较,三痹汤高、中剂量组及TPT组大鼠左、右足跖肿胀度明显减轻,有统计学意义($P<0.05$);与TPT组相比,三痹汤组高、中剂量组左、右足跖肿胀度无明显变化,无统计学意义($P>0.05$);与模型对照组比较,三痹汤组高、中剂量组及TPT组TNF-α、IL-1含量明显降低,有统计学意义($P<0.01$);与TPT组相比,三痹汤组高、中剂量组TNF-α、IL-1含量无统计学意义($P>0.05$)。结论:三痹汤对AA大鼠关节炎症有一定的抑制作用,并能降低血清中TNF-α及IL-1表达水平,其作用机制可能与免疫调节有关。

(3)三痹汤对佐剂性关节炎大鼠血清IL-8及IL-17影响[25]:纪氏等采用弗氏完全佐剂法诱导佐剂性关节炎大鼠模型,随机分为模型对照组,三痹汤高、中剂量组及雷公藤对照组。三痹汤药物组成:川续断、杜仲、防风、肉桂、细辛、人参、白茯苓、当归、白芍、甘草各30g,秦艽、生地、川芎、川独活15g,黄芪、川牛膝各30g。容积法测量关节肿胀度;X线片观察病变关节及关节周围软组织变化;ELISA法测定血清细胞因子IL-8及IL-17的含量。结果:与空白对照组比较,模型对照组,三痹汤高、中剂量组及雷公藤对照组足容积于第1、第2、第3、第4周时明显增大,有统计学意义($P<0.05$);与空白对照组比较,模型对照组,三痹汤高、中剂量组及雷公藤对照组X线示左、右后肢关节周围软组织肿胀。与模型对照组比较,三痹汤高、中剂量组及雷公藤对照组大鼠足容积于第2、第3、第4周时明显减小,有统计学意义($P<0.05$);与模型对照组比较,三痹汤高、中剂量组及TPT组X线示左、右后肢关节周围软组织肿胀减轻;与模型对照组比较,三痹汤高、中剂量组及雷公藤对照组IL-8及IL-17含量明显降低,有统计学意义($P<0.05$)。与雷公藤对照组比较,三痹汤高、中剂量组IL-8及IL-17含量变化无统计学意义($P>0.05$)。结论:三痹汤通过降低血清中IL-8及IL-17的含量,从而抑制佐剂性关节炎大鼠关节滑膜炎症反应,减轻足跖肿胀度,进而减轻或延缓关节损伤。

（三）医案摘录

1. 痛痹[26]　王伤酒涉水,湿袭阴络,右腿痹痛,由髀骨直至委中穴。参用三痹汤内服,桂心、茯苓、牛膝、杜仲、白术、苍术、当归、独活、桑枝煎汤。外用防风、桂枝、木瓜、当归、豨莶、葱白煎汤熏洗,汗出为度。夫湿痹重着,今腿痛已定,通移膝胫,仍以逐湿通痹法治。

川乌、桂心、独活、牛膝、虎胫骨、归尾、没药,以溺少加茯苓、车前子。二服,兼用洗药,痛止能行。数十日内,戒酒肉、风冷、劳动。

2. 风湿脚气夹肾虚案[27]　黄谷生,年三十二岁,新闻界,住汕头。

日则政务劳形,兼奔走各机关以访查新闻,夜则撰稿劳心,加之花酒应酬,辄夜深始归,如斧伐枯树。由是思伤脾,色伤肾,脾肾气虚,风湿因而乘虚入经络,下袭两足而发病。两足肿痛,行履不能,日夜呻吟痛苦,食入即呕,卧病月余,职务催迫,更觉心闷气促。脉左尺滑而细数,右尺浮而涩弱。脉症合参,浮为风,滑为湿,风湿中于下肢,脉细数涩弱。肾气更亏于内,外形所以发为脚气症也。况事罢劳疲入房,内外交困,心肾两劳,竭泽而渔,难供需索,精髓消铄,血不荣筋足,焉有不酸痛者哉。病名:风湿脚气夹肾虚。先以加减三痹汤,去风湿而止痛,继用加减六味以补肾,外治以野葛膏,更用龟桑胶,以荣血而淘汰花酒余积。处方:

潞党参9 g,赤茯苓12 g,炙甘草6 g,制首乌18 g,鲜石斛18 g,鲜生地12 g,川杜仲6 g,川牛膝9 g,续断9 g,左秦艽6 g,川桂枝6 g,独活6 g,花槟榔9 g。

次方:山萸肉9 g,肉苁蓉9 g,巴戟天9 g,丹皮6 g,泽泻6 g,云茯苓12 g,大生地12 g,怀山药12 g,羌活9 g,鲜石斛18 g,制首乌12 g,川牛膝9 g,千年健9 g,走马胎9 g。

三方:嫩桑枝一斤,生乌龟二只(重约一斤),宣木瓜四两,川牛膝一两。

效果:后赠余匾,其跋云"丙戌秋,余患脚气,跬步不行,而身兼政界报界,不能久病不出"。急延西医治,不效,复延中医治,又不效,床第呻吟月余,苦难言状。先生到诊,施以内外兼治术,是夕获安枕卧,越两旬而全愈云云。

廉按:探源叙症,明辨以晰,处方选药,精切又新,真治内伤肾虚,外感脚气之佳案也。

3. 偏枯[28]　尉某,男,55 岁,干部。

初诊(1973 年 8 月)　患者左半身偏枯已近 5 年,手足举动不遂,下肢麻痹尤甚,不能下床。《素问·痹论》云:"风寒湿三气杂至,合而为痹也。"明代秦昌遇加以分析云:"风痹之症,走注疼痛,上下左右行而不定,名曰行痹。""寒痹之症,或一处麻木不仁,或四肢手足不举……拘挛作痛,蜷缩难伸,名曰著痹。"此证合于著痹致成偏枯。察其脉紧而虚,舌质淡。因患病日久,气血兼虚,拟攻补兼施,取补多攻少之三痹汤。

生黄芪 18 g,川续断 6 g,川独活 6 g,大秦艽 6 g,北防风 6 g,辽细辛 3 g,川当归 9 g,川芎 6 g,熟地 9 g,杭白芍 9 g,桂心 9 g,云茯苓 9 g,川杜仲 9 g,怀牛膝 9 g,人参 9 g,炙甘草 1.5 g。

嘱连服 30 剂再来复诊。

服 20 剂后即来诊。云药后大见好转,已能下床活动,非常高兴。照原方加量配制丸药一料,以便常服,宣痹祛湿,以增强体力。

这一方剂,即《千金方》独活寄生汤去桑寄生加黄芪、川续断。黄芪强壮肌表而能祛湿,故为主药;续断性味主治与牛膝相近,且具宣而能补之力;独活、细辛温通肾经,伍以秦艽、防风,合群力疏通经络,升发阳气,祛逐寒湿;主药用归、地、芎、芍四物以活血养血;用参、苓、桂、草以益气助阳;合杜仲、牛膝强筋骨,共成振颓起废之功。喻昌云:"此方用参芪四物一派补药,内加防风、秦艽以胜风湿,桂心以胜寒,细辛、独活以通肾气。凡治三气袭虚而成痹患者,宜准诸此。"费伯雄云:"此方峻补气血,而祛风除寒利湿之法,悉寓乎其中,本末兼赅,诚治痹之上策也。"

4. 慢性风湿性关节炎[29]　韩某,女,32 岁,平陆县硫矿工厂职工。

初诊(1974 年 11 月 12 日)　周身关节疼痛,大关节如肩、肘、腕、髀、膝、踝等处,小关节如手指、足趾等,都有不同程度的疼痛,相比之下大关节比小关节严重,活动时比静止时严重,天气阴雨时比天气晴朗时严重,晚上比白天严重。从发病至今已三年半,西药、中药、针灸、理疗、验方,想尽一切办法医治,不仅疗效不显著,且有一年比一年加剧的趋势。患者 10 月在西安市第一医院检查,ESR 49 mm/h,抗链"O"800 U,各地大小医院都诊断为"慢性风湿性关节炎",均无较好的治疗方法。

诊其脉沉紧而弦,舌淡苔灰白,一年四季均畏寒,尤其是下肢,虽在夏月亦不能脱保暖裤,宁肯受热不能受凉,其疼痛热则减,凉则剧,此为"阳虚寒胜痛痹证"。张景岳说:"寒气胜者为痛痹,以血气受寒,则凝而留聚,聚则为痛,是为痛痹,此阴邪也。"(《景岳全书》)阳气虚损、阴寒痹着,当以扶阳祛寒、通痹止痛为法,用《备急千金要方》"附子汤"加味(方见"历节"门)。处方:

川附片 15 g,赤芍药 18 g,白茯苓 12 g,生白术 30 g,淡干姜 9 g,豨莶草 30 g,威灵仙 18 g,独活 9 g。

3 剂。清水煎,去滓,热服。

附片配茯苓以温肾阳,干姜配白术以扶脾阳,肾主骨,脾主肌肉,使阳气恢复以温养骨节与肌肉,而为宣痹胜寒之本;再以赤芍通血脉,使阳气能通畅无阻;原方有人参,究属甘凉之品无益于本病,故去之;原方本无豨莶草、威灵仙、独活,以其功擅祛风寒湿邪气故加之,以图扶正祛邪之效。

二诊(1974 年 11 月 16 日)　畏寒症状有所减轻,但关节仍疼痛,尤其是 14 日天气骤变,疼痛难忍,其脉沉紧而弦,舌淡苔薄白,一派阳虚寒胜之象,再用张景岳三气饮以温经扶阳。处方:

全当归 6 g,红枸杞 6 g,炒杜仲 6 g,熟地 9 g,牛膝 3 g,白茯苓 3 g,炒白芍 3 g,肉桂 3 g,北细辛 3 g,白芷 3 g,炙甘草 3 g,川附片 6 g。

3 剂。清水煎,去滓,热服。

【按】原方略谓治血气亏损,风寒湿三气乘虚内侵筋骨,历节痹痛之极,及痢后鹤膝风痛等症。组方温补下焦精血以养筋骨,实为扶正之法。余见患者病已数年,月经已停 8 个月,迄今未至,身体羸瘦,及时予以温补,实为治本之图,故疏方如上。

三诊(1974 年 11 月 20 日)　关节疼痛无显著变化,一再用温补法功效并不理想,反复思考,本病既有正气虚的一面,也有邪气盛的一面,如脉象之所以紧弦,疼痛之所以如此剧烈,已服温补药 6 剂症状之所以不减轻,都足以说明目前不能不考虑"邪气胜"的问题了,改用自制的"三消饮子",以温经行阳祛其寒湿邪气。处方:

生川乌 12 g,北细辛 6 g,茅苍术 9 g,独活 9 g,牛膝 9 g,全当归 12 g,穿山龙 30 g,千年健 30 g,追地风 30 g,威灵仙 18 g,没药 3 g,乳香 3 g。

先煎生川乌,煎至水不麻口时,再入诸药,微火续煎 20 min,去滓,滴入白酒 4～6 滴,拌匀,趁热服,3 剂。

【按】此为余治风寒湿痹凡无热证者常用之方。组方大旨:以川乌、细辛、当归温经行阳为主,辅以苍术、独活、牛膝、穿山龙、千年健、追地风、威灵仙等祛风、散寒、渗湿诸品,以祛其痹着之邪,故叫作三消;乳香、没药所以和营定痛,临床实践证明只要是不属于热证范围者用之多效。

四诊(1974 年 11 月 24 日)　关节疼痛已减轻多半,尤其是下肢关节的疼痛减轻显著,偶尔行动有了轻快感。正虚邪实的证候,既要扶正,也要祛邪,才算合拍。前两次处方,过于重视了患者大关节比小关节痛重、活动时比静止时痛重、阴雨时比晴朗时痛重、晚上比白天痛重等阳虚现象,用方偏于温补而疏于祛邪,所以疗效不明显。三诊时,针对紧弦脉象、疼痛剧烈、纯补无效等方面,考虑到寒湿邪气痹着,非温经祛邪不足以愈痹,改用三消饮子,果然大见成效。看来,"扶正即所以去邪"之说,颇有一定的片面性。张景岳论痹时说:"风痹之证,大抵因虚者多,因寒者多。惟气血不充,故风寒得以入之,惟阴邪留滞,故经脉为之不利,此痛痹之大端也。惟三气饮及大防风汤之类,方能奏效。"(《景岳全书·杂证谟》)这个认识是正确的,但三气饮中毕竟没有祛风寒、散阴邪的药,所以效终不显。三消饮子既疗效显著,照原方续服3剂,再行斟酌。

五诊(1974年11月28日) 关节疼痛已基本消失,惟当气候变化时有轻微反应,现已行动自如,其脉沉细,舌淡,无苔,乃气血两虚之证,急待温补,用三痹汤加减以善其后,方见《妇人良方大全》。处方:

川续断9g,炒杜仲9g,防风6g,桂心9g,党参9g,白茯苓9g,全当归9g,炒白芍9g,炙甘草6g,秦艽6g,干地黄9g,川芎6g,川独活3g,黄芪15g,川牛膝6g,细辛1.5g。

6剂。清水煎,去滓,热服。

【按】此即《备急千金要方》之独活寄生汤,但不用桑寄生改用续断,加黄芪,旨在补养气血以祛风湿。用本方以善后主要是取其补养气血的功效,祛风湿的药如独活、牛膝、防风、秦艽、细辛之类,力既不峻,量亦不重,用之适足以扫其未尽的余邪。

1975年3月患者已恢复健康,且已受孕,书一"白术散"而去,称谢不置。

5. 风湿性关节炎[30] 吴某,男,25岁。

初诊 4年前起发热,关节疼痛,热退后,腰脊疼痛,下肢关节强直不能行走,曾到某医院诊断为风湿性关节炎,经治疗缓解。于1966年4月复发较前严重,乃来本院中医治疗。体温38℃,腰脊及下肢关节疼痛,屈伸不利,行走需用拐杖扶助,腿部肌肉萎缩,大便溏薄,面色苍黄,舌淡,苔白,脉弦细。投以三痹汤。

党参50g,北芪18g(酒炒),白术12g,当归12g,川芎6g,白芍12g,炙甘草4.5g,桂枝6g,川乌3g,细辛3g,续断9g,桑寄生12g,大枣3枚,生姜3片。

每日1剂,连服10剂。

二诊 关节疼痛减轻,但下肢关节屈伸不利,喉干,头晕。改用独活寄生汤加减。

党参50g,茯苓12g,白术12g,炙甘草3g,生地18g,川芎6g,当归12g,白芍12g,炙北芪18g,桂枝6g,秦艽9g,独活12g,防风6g,桑寄生12g,牛膝9g,木瓜12g,杜仲12g,熟附子6g,大枣2枚,生姜3片。

每日1剂,连服20剂。

三诊 关节疼痛大减,能弃杖行走。

按上方,回家继续再服35剂,症状全部消失,恢复健康。随访未见复发。

6. 有机磷农药中毒[31]

案1 何某,男,32岁。

初诊(1984 年 11 月 20 日)　患者在 9 个月前服敌百虫片 100 片,经本地区医院抢救脱险,2 个月后出现两下肢肌肉萎缩,逐渐发展到两上肢肌肉亦萎缩,肘腕指、膝踝趾关节感觉迟钝,手不能握物,足不能支身,肌肤失泽,触之滑腻,咽干口渴,舌红苔黄腻,脉沉弦缓。证属痿证,系因脾胃受伤后,肝肾亏损,气虚血枯,不能营养经络。治当填补真阳、补益后天,以生化津液精血,来滋养经脉筋骨,按基本方。

附片 15 g,人参、白术、茯苓、甘草、陈皮、当归、川芎、独活、杜仲、枣皮、牛膝各 10 g,赤芍、地龙、鸡血藤各 20 g,生地、黄芪各 30 g,黄芩 10 g,麦冬 20 g。

15 剂。辅以当归注射液 4 mL、维生素 B_1 0.5 mL 混合注射环跳、风市、阳陵泉、承山、解溪等穴,间隔 3 日 1 次。20 日后复诊,踝趾关节外屈曲,并能短时站立。上方减黄芩,继服 25 剂,后改用药酒服用 3 个月而愈。4 年后随访未见复发。

案 2　李某,女,20 岁。

初诊(1985 年 3 月 24 日)　患者一年前服敌百虫片 60 片,经本地医院抢救脱险,月余后出现两下肢肌肉明显萎缩,膝踝趾关节屈伸不利,不能站立,逐渐发展到左上肢亦萎缩,治疗不效而来诊。症见:肢体乏力不能支身,纳少口干,舌苔白薄,脉沉缓。

治用基本方加减,服药 34 剂,辅以当归、维生素 B_1 注射液穴位注射 15 次。70 日痊愈,3 年后随访未见复发。

【按】有机磷农药中毒患者经过救治脱险后,部分患者逐渐出现四肢肌肉筋脉弦缓,软弱无力,肌肉萎缩,日久不能随意运动,此为神经传递功能障碍所致。此症属于中医痿证范畴。《三因极一病证方论·五痿叙论》指出:"痿证属内脏气不足之所为也。"本组患者均系农药中毒后,脏气内伤,精血虚耗,荣卫失度,使筋骨、肌肉失养,萎软无力以运动。根据"脾主肌肉、肝主筋、肾主骨"之理论,拟定治疗法则应以健脾和胃、补肝强肾为主。以三痹汤化裁:方中人参、黄芪、白术、茯苓、甘草补中益气健脾,陈皮醒脾和胃、畅达气机,附片补命门真阳,重用生地养血以平调附片之热性,枣皮、杜仲、牛膝补肝益肾,当归、川芎、地龙、赤芍、鸡血藤养血和营,独活祛风胜湿。诸药合用共奏益气健脾、培补肝肾、养血舒络之功。辅以穴位注射助舒筋活络之力,用之治疗有机磷农药中毒所致痿证,效如桴鼓。

7. 产后身痛[32]　李某,女,26 岁。

初诊(1997 年 2 月 25 日)　产后 45 日,关节疼痛 1 周。患者于 1997 年 1 月 10 日在外院顺产一男婴,今已 45 日,自述满月时家人为其发汗,汗出较多,汗后起居不慎,偶感风寒,遂喷嚏咳嗽,鼻塞,自服氯芬黄敏、螺旋霉素等药,感冒症状除,然近 1 周来,周身关节疼痛,尤以四肢关节疼痛较重,伸屈不利,项背部亦感酸痛,今来医院求余诊治。脉细小弦,舌苔薄白质淡红。查抗"O"＜500 U,ESR 28 mm/h。诊为产后身痛。方用三痹汤化裁:

黄芪15 g,党参12 g,茯苓、熟地、当归、白芍、秦艽、炒川续断、炒杜仲、牛膝、葛根各10 g,川芎、羌活、独活、桂枝各6 g,甘草3 g。

5剂。

二诊 患者服药后关节疼痛大减,项背部疼痛已除,但仍感四肢伸屈不利,苔脉同前。

效不更方,上方去葛根加丹参15 g、鸡血藤30 g以取养血活血之意,继服5剂。

药后平安,经服药10剂关节疼痛已除,伸屈自如,病告痊愈。为巩固疗效,改以丸剂,调理善后。

8. 风湿性心脏病[33]

案1 余某,男,10岁。

心悸有空乏感,气喘不能平卧,下肢水肿,小便短少。伴有头目晕眩、腰膝酸软、畏寒肢冷、关节痛楚,望其面色苍白,舌淡、苔白,脉象沉细无力。在门诊X线检查:左心室增大,诊断为"风湿性心脏病"。辨证为心肾阳虚。初投济生肾气丸作汤剂服用,不得取效,改用三痹汤加制附片6 g(先煎),连服5剂而症大减,服至10剂则诸症悉退,水肿消失,小便正常。

案2 万某,男,11岁。

心慌心跳,头晕眼花,体倦无力,食欲不振,大便稀溏,既往有关节疼痛史,发作严重时则少气不足以息。得病2个月,经市第三医院诊为"风湿性心脏病",多方医治,收效不著,因而来就诊。余见其颜面少华,舌淡红、苔薄白,脉结代,辨为心脾两虚。先投归脾汤4剂无效,改投炙甘草汤稍效,但仍不稳定,更见关节疼痛复发,遂以三痹汤去地黄,加炒苍术9 g、制黄精9 g,连服10剂,临床症状基本消失,照常坚持学习。

案3 金某,女,18岁。

患关节疼痛3个月,常伴咽痛,与天气变化有关,冷水作业可诱发。近半年来渐觉心跳气短、胸前憋闷,兼有咳嗽,有时水肿,小便短少。经外院诊为"风湿性心脏病"。观其面色暗晦,舌紫黯而有瘀点,脉结代。辨为气滞血瘀,用三痹汤加桃仁、红花、丹参,连服18剂,诸症大减,嘱服丹参片、参茸黑锡丸以善其后。

9. 腰椎间盘突出症[34] 高某,女,56岁。

初诊(2014年5月27日) 血糖升高3年,腰痛2个月加重伴活动受限2周。现症见:腰痛明显,腰部刺痛,疼痛固定,活动时加重,活动受限,伴双下肢放射痛,乏力、口渴多饮,喜热饮,自汗,纳可,尿频,小便清长;夜尿3～4次,大便每日1～2次，成形。舌暗红，苔薄黄腻，底瘀。脉尺肤潮，脉沉细弦。腰椎MRI：骨质增生，L_4～L_5间盘膨出，右侧椎间孔狭窄。糖化血红蛋白（HbAlc）7.1%；三酰甘油（TG）6.18 mmol/L。西医诊断：糖尿病、腰椎间盘突出症。中医诊断：消渴，痹证。中医辨证：肝肾不足，气血亏虚，经络痹阻。治法：补肝肾，益气血，活血通络。处方：三痹汤加减。处方：

独活30 g，秦艽15 g，防风9 g，川芎15 g，当归15 g，熟地15 g，白芍15 g，肉桂9 g，茯苓15 g，杜仲30 g，怀牛膝15 g，党参15 g，黄芪30 g，续断15 g，知母30 g，茵陈30 g，赤芍30 g，红曲9 g。

28剂。

二诊（2014年7月15日） 疼痛减轻80%，双下肢麻木缓解，自觉腰部活动灵活，夜尿频，3～4次，尿急感。纳可，大便日1次，成形。HbAlc 6.86%，TG 2.64 mmol/L，舌红干，苔薄黄，脉弦硬，略滑数。

赤芍加用至60 g，28剂。

三诊（2014年9月2日） 关节疼痛、麻木已除，活动恢复正常。HbAlc 6.6%，TG 2.17 mmol/L。

【按】患者为中老年女性，消渴日久，肝肾亏虚，气血不足，复感风寒湿邪，筋脉痹阻日久而发病。痹证，风、寒、湿三气杂至，留置于经络、肌肉、筋骨之间而成。三痹汤具有补气、祛风湿、止痹痛之功效。一诊方中独活祛风除痹，理伏风，入足少阴肾经，温通血脉；黄芪固表止汗，肺主一身之气，脾为营卫气血生化之源，二脏健，则正气充，共为佐药；使以秦艽、防风，以助主药驱邪外出。白芍、甘草均可缓急止痛，且大剂量白芍有较强的活血化瘀、通络镇痛作用。现代药理研究表明知母有较好的降血糖作用；茵陈、赤芍、红曲有护肝调脂作用。诸药合用，相得益彰。二诊方中应用治风中药偏多，属风燥之品，日久伤阴耗气，大剂量赤芍增强活血养阴、缓急止痛之功效，亦可增强护肝功能。全方立法直中病机，照顾全面，故获良效，患者应用知母后HbAlc由一诊7.1%，二诊6.86%，三诊降至6.6%。知母为仝小林针对血糖值高的"靶症"用药。茵陈、赤芍、红曲三药配伍后TG由一诊6.18 mmol/L，二诊降至2.64 mmol/L，三诊降至2.17 mmol/L，此三味药即为仝小林针对血脂指标高的"靶症"用药。

10. 腰痛[35] 李某，女，61岁。

10多年前曾有腰部扭伤史，治愈后常因天气变化时感觉腰痛，外用药膏可缓解。近五六年来，腰及双膝关节酸软疼痛，秋冬寒冷季节频发。本次因天气突然变冷而发作，诊见面色苍白，形寒肢冷，腰部及膝关节疼痛，夜间更甚，不能安寐，关节屈伸不利，步行艰难。苔白，舌淡，舌边有瘀点，脉弦缓而弱。寒痹证，乃风寒湿邪痹阻经络，久病不愈，肝肾阳虚，气血亏损，寒凝瘀阻。治以补肝肾，益

气血,祛风除湿,活血通络,散寒止痛,拟三痹汤加减。处方:

白花蛇 15 g,防风 15 g,秦艽 15 g,当归 15 g,白芍 15 g,熟地 15 g,党参 15 g,黄芪 15 g,续断 15 g,独活 12 g,川芎 12 g,牛膝 12 g,苍术 12 g,制川乌 10 g,熟附子 10 g,细辛 10 g,甘草 6 g。

服 5 剂,疼痛减轻,腰、膝关节屈伸活动好转。再 5 剂,疼痛大减,夜能入寐,关节活动时仍有痛感,舌淡红,苔白。守方续服 5 剂。

11. 腰椎管狭窄症[35]　患者某,男,81 岁。

两下肢疼痛,麻木,无力,伴间歇性跛行 1 年余,近来行走 20 米即需休息,并有下肢畏寒。CT 报告示腰椎骨质增生,椎间盘膨出伴椎管狭窄、神经根管狭窄。诊见行走受限,稍走即感下肢乏力麻木,精神萎靡,语声低微,舌质淡、苔薄。脉细弦。腰腿痛,证属气血不足,肝肾亏虚,经络不和,予三痹汤加味,以益气血、补肝肾、通经和络。处方:

独活 9 g,秦艽 9 g,防风 6 g,北细辛 3 g,川芎 9 g,当归 12 g,熟地 15 g,白芍 12 g,桂枝 6 g,茯苓 12 g,杜仲 12 g,怀牛膝 15 g,党参 12 g,甘草 6 g,黄芪 30 g,续断 12 g,陈皮 9 g,生姜 9 g,没药 12 g,地龙 10 g,蜈蚣 2 条。

服 3 剂,病情减轻;7 剂痛麻减轻,能行 100 多米。加重黄芪至 45 g,牛膝 30 g,服 15 剂。

12. 产后风[35]　桂某,女,29 岁。

产后 1 年,遍身关节疼痛,腰痛,膝冷。诉有产后 3 日即下地,下水洗刷,当即就有冷风入骨的感觉,此后不能见风。诊见恶风,多关节冷痛,手足不温,精神萎软,面色萎黄,苔薄白舌淡,脉沉细。风湿检查各项指标均正常。辨证属气血亏虚,风寒侵入,痹阻经络,拟三痹汤原方。继以原方加用鹿角胶、阿胶,熬膏调补,症状完全消失。

参考文献

[1] 郭玉岩,李春成,单常芮,等.三痹汤历史沿革及现代应用进展[J].辽宁中医药大学学报,2020(10):155-158.

[2] 孟博达.加味三痹汤治疗骨关节炎 38 例[J].陕西中医,2003(12):1069-1071.

[3] 张慧玲,梁静.三痹汤配合中药热敷治疗膝骨性关节炎 80 例[J].陕西中医,2012(2):645-666.

[4] 郭敏.三痹汤配合针刺疗法治疗膝关节骨性关节炎 30 例临床观察[J].中医临床研究,2012(16):29-30.

[5] 高成选.中医三痹汤加减治疗强直性脊柱炎 32 例的临床效果分析[J].世界最新医学信息文摘,2018(A1):208.

［6］楚永杰,王猛,邱翔.三痹汤联合甲氨蝶呤＋云克注射液治疗对强直性脊柱炎患者疾病活动度及 OPG/RANKL 通路的影响［J］.颈腰痛杂志,2021(1)：118－120.

［7］李松伟.三痹汤治疗类风湿关节炎临床观察［J］.中医药学刊,2006(9)：156－157.

［8］赵浩,王丹.三痹汤化裁联合甲氨蝶呤治疗轻型类风湿关节炎的临床疗效观察［J］.风湿病与关节炎,2013(3)：14－16.

［9］焦爽,张春芳,杜晓伟,等.三痹汤加减联合来氟米特片治疗寒湿痹阻型类风湿关节炎的疗效观察［J］.河北中医,2018(7)：32－36.

［10］乔根宝,许理忠,陈锦黎,等.痹汤加减治疗髌骨软骨软化症的临床观察［J］.上海中医药杂志,2005(9)：32－33.

［11］李晶,李薇.三痹汤离子导入治疗髌骨软化症［J］.四川中医,2010(9)：90－91.

［12］何朝华,钟仕久,朱耘,等.三痹汤熏洗结合关节镜下微创手术治疗下肢骨折术后膝关节僵直的临床观察［J］.上海中医药杂志,2014(8)：67－69.

［13］于涛,孙力.三痹汤配合综合疗法治疗肩周炎 118 例［J］.实用中医内科杂志,2011(12)：69－70.

［14］李伟.热敏灸配合三痹汤治疗肩周炎的疗效观察［J］.中国实用医药,2013(17)：173－174.

［15］雷濡萌,谢心军,张雄.三痹汤加减合中药离子定向导入治疗肩周炎急性期 35 例临床观察［J］.湖南中医杂志,2017(2)：80－82.

［16］孙卓垒,黄曼丽,黄惠萍,等.三痹汤联合针刀及内热针对肩周炎患者疗效及其作用机制研究［J］.江西医药,2019(4)：18－21.

［17］姜林峰,姜利军.三痹汤联合温针灸治疗腰椎间盘突出症 60 例临床观察［J］.新中医,2015(6)：258－260.

［18］袁韩涛,李四波,姜海涛,等.三痹汤加减联合甲钴胺穴位注射治疗腰椎间盘突出症 40 例［J］.中国中医骨伤科杂志,2020(11)：48－51.

［19］郭明玉.郭鹏琪运用三痹汤加减治疗中风后遗症 68 例［J］.福建中医药,2000(2)：25.

［20］张文光,许丽华,刘斌.三痹汤加减治疗糖尿病周围神经病变 30 例［J］.河南中医,2012(10)：71－72.

［21］温伟强,黄胜光,王荣容.三痹汤加味配合蜂针治疗产后痹 42 例疗效观察［J］.新中医,2003(8)：53－54.

［22］李松伟.三痹汤治疗产后痹 62 例［J］.中医研究,2017(6)：30－33.

［23］张春芳,纪德凤,祁永校,等.三痹汤对佐剂性关节炎大鼠膝关节滑膜病理改变的影响及其机制研究［J］.江苏中医药,2016(9)：78－81.

［24］张春芳,陈会君,徐峰,等.三痹汤对佐剂型关节炎大鼠血清 TNF-α 及 IL-1 的影响［J］.中医药信息,2009(4)：86－87.

［25］纪德凤,张春芳,祁永校.三痹汤对佐剂性关节炎大鼠血清 IL-8 及 IL-17 影响［J］.辽宁中医药大学学报,2016(8)：32－35.

［26］林珮琴.类证治裁［M］.上海：第二军医大学出版社,2008：277－278.

［27］何廉臣.重印全国名医验案类编［M］.上海：上海科学技术出版社,1959：32-33.

［28］中国中医研究院.岳美中医案［M］.北京：人民卫生出版社,1978：88-89.

［29］王永炎,鲁兆麟,任廷革.任应秋医学全集：卷9［M］.北京：中国中医药出版社,2015：4976-4979.

［30］王镭.中国医药卫生学术文库：第1辑［M］.北京：科学技术文献出版社,1997：1861-1862.

［31］黄宏植.三痹汤加减治疗有机磷农药中毒后遗症15例［J］.湖北中医杂志,1989(3)：25.

［32］赵修敬.三痹汤治疗产后身痛58例［J］.四川中医,1999(1)：48.

［33］应火金,周玉英.三痹汤治疗"风心病"经验［J］.江西中医,1999(2)：33.

［34］徐孝旺.仝小林教授应用三痹汤治疗糖尿病合并腰椎间盘突出症案例分析［J］.亚太传统医药,2015(19)：86-87.

［35］施仁潮.施仁潮说中医经典名方100首［M］.北京：中国医药科技出版社,2019.

保 阴 煎

一、处方来源

《景岳全书·新方八阵·寒阵》

保阴煎：治男妇带、浊、遗、淋，色赤带血，脉滑多热，便血不止，及血崩血淋，或经期太早，凡一切阴虚内热动血等证。

生地、熟地、芍药各二钱，山药、川续断、黄芩、黄柏各一钱半，生甘草一钱。

水二钟，煎七分，食远温服。如小水多热，或兼怒火动血者，加焦栀子一二钱；如夜热身热，加地骨皮一钱五分；如肺热多汗者，加麦冬、枣仁；如血热甚者，加黄连一钱五分；如血虚血滞、筋骨肿痛者，加当归二三钱；如气滞而痛，去熟地，加陈皮、青皮、丹皮、香附之属；如血脱血滑，及便血久不止者，加地榆一二钱，或乌梅一二个，或百药煎①一二钱，文蛤亦可；如少年，或血气正盛者，不必用熟地、山药；如肢节筋骨疼痛或肿者，加秦艽、丹皮各一二钱。

二、历史沿革考证

保阴煎首见于明代《景岳全书》"卷五十一·新方八阵·寒阵"。作者张景岳，名介宾，字会卿，浙江山阴县（今绍兴）人，明代著名医学家，其晚年辑成《景岳全书》，是书以三卷传忠录为首，三卷脉神章继之，下以伤寒为典（二卷），杂证为谟（二十九卷），妇人为规（二卷），小儿为则（二卷），痘疹为铨（四卷），外科为钤（二卷），共四十七卷。保阴煎原文出处，见书中记载："治男妇带、浊、遗、淋，色赤带血，脉滑多热，便血不止，及血崩、血淋，或经期太早，凡一切阴虚内热动血等证。生地、熟地、芍药各二钱，山药、川续断、黄芩、黄柏各一钱半，生甘草一钱。"方由生地、熟地、白芍、山药、续断、黄芩、黄柏、甘草八味药组成。其适应证，在"杂症谟""妇人规"中多有论述。

---

① 百药煎：又名制百草煎，为五倍子同茶叶、酵曲等经发酵制成的块状物。百药煎的炮制历史悠久，最早始于宋代，作为药用盛于明代。不同时代不同医著中记载的炮制方法各有不同。其具有润肺化痰、止血止泻、解热生津的功效，用治咽痛、久咳痰多、慢性肠炎、口疮、牙疳、血痢、暑热口渴等证。

此后,清代医家罗国纲所撰《罗氏会约医镜》(以下简称《罗氏》)、吴澄《不居集》及《竹林女科证治》等均以《景岳全书》为蓝本,或在其基础上作药味及剂量加减变化,或直接沿用原方。《罗氏》论述妇人病多借鉴了《景岳全书》"妇人规",对保阴煎略作改动,删去芍药,其余药味及剂量相同,随证加减则在原方基础上作缩减。吴澄《不居集》为虚劳专著,其论述血证及五脏发热等卷,直接收录了《景岳全书》的相关内容。《竹林女科证治》为浙江萧山竹林寺僧代表之作,其处方用药切合临床,书中对保阴煎原方作剂量减半。

三、临床应用研究

(一)药物组成

方由生地、熟地、白芍、山药、续断、黄芩、黄柏、甘草八味药组成。

(二)药物剂量

《景岳全书》记载本方药物剂量:生地、熟地、芍药各二钱,山药、川续断、黄芩、黄柏各一钱半,生甘草一钱。在历代古籍记载中,人参、山药、五味子三味中药的剂量无变化,熟地、菟丝子、山茱萸、炙甘草、远志五味中药的剂量发生了一些变化,其中变化最明显的为山茱萸和远志,山茱萸剂量范围为一钱至二钱半;远志则由七分变化为八分或"随宜"。

(三)方义解析

保阴煎为滋阴清热凉血之剂。方以地黄为君,《神农本草经·上经》干地黄:"味甘,寒。主折跌绝筋,伤中,逐血痹,填骨髓,长肌肉,作汤,除寒热积聚,除痹,生者尤良。"干地黄即生地黄,甘寒滋阴养血,治阴虚火旺,为补肾益阴要药。熟地系生地九蒸九晒而成,其性已变,其功更博,以糖分凝炼为胶,不仅滋阴养血,更能益肾填精,凡水干涸,阴血衰竭之症,熟地最宜。张景岳谓:"形体之本在精血,熟地以至静之性,以至甘至厚之味,实精血形质中第一品纯厚之药。"白芍即《神农本草经》芍药:"味苦平,主邪气腹痛,除血痹,破坚积寒热疝瘕,止痛,利小便,益气。"白芍、赤芍,古时不分,迨至《本草图经》始分之,后世本草咸谓白芍酸收敛阴,养血柔肝,读《神农本草经》芍药主邪气腹痛,除血痹,可知芍药之止痛在破瘀,故能破癥瘕积聚。《金匮要略》妇人篇用芍药方尤多,其或与归地,或与胶艾,或与芩、术、泽泻,或与桂枝、桃仁、牡丹皮配伍,莫不在除血痹之功。保阴煎中用白芍,旨在使凉血止血而不滞。热盛迫血妄行而见吐血、衄血、便血、崩漏等出血证,常需佐凉血止血药,折其火势。黄芩、黄柏苦寒,清热泻火,凉血止血,退热除蒸安胎。山药,即《神农本草经》薯蓣,"味甘温,主伤中补虚羸,除寒热邪气,补中,益气力,长肌肉,久服耳目聪明,轻身不饥延年",既助二地养阴之功,又能在大队滋阴、泻火药中顾护脾胃。续断,《名医别录》:"主崩中漏血,金疮,内漏止痛,生肌肉及踠伤恶血腰痛,关节缓急。"治腰膝酸痛,足膝痿痹,胎漏、崩漏、带下,遗精溺多,跌打损伤,且续断甘温助阳,有于阳中求阴之妙。方中生地、熟地共用,一者甘凉长于清,一者甘温专于补,清补兼施,又伍白芍除血痹,黄芩、黄柏清热泻火、凉血止血,山药助养阴、护脾胃,并加续断补肾助固涩,故能治疗阴虚血热妄行之动血证。

(四)治疗范围

张景岳言保阴煎可用治"凡一切阴虚内热动血等证","杂证谟"论及本方可治汗、痉、寒热、火证、虚损、郁证、痢疾等内科杂症属阴虚火旺者;"妇人规"详述用治经早、经乱、痛经、崩漏及胎前产后诸症属阴虚血热者。诸如此类的自创方一方多用,在《景岳全书》中比比皆是,足见其辨证立法组方之严谨,方后并附详细加减法,可见随证应变之娴熟。

(五)加减变化

如小水多热,或兼怒火动血者,加焦栀子一二钱;如夜热身热,加地骨皮一钱五分;如肺热多汗者,加麦冬、酸枣仁;如血热甚者,加黄连一钱五分;如血虚血滞,筋骨肿痛者,加当归二三钱;如气滞而痛,去熟地,加陈皮、青皮、牡丹皮、香附之属;如血脱血滑,及便血久不止者,加地榆一二钱,或乌梅一二个,或百药煎一二钱,文蛤亦可;如少年,或血气正盛者,不必用熟地、山药;如肢节筋骨疼痛或肿者,加秦艽、牡丹皮各一二钱。

所附加减法,或加重清热养阴之力,或辅以行气止痛、收敛固涩等法,随证治之。

(六)现代临床应用

保阴煎原方记载治疗"凡一切阴虚内热动血等证",现代临床验证其在治疗月经不调(包括排卵型功能失调性子宫出血、节育器导致的经期延长、月经量多等)、先兆流产、产后恶露不尽等阴虚型、血热型妇科疾病方面均取得良好疗效。

1. 月经病 杨玉岫[1]用保阴煎加减治疗功能失调性子宫出血269例,5剂为1个疗程,1～2个疗程见效,结果治愈183例,显效49例,有效23例,无效14例,总有效率94.8%。盛文贞等[2]用加味保阴煎治疗气阴两虚型月经先期61例,24剂为1个疗程,服用3个疗程后观察疗效,结果痊愈39例,好转18例,无效 4 例,总有效率 93.4%。李艳梅[3]等用保阴煎治疗上环后经期延长 60 例,结果治愈 37 例、显效 11 例、有效 7 例、无效 5 例,总有效率 91.7%,对照组予西药治疗总有效率 69.2%,两组比较差异有统计学意义。李杏英[4]予保阴煎治疗虚热型黄体萎缩不全 65 例,结果:痊愈 58 例,显效 6 例,有效 1 例。宋占营[5]应用加味保阴煎治疗崩漏 50 例,5 日为 1 个疗程,治疗 3 个疗程,结果痊愈 31 例,有效 16 例,无效 3 例,总有效率 94%。张洛琴[6]应用加味保阴煎治疗功能失调性子宫出血 62 例,结果痊愈 48 例,显效 7 例,有效 5 例,无效 2 例,显愈率 88.7%,对照组予炔诺酮,显愈率 60%,两组比较差异有统计学意义。王金霄[7]等用保阴煎加味治疗阴虚血热型崩漏 123 例,观察组治愈率 79%、显效率 14.5%,总有效率 93.5%,明显高于对照组,差异具有统计学意义(P<0.05),发现保阴煎在止血、改善伴随症状、降低子宫内膜厚度方面收效良好,无论病程长短、年龄大小均适用,值得临床推广。

2. **妊娠病** 王春华[8]等应用保阴煎加味治疗先兆流产 65 例,结果痊愈 41 例,有效 16 例,痊愈率 63.1%,有效率 87.7%。韦明芳[9]用保阴煎治疗先兆流产,43 例中服用 2~3 剂血止者 23 例,服用 4~5 剂血止者 11 例,服用 6~7 剂血止者 4 例,服用 8~9 剂血止者 3 例,15 剂血止者 2 例。陈建荣[10]应用寿胎丸合保阴煎加减治疗先兆流产 56 例,治愈 51 例,无效 5 例,治愈率 91.1%。李杏英[11]等观察用保阴煎对早期先兆流产患者血清 P、β-HCG、糖类抗原 125(CA125)的影响,发现保阴煎联合地屈孕酮片治疗早期先兆流产能提高临床疗效,提升患者血清 P、β-HCG 水平,下调血清 CA125 水平,降低流产风险,发挥止血安胎的作用。

3. **产后病** 史晓源[12]用保阴煎治疗产后恶露不绝属阴虚血热者 60 例,显效 43 例,有效 14 例,无效 3 例,总有效率为 95%。刘红艳[13]用保阴煎加味治疗血热型产后恶露不绝 35 例,观察组有效率为 94.28%,对照组为 77.14%,观察组明显优于对照组。

4. **不孕不育** 帅振虹[14]等用保阴煎合二至丸治疗女性抗精子抗体 AsAb 阳性不孕症,治疗组的 AsAb 转阴率及妊娠率与对照组比较差异均有统计学意义(P<0.05),该方对 AsAb 阳性所致的免疫性不孕有显著疗效,可有效提高妊娠率。

四、经典文献辑录

(一)历代论述

1.《景岳全书·杂证谟·汗证》 阳证自汗或盗汗者,但察其脉证有火,或夜热烦渴,或便热喜冷之类,皆阳盛阴虚也,宜当归六黄汤为第一,保阴煎亦妙。

2.《景岳全书·杂证谟·痉证》 痉有兼火者,必脉见洪滑,证见烦热,宜一阴煎,或加减一阴煎主之。若火盛之甚,以致阴血涸燥者,不得不先去其火,宜清化饮、保阴煎、玉女煎之类主之。

3.《景岳全书·杂证谟·寒热》 治五脏之热,当察微甚……肝经微热者,宜化肝煎、保阴煎……凡清火退热方论甚多,此亦言其约耳。

阴虚阳盛,或阴阳俱虚,而为寒热往来者,此以真阴不足,总属虚损之病也。然其阴阳微甚,亦所当辨……若阴虚血热,崩淋不止而夜热者,保阴煎。

4.《景岳全书·杂证谟·火证》 实火宜泻,虚火宜补,固其法也。然虚中有实者,治宜以补为主,而不得不兼乎清,如加减一阴煎、保阴煎、天王补心丹、丹溪补阴丸之类是也。

5.《景岳全书·杂证谟·虚损》 虚损吐血者,伤其阴也,故或吐或衄,所不能免,但当察其有火无火,及火之微甚而治之。凡火之盛者,以火载血上,而脉证之间自有热证可辨。急则治标,此不得不暂用芩、连、栀、柏、竹叶、童便之属,或单以抽薪饮、徙薪饮之类主之。若阴虚而兼微火者,宜保阴煎,或清化饮,或加减一阴煎主之。

6.《景岳全书·杂证谟·郁证》 思郁之治……若思郁动火,以致崩淋失血,赤带内热,经脉错乱者,宜保阴煎。

7.《景岳全书·杂证谟·痢疾》 痢有发热者,似乎属火,宜从凉治。然实热之证,反未必发热,惟痢伤精血,阴虚水亏者,则最多为热为躁也。如或虚中有火,脉见有力者,宜加减一阴煎,或保阴煎主之。

8.《景岳全书·妇人规(上)·经脉类·血热经早》 治血热有火者,宜清化饮主之。若火之甚者,如抽薪饮之类亦可暂用,但不可以假火作真火,以虚火作实火也。大都热则善流而愆期不止者,如续断、地榆、丹参、茜根、栀子之属皆可用。若微火阴虚而经多早者,治宜滋阴清火,用保阴煎之类主之。

9.《景岳全书·妇人规(上)·经脉类·肾虚经乱》 妇人因情欲房室,以致经脉不调者,其病皆在肾经,此证最多,所当辨而治之。

凡欲念不遂,沉思积郁,心脾气结,致伤冲任之源,而肾气日消,轻则或早或迟,重则渐成枯闭,此宜兼治心脾肾,以逍遥饮、秘元煎之类主之。若或欲火炽盛,以致真阴日溃者,宜保阴煎、滋阴八味丸之类主之。

10.《景岳全书·妇人规(上)·经脉类·经期腹痛》 经行腹痛,证有虚实。实者,或因寒滞,或因血滞,或因气滞,或因热滞;虚者,有因血虚,有因气虚。然实痛者,多痛于未行之前,经通而痛自减;虚痛者,于既行之后,血去而痛未止,或血去而痛益甚。大都可按可揉者为虚,拒按拒揉者为实。有滞无滞,于此可察。

但实中有虚,虚中亦有实,此当于形气禀质,兼而辨之,当以意察,言不能悉也……若血热血燥,以致滞涩不行而作痛者,宜加味四物汤,或用保阴煎去续断加减主之。

11.《景岳全书·妇人规(上)·经脉类·崩淋经漏不止》 治崩淋经漏之法:若阴虚血热妄行者,宜保阴煎、加减一阴煎;若火盛迫血妄行而无虚证者,宜徙薪饮、黄芩散加续断、丹参;若血热兼滑者,宜保阴煎、槐榆散、生地黄汤;若肝经怒火动血者,加味四物汤;若肝经怒火动血,逆气未散者,化肝煎,或保阴煎加减主之。

12.《景岳全书·妇人规(上)·经脉类·热入血室》 妇人伤寒,或劳役,或怒气,发热适遇经行,以致热入血室,或血不止,或血不行,令人昼则明了安静,夜则谵语,如见鬼状者是也。若热因外邪,由表而入者,宜一柴胡饮,或三柴胡饮,或四柴胡饮,或《良方》黄龙汤加生地,酌而用之。若或怒或劳,火由内生,其人多汗而无表证者,宜保阴煎、清化饮、当归六黄汤之类加减主之。

13.《景岳全书·妇人规(上)·胎孕类·安胎》 胎气有热而不安者,其证必多烦热,或渴或躁,或上下不清,或漏血、溺赤,或六脉滑数等证。宜凉胎饮、保阴煎之类主之。

14.《景岳全书·妇人规(上)·胎孕类·胎漏》 妊娠血热而漏者,保阴煎、清化饮择而用之。怒动肝火漏血者,保阴煎,甚者化肝煎主之。

15.《景岳全书·妇人规(上)·胎孕类·妊娠卒然下血》 若火盛迫血妄行者,当察其火之微甚。火之微者,凉胎饮;稍甚者,徙薪饮;再甚者,保阴煎、子芩散。若肝经有风热而血下者,宜防风黄芩丸。若怒气伤肝,气逆血动而暴至者,宜保阴煎。

16.《景岳全书·妇人规(下)·产后类·产后发热》 产后有火证发热者,但外感之热多在表,火证之热多在里。此必以调摄太过,或时令热甚,或强以酒,或误用参、术、姜、桂大补之药,或过用炭火,或窗牖太密,人气太盛,或气体本实而过于动作。凡属太过,皆能生火。火盛于内,多见潮热内热,烦渴喜冷,或头痛多汗,便实尿赤,及血热妄行,但无表证,脉见缓滑不紧而发热者,便是火证,宜清化饮、保阴煎之类主之。

17.《景岳全书·妇人规(下)·产后类·产后恶露不止》 产后恶露不止,若因血热者,宜保阴煎、清化饮。

18.《景岳全书·妇人规(下)·带浊遗淋类·带下》 湿热下流而为带浊,脉必滑数,色见红赤,证有烦渴而多热者,宜保阴煎、加味逍遥散,或经验猪肚丸亦佳。

19.《景岳全书·妇人规(下)·乳病类·乳出》 产后乳自出,乃阳明胃气之不固,当分有火无火而治之。无火而泄不止,由气虚也,宜八珍汤、十全大补汤。若阳明血热而溢者,宜保阴煎,或四君子汤加栀子。

20.《景岳全书·妇人规(下)·前阴类·交接出血而痛》 凡妇人交接即出血者,多由阴气薄弱,肾元不固,或阴分有火而然。若脾虚气陷不能摄血者,宜补中益气汤,或补阴益气煎。若脾肾虚弱阴气不固者,宜寿脾煎、归脾汤。若肝肾阴虚不守者,宜固阴煎。若阴火动血者,宜保阴煎。

21.《景岳全书·小儿则(上)·总论(一)·内热证》 凡实热之在内者,古法治分五脏,宜从正治……大小便血者,保阴煎。

22.《景岳全书·卷之四十七贤集·外科钤(下)·鹤膝风》 凡肘膝肿痛,臂胻细小者,名为鹤膝风,以其象鹤膝之形而名之也。或止以两膝肿大,胻腿枯细,不能屈伸,俗又谓之鼓槌风,总不过风寒湿三气流注之为病也……热胜者,宜保阴煎,大秦艽汤之类主之。

23.《不居集·血证八法抵要证治·虚火则阳亢阴微而上泛,离卦统之》 虚中有实,治宜以补为主,而不得不兼乎清。如加减一阴煎、保阴煎、天王补心丹、丹溪补阴丸之类。

24.《不居集·五脏发热·肝经之热》 肝热者,按之肌肉之下,至骨之上,乃肝之热,寅卯间尤甚。其脉弦,其症四肢满闷,便难转筋,多怒多惊,四肢困热筋痿,不能起于床。泻青丸、柴胡饮之类主之。两手脉弦者,或寅中时发者,皆肝热也。俱宜回金丸、左金丸、化肝煎、保阴煎、芍药清肝散、七正散、加味龙胆泻肝汤。

25.《不居集·五脏发热·水亏夜热》 虚损三阴不足,至午后或晚夜发热,夜半后即退,或喜冷便实者,此皆阴虚生内热,水不制火之象,宜养真阴。

盗汗不止,水亏夜热者,当归六黄汤。阴虚血热,崩淋不止而夜热者,保阴煎。

26.《不居集·论情志三郁·一曰思郁》 若思郁动火,以致崩淋失血,赤带内热,经脉错乱者,宜保阴煎。

27.《不居集·自汗盗汗·阳证自汗盗汗》 脉症有火,或夜热烦渴,或便热喜冷之属,皆阳盛阴虚也。宜当归六黄汤、保阴煎。

28.《罗氏会约医镜·妇科(上)·经脉门·论经先期》 保阴煎:治脉滑多热,经来先期,及一切阴虚内热动血等证。

生地、熟地各二钱,山药、续断、黄芩、黄柏各一钱五分,甘草一钱。

水煎服。血热甚者,加黄连。如血滞作痛,加当归。如气滞作痛,去熟地,加陈皮、香附之类。如少年血气盛者,去山药、熟地。

要知此仅可以暂用,但不可以假火作真火,以虚火作实火也。

29.《竹林女科证治·调经下·四十四五经证》 妇人四十四五岁,经水闭塞,郁久成崩。但当察其有火无火。有火者,因火逼血,致血妄行,甚则为崩为漏,宜服保阴煎。无火者,因经阻滞,积久成崩,治宜去滞生新,先服调经饮,以清理之。然后见其可养,则用小营煎以养之。见其可固,则用固阴煎以固之。

保阴煎:

生地黄、熟地黄、芍药各一钱,川续断、黄芩、山药(炒)、黄柏各八分,生甘草五分。

水一钟半,煎七分,食远温服。如血虚血滞,筋骨肿痛者,加当归二钱;气滞而痛者,去熟地黄,加陈皮、香附各八分;血脱血滑者,加地榆八分,或乌梅一个。

(二)现代论述

1. 保阴煎治疗虚热型黄体萎缩不全 65 例[4]   李氏等将 140 例虚热型黄体萎缩不全致经期延长患者在知情同意下随机分为治疗组与对照组,各 70 例。治疗组予保阴煎(生地、熟地、芍药各 6 g,山药、川续断、黄芩、黄柏各 4.5 g,生甘草3 g)每日 1 剂水煎服,早晚两次分服;对照组予醋酸甲羟孕酮片 10 mg/d 口服,两组均按患者月经周期,下次月经前 10 日开始连服 10 日,持续治疗 3 个月经周期,治疗期间同时监测基础体温。结果:临床疗效,治疗组 65 例,痊愈 58 例,显效 6 例,有效 1 例,无效 0 例;对照组 55 例,痊愈 47 例,显效 8 例,有效 0 例,无效 0 例,两组比较 $P>0.05$,无统计学意义。基础体温测定,治疗组基础体温高温相持续时间≤14 日者 53 例,≥14 日者 12 例,平均基础体温高温相持续时间(11.81±4.55)日;对照组基础体温高温相持续时间≤14 日者 26 例,≥14 日者 29 例,平均基础体温高温相持续时间(15.92±4.13)日,两组比较 $P<0.01$,治疗组高温相持续时间缩短较对照组明显。结论:保阴煎治疗虚热型黄体萎缩不全与醋酸甲羟孕酮片临床疗效相当,保阴煎比醋酸甲羟孕酮片对虚热型黄体萎缩不全患者基础体温高温相持续时间调节效果更好。

2. 保阴煎加味治疗血热型产后恶露不绝 35 例[13]   刘氏选取 2014 年 12月—2015 年 12 月我院妇产科门诊血热型产后恶露不绝患者 70 例,随机分为观察组和对照组各 35 例。对照组给予常规西药治疗,观察组给予保阴煎加味(生地 20 g,熟地 20 g,黄芩 10 g,黄柏 6 g,白芍 10 g,炒山药 10 g,续断 10 g,甘草6 g,地榆 10 g,槐花 10 g,炒蒲黄 10 g,五灵脂 10 g,益母草 15 g)治疗,比较 2 组患者的临床疗效。结果:总有效率观察组 94.28%,对照组为 77.14%,观察组明显优于对照组,差异具有统计学意义($P<0.05$)。结论:保阴煎加味治疗血热型产后恶露不绝临床疗效显著。

3. 保阴煎对早期先兆流产患者血清孕酮、β-HCG、CA125 的影响[11]   李氏选取 2016 年 7 月—2018 年 1 月重庆三峡医药高等专科学校附属医院与深圳市中医院妇产科门诊及住院部收治的早期先兆流产患者 60 例,随机分为对照组与观察组,每组 30 例,对照组给予口服地屈孕酮片,观察组在对照组治疗基础上加用口服保阴煎(生地 6 g,熟地 6 g,芍药 6 g,山药 4.5 g,续断 4.5 g,黄芩 4.5 g,黄柏 4.5 g,甘草 3 g)中药汤剂,2 组均治疗 3 周。比较两组临床主要症状积分及总积分、临床疗效及血清 P、β - HCG、CA125 水平。结果:观察组临床疗效有效率 93.3%,与对照组有效率 80.0% 比较,差异有统计学意义($P<0.05$);观察组临床症状阴道出血、小腹疼痛或坠胀、腰酸胀痛积分改善明显优于对照组($P<0.05$);治疗后 2 组患者血清 P、β - HCG 水平显著升高,观察组显著高于对照组($P<0.05$);治疗后两组患者血清 CA125 显著降低,观察组与对照组比较,差异有统计学意义($P<0.05$)。结论:保阴煎联合地屈孕酮片治疗早期先兆流产能提高临床疗效,提升患者血清 P、β - HCG 水平,下调血清 CA125 水平,降低流产风险,发挥止血安胎的作用。

4. 保阴煎结合孕激素序贯治疗血热型黄体功能不足致习惯性流产 30 例[15]

胡氏选取播散性腹膜平滑肌瘤病(LPD)致习惯性流产的患者 60 例,随机分为治疗组和对照组,各 30 例。治疗组采用保阴煎(生地 6 g,熟地 6 g,黄芩 4.5 g,黄柏 4.5 g,芍药 6 g,川续断 4.5 g,山药 4.5 g,生甘草 3 g)结合孕激素序贯治疗,对照组采用孕激素治疗,两组均治疗 3 个月经周期。比较两组临床疗效与血清 P 水平。结果:治疗后临床疗效治疗组总有效率 93.3%,对照组总有效率为 80.0%,2 组比较差异有显著性($P<0.05$);治疗后 2 组患者月经周期第 20～第 23 日血清 P 水平比较差异有显著性($P<0.05$)。结论:保阴煎结合孕激素序贯治疗 LPD 致习惯性流产能显著提高疗效,具有临床推广意义。

5. 保阴煎加味治疗阴虚血热型崩漏临床疗效评价[7]　王氏将符合纳入标准的阴虚血热型崩漏患者 123 例,随机对照分为观察组 62 例和对照组 61 例。对照组于异常子宫出血期间口服葆宫止血颗粒,连续口服 7 日,观察组在对照组的基础上加服保阴煎加味中药颗粒(生地 20 g,熟地 20 g,白芍 15 g,黄芩 12 g,黄柏 12 g,山药 20 g,续断 15 g,益母草 30 g,仙鹤草 30 g,红花 10 g,泽兰 10 g,墨旱莲 20 g),观察比较治疗前后 2 组患者阴道出血量、子宫内膜厚度及中医证候积分,并进行统计学分析。研究结果发现,观察组治愈率 79%、显效率 14.5% 和总有效率 93.5%,明显高于对照组,差异具有统计学意义($P<0.05$);疗后观察组经色鲜红、烦躁、腰酸、口干、眠差多梦证候积分均小于对照组,差异具有统计学意义($P<0.05$);疗后观察组子宫内膜厚度小于对照组,差异具有统计学意义($P<0.05$)。结论:保阴煎加味治疗阴虚血热型崩漏在止血、改善伴随症状、降低子宫内膜厚度方面收效良好,无论病程长短、年龄大小均适用,值得临床

推广。

6. 保阴煎治疗功能失调性子宫出血例 269 例[1]　杨氏采用张景岳创制的保阴煎治疗功能失调性子宫出血 269 例,治疗方法以内服保阴煎加减。组成:生地、熟地、生白芍各 12 g,怀山药 30 g,川续断、炒枯芩、炒黄柏各 10 g,生甘草 5 g,每日 1 剂,水煎,早晚分服。阴虚内热甚者加地骨皮、牡丹皮、栀子以滋阴清热,降火;口干少寐者加麦冬、茯神、酸枣仁以养阴安神;阴血虚者加阿胶、墨旱莲、女贞子以滋阴养血止血;出血多者加地榆炭、乌梅炭、槐花炭、侧柏炭、贯众炭以凉血止血;夹有血块者加茜草、蒲黄炭、益母草以化瘀止血;气滞腹痛者去熟地,加青皮、陈皮、当归、香附以行气止痛;肾虚腰膝酸软无力者加桑寄生、菟丝子、沙苑蒺藜、杜仲、枸杞子以补益肝肾。5 剂为 1 个疗程,一般 1～2 个疗程见效。治疗结果:痊愈(阴道出血停止,观察 6 个月,月经周期、经量正常)183 例,显效(阴道出血停止,观察 6 个月,月经周期大致正常,月经量稍增多或经期稍延长)49 例,有效(阴道出血停止,观察 6 个月,月经周期紊乱,月经量偏多或经期延长)23 例,无效(阴道出血断续未止,观察 6 个月,月经周期、月经量及行经期无好转变化)14 例,总有效率 94.8%。

7. 加味保阴煎治疗气阴两虚型月经先期 61 例[2]　盛氏采用加味保阴煎治疗气阴两虚型月经先期 61 例,治疗方法以滋阴益气、清热凉血为主,兼以补肾益精血,方以加味保阴煎治疗。组方:生地 15 g,熟地 12 g,白芍 12 g,炒黄芩 12 g,炒黄柏 12 g,山药 15 g,炒续断 15 g,炙甘草 12 g,炙黄芪 30 g,菟丝子 30 g,远志 12 g,五味子 12 g,淫羊藿 12 g。水煎服,每日 1 剂,早晚分服,服药 6 日停药 1 日,24 剂为 1 个疗程,连续服用 3 个疗程。忌食辛辣、烟酒等动血之品,多食清淡而富有营养的食物。疗效标准:痊愈,月经周期、经量、经期恢复正常,能维持 3 个月经周期以上。好转:月经周期、经量、经期虽恢复正常,但不能维持 3 个月经周期。无效:月经周期未见变化。治疗结果:经 3 个疗程的治疗,痊愈 39 例,占 63.9%;好转 18 例,占 29.5%;无效 4 例,占 6.6%,总有效率 93.4%。

8. 保阴煎加减治疗上环后经期延长 60 例[3]　李氏采用保阴煎加减治疗上环后经期延长,112 例随机分为治疗组 60 例及对照组 52 例,治疗组用保阴煎加减治疗,药用:生地 12 g,熟地 12 g,白芍 12 g,续断 15 g,黄芩 10 g,黄柏 10 g,山药 15 g,女贞子 20 g,墨旱莲 24 g,蒲黄炭 12 g,益母草 15 g,甘草 5 g。出血量多如崩加仙鹤草 30 g、海螵蛸 12 g。出血日久、气阴两伤者去黄芩、黄柏,加党参 15 g、黄芪 20 g、麦冬 10 g、阿胶(烊化)10 g;偏血瘀者加桃仁 10 g、三七粉 3 g(冲服)。每日 1 剂,文火水煎 2 次,混合,早晚分服,于月经周期的第 3 日开始服用,直至经净,观察治疗 3 个月经周期。停药 3 个月后随访评定疗效。对照组用肾上腺色腙片 5 mg,每日 3 次口服;维生素 K_4 每次 8 mg,每日 3 次口服;头孢拉定胶囊,每次 0.5 g,每日 3 次口服(头孢拉定过敏者,改用左氧氟沙星片每次 0.2 g,每日 2 次)。于月经周期第 3 日开始服用,直至经净,观察治疗 3 个月经周期,停药 3 个月后随访评定疗效。

9. 加味保阴煎治疗崩漏 50 例[5] 宋氏采用加味保阴煎治疗崩漏 50 例,基本方:生地、山药、川续断、熟地各 30 g,炒黄芩、白芍、山茱萸各 15 g,盐黄柏、白术、甘草各 10 g,三七粉 6 g。加减变化:兼气血亏虚者,加黄芪 30 g、当归 6 g;肝肾亏虚者,加女贞子、墨旱莲各 15 g;血热甚者,加牡丹皮、炒栀子各 10 g;血瘀者,加蒲黄、灵脂、茜草各 10 g;肝气郁结者,加柴胡 10 g、郁金 15 g。结果 50 例中,痊愈 31 例,占 65%;有效 16 例,占 32%;无效 3 例,占 6%;总有效率 94%。疗程,最短 1 个疗程,最长 5 个疗程。

10. 加味保阴煎治疗功能失调性子宫出血 62 例[6] 张氏采用加味保阴煎治疗功能失调性子宫出血 62 例,治疗组中医辨证:经血非时而下,或量多如注,或量少淋漓难净,经期延长,甚至数月未有尽时,经色鲜红质稠,或暗红有块,手足干热,头晕心悸,多梦心烦,神疲乏力,小便色黄量少,或大便干结,舌质红苔黄,脉细数无力,属气阴两虚型。治疗方法用自拟加味保阴煎,药物组成:生地 25 g,黄柏 10 g,西洋参 15 g,川续断 30 g,白芍 30 g,女贞子 15 g,墨旱莲 30 g,黄芩 10 g,焦栀子 10 g,山药 30 g,葛根 30 g,用三九免煎中药冲剂或水煎剂,每日 1 剂,分 3 次饭前服用。症见神疲乏力,头晕心烦,血压低于 90/60 mmHg,血红蛋白下降至 80 g/L 左右者,加阿胶 15 g,浮小麦 30 g,生甘草 6 g,大枣 5 枚(即甘麦大枣汤)敛阴潜阳,清心除烦,宁静血海;阴虚内热、灼血成瘀,症见出血量多,色暗红有块,加牡丹皮 10 g、益母草 30 g,凉血散瘀;漏下日久,经色暗黑或挟小瘀块者加三七粉 2 g、血余炭 15 g 养血活血止血;血出正伤,抵抗力下降,导致盆腔炎复发者,加黄连 10 g,与主方中的黄芩、黄柏、栀子合为黄连解毒汤,以增强清热解毒之力,使热清血安,并可有效治疗盆腔炎。对照组选用孕酮类制剂,炔诺酮(妇康片)5 mg,每日 3 次,口服。血止后每 3 日减少 1/3 药量,减至每日 2.5 mg 时,维持 20 日左右。合并贫血,血红蛋白低于 80 g/L 左右者,加用肝精补血素 10 mL,每日 2 次,口服,共服 30 日。结果痊愈 48 例,显效 7 例,有效 5 例,无效 2 例,显愈率 88.7%,对照组予炔诺酮,显愈率 60%,两组比较差异有统计学意义($P<0.05$)。

11. 保阴煎加味治疗先兆流产 65 例[8] 王氏等采用保阴煎加味治疗先兆流产 65 例,治疗方法采用保阴煎加味:生地 25 g,熟地 20 g,白芍 15 g,黄芩 20 g,黄柏 20 g,续断 25 g,山药 15 g。流血加苎麻根 15 g,凉血止血;下血多者加阿胶 15 g(烊化)、墨旱莲 15 g;腰酸者加菟丝子 15 g、桑寄生 20 g。水煎早晚分 2 次服,每日 1 剂。治疗结果:痊愈 41 例,有效 16 例,痊愈率 63.1%,有效

87.7%,治疗中无不良反应发生。

12. 保阴煎治疗先兆流产43例[9]　韦氏用保阴煎治疗先兆流产43例,治疗方法用保阴煎加减:生地12 g,熟地10 g,白芍30 g,山药15 g,黄芩10 g,黄柏10 g,续断10 g,甘草6 g。每日1剂,水煎,早晚分服。偏阴虚内热者加女贞子10 g、墨旱莲30 g、地榆炭10 g、藕节10 g以养阴清热止血;腰痛甚者加菟丝子20 g、桑寄生30 g固肾安胎。43例中服用2～3剂血止者23例,服用4～5剂血止者11例,服用6～7剂血止者4例,服用8～9剂血止者3例,15剂血止者2例。

13. 寿胎丸合保阴煎加减治疗先兆流产56例[10]　陈氏应用寿胎丸合保阴煎加减治疗先兆流产56例,治疗方法采用寿胎丸合保阴煎加减治疗。基本方:菟丝子15 g,桑寄生15 g,川续断15 g,阿胶12 g,生地15 g,熟地15 g,白芍15 g,黄芩15 g,甘草10 g。若出血量多,加大、小蓟各15 g;气虚乏力加党参15 g;心烦急躁加百合15 g,合欢皮15 g。每日1剂,水煎取。

14. 保阴煎治疗产后恶露不绝临床观察[12]　史氏用保阴煎治疗产后恶露不绝属阴虚血热者60例,治以滋阴清热、解毒化瘀、活血止血。方用保阴煎加味:生地、熟地、赤芍、山药、川续断、炒蒲黄、五灵脂各12 g,黄柏、黄芩各10 g,益母草15 g,甘草3 g。兼气虚者加党参、黄芪各12 g;出血多者加茜草、海螵蛸、仙鹤草、大蓟、小蓟各12 g;有邪毒内侵者加红藤、蒲公英、败酱草各20 g。每日1剂,血止停药。观察期间,一律不用其他有止血作用的中西药物。治疗结果:本组60例,显效43例,有效14例,无效3例,总有效率为95%。

15. 保阴煎合二至丸治疗女性抗精子抗体AsAb阳性不孕症的疗效观察[14]　帅氏等用保阴煎合二至丸治疗女性抗精子抗体AsAb阳性不孕症,治疗组于月经干净后3日起给予保阴煎合二至丸(黄芩、黄柏、白芍、怀山药各10 g,生地、熟地、续断各12 g,墨旱莲、女贞子各9 g、甘草6 g)口服,每日1剂,连服15日,共治疗3个疗程;对照组给予肾上腺皮质激素泼尼松5 mg口服,每日3次,1个月为1个疗程,观察3个疗程,治疗结束后逐渐减量撤药。两组治疗过程中性生活均用避孕套隔离。结果:治疗组的AsAb转阴率及妊娠率与对照组比较差异均有统计学意义(P<0.05),该方对AsAb阳性所致的免疫性不孕有显著疗效,可有效提高妊娠率。

（三）医案摘录

1. 月经病
（1）月经先期
案1[16]　患者甲,女,37岁,已婚。

初诊（2016 年 11 月 5 日） 主诉：月经先期量多 1 年。患者平素月经规律，近 1 年月经提前 7～10 日，周期为 20～22 日，行经 4～5 日，经量多，色深红，质稠，有小血块，经前及经期偶有小腹疼痛，末次月经 2016 年 10 月 29 日，前次月经 2016 年 10 月 8 日，自诉倦怠乏力，头晕失眠，心烦口渴，大便质干，小便正常，舌红苔黄，脉细数。妇科检查未见明显异常。阴超检查示：子宫内膜 7 mm，双侧附件未见明显异常。中医诊断：月经先期。证型：阳盛血热兼气虚证。治法：清热凉血，益气固冲。方拟保阴煎加减。处方：

墨旱莲 10 g，盐杜仲 30 g，山药 20 g，续断 30 g，炙黄芪 30 g，党参 20 g，生地 20 g，黄柏 6 g，黄芩 10 g，酒山茱萸 18 g，酒女贞子 30 g。

10 剂，水煎服，每日 1 剂。

服 10 剂后，心烦口渴减轻，头晕减轻，睡眠质量较前改善，大便偏软，无其他不适，舌红苔白，脉细数。

二诊 上方去墨旱莲、女贞子，加淡豆豉 10 g，6 剂，水煎服，每日 1 剂。经期服用血府逐瘀汤以排出瘀血，处方：

川牛膝 12 g，炒枳壳 10 g，柴胡 12 g，川芎 15 g，赤芍 20 g，当归 15 g，生地 15 g，红花 15 g，桃仁 12 g，甘草 6 g。

6 剂，水煎服，每日 1 剂。

三诊 月经来潮量较前减少，经前及经期症状减轻。经净后继续服用保阴煎加减。处方：

墨旱莲 10 g，盐杜仲 30 g，山药 20 g，续断 30 g，炙黄芪 30 g，党参 20 g，生地 20 g，黄柏 6 g，黄芩 10 g，酒山茱萸 18 g，酒女贞子 30 g，淡豆豉 10 g。

月经较前提前 4～5 日，经期改服血府逐瘀汤，经量较前明显减少。第 3 个月继续服用保阴煎加减，月经提前 2～3 日，经期继续服用血府逐瘀汤，经量接近正常。后随访 3 个月，月经未再提前超过 2 日。

案 2[17] 姚某，女，34 岁。

初诊（2015 年 11 月 30 日） 主诉：经来先期 3 个月。患者诉既往月经周期规则，经期 5～6 日，周期 28～30 日，3 个月前无明显诱因出现周期提前，每半月一行，末次月经 2015 年 11 月 25 日—28 日，量少，色深红，质黏稠，夹有血块，经期小腹胀痛，心烦易怒，口干咽燥，尿黄便结，舌质红，苔少而干，脉细数。B 超：子宫肌瘤（16 mm×14 mm×19 mm）。诊断：月经先期并癥瘕。辨证：阴虚血热型。治法：养阴清热，凉血调经，消癥散结。方拟：保阴煎加减。处方：

生地 15 g，黄芩 15 g，黄柏 15 g，续断 10 g，山药 15 g，夏枯草 15 g，山楂 10 g，白芍 15 g，南沙参 15 g，鸡内金 15 g，牡蛎 15 g，甘草 6 g。

7 剂，每日 1 剂，水煎，分早晚 2 次温服。

二诊(2015 年 12 月 28 日)　月经 12 月 23 日来潮,周期提前 2 日,持续 5 日干净,量较前稍多,色红,夹少量血块,经期腹痛较前稍好转,夜寐欠安,二便调,舌红,苔薄白,脉细数。

予上方加莲子心 6 g、酸枣仁 15 g。继服 7 剂。

三诊(2016 年 1 月 27 日)　月经 1 月 22 日来潮,周期提前 1 日,月经量、色、质均正常,经期稍有腹部坠胀感,纳寐安,二便调,继服上方以巩固。

随访 3 个月,患者月经周期、经量均正常,至今暂未复发,复查 B 超:子宫肌瘤(13 mm×14 mm×16 mm),嘱患者禁食发物,每半年复查 1 次 B 超,监测子宫肌瘤大小。

【按】本案患者经来先期并量少,《傅青主女科·调经》载:"先期而来少者,火热而水不足也。"患者素体阴亏,虚热内生,热扰冲任血海,血海不宁而迫行,则经血先期而至;热灼营阴,阴水不足则经量少、色深红、质稠;热壅气滞,则血液黏滞不行,聚为血块,不通则痛,故见经期腹痛;热邪上行,上扰心肝,则心烦易怒;热甚津伤则口干咽燥、尿黄便结;舌红,苔少而干,脉细数,均为阴虚血热之征。治以保阴煎加减养阴清热、凉血调经、消癥散结。原方中去熟地,仍选用生地、黄芩、黄柏、白芍等,加南沙参滋阴以助清热养血之功。该患者 B 超提示子宫肌瘤,阴虚内热,血热互结,煎灼血中津液,血液黏滞而运行不畅为瘀,瘀血久积胞宫渐生癥瘕,故于方中加入山楂、鸡内金化滞消积,夏枯草、牡蛎散结消肿,四药合用共奏散结消癥之效,全方于清热养阴之中加入消积散结之药,使阴生热折,经水自调,结散癥消。二诊时,患者因工作压力大,夜寐欠安,以上方加莲子心、酸枣仁养心安神;三诊时患者虽已无不适,但为求巩固疗效,再予二诊原方 7 剂。

(2)崩漏

案 1[18]　西坝委员王夫人。

肝脾气血交亏,阴虚阳博,阴络伤则血内溢。景岳云:"不时妄行谓之漏。"由漏而淋,总因奇经血病使然。应拟保阴煎加减,循循调治乃佳。

案 2[19]　王某,女,27 岁,已婚。

时值春夏相交之际,经血来潮,与同事发生口角而郁怒不解,当夜月经量多如崩,发热不恶寒,少汗出,渴欲冷饮,舌质红,苔薄黄,脉洪数。马氏认为,春为发陈,夏为藩秀,以使志生,勿使志怒,逆之伤肝心两脏,皆主血。患者忿怒,使肝气郁滞而不得条达,郁而阳气不得疏泄,故而发热,热扰血室,经期血崩。肝气郁滞,热入血室,治以疏肝理气,清热凉血。处方保阴煎加减:

牡丹皮 10 g,柴胡 15 g,青蒿 30 g,白芍 10 g,生地 15 g,地骨皮 15 g,茯苓 6 g,黄柏 3 g,黄芩 10 g。

二诊　服上 3 剂,诸症悉减,热退未发,唯觉胸闷,纳差,溲黄,便秘,舌红,苔薄黄、脉弦滑,肝郁未尽解,且有横逆脾土之兆,继上方加减如下。

郁金 20 g,柴胡 20 g,竹叶 6 g,栀子 6 g,焦曲、麦冬各 10 g,木香 10 g,莱菔子 6 g,甘草 3 g。

上方服 2 剂,血止热退,纳佳,精神恢复。

【按】崩证虽分虚实,但热者居多。情志不遂,肝气郁滞,怒火动血。《景岳全书·妇人规》曰:"若肝经怒火动血逆气未散者,化肝煎或保阴煎加减主之。"此例用药去保阴煎之山药、川续断、熟地、生甘草,加入柴胡以增疏肝解郁之力,加牡丹皮以凉血,地骨皮、青蒿以清里热,佐茯苓以益气。取景岳之意,寓马氏用药之特点。

案 3[20] 郑某,女,22 岁,工人,未婚。

初诊(1979 年 2 月 18 日) 从 1978 年 7 月开始,月经频来,每月行经 3~4次,量或多或少,淋漓不止,色红、质稠,伴头晕,烦急胸闷,失眠多梦,手足心热,口干,尿黄便干,舌红苔薄,脉细滑数。近 3 个月测基础体温均为单项型。诊断为崩漏。证属阴虚内热,冲任失守。治以养阴清热,止血固冲。方用保阴煎加减:

生地 12 g,熟地、黄芩、黄柏各 10 g,白芍 15 g,山药 20 g,续断 15 g,甘草6 g,北沙参、五味子、柏子仁、阿胶(烊化冲服)各 10 g。

水煎服。5 剂后,血流已止,余症减轻。于上方去阿胶、甘草配丸药再服 1个月,以巩固疗效。随访半年,月经一直正常。

案 4[21] 吴某,女,34 岁,工人。

初诊(1989 年 5 月 20 日) 患者月经紊乱 4 年余,自"人流"术后,放置节育环,经行量时多时少,淋漓不尽。不得已于 3~4 个月后取环,改为服避孕药避孕。嗣后月经周期紊乱,每每先期而至,甚至 1 个月两三至,经期延长,8~9 日方净。近 1 个月来,阴道出血淋漓不断,多则如泉涌,少则如屋漏,血色鲜红,挟有紫绛色血块,质黏稠,伴头晕耳鸣,心烦少寐,口燥咽干,溲黄便干,形体消瘦,面色潮红,舌质红、少苔,脉细数。妇科检查及 B 超检查未发现明显器质性病变。诊刮病理报告:子宫内膜增殖期改变。西医诊断:功能失调性子宫出血。给予丙酸睾丸酮、黄体酮、肾上腺色腙片、维生素 K_4、头孢拉定、环丙沙星等性激素、抗生素、止血药物治疗,俱罔效。证属经漏日久,阴虚热炽,血海不宁,冲任受损,不能制约经血所致。拟以滋阴清热、凉血固经法,宁静血海,遏其沸溢之势,保阴煎加减调治。处方:

生地、熟地、生白芍、墨旱莲各 12 g,炒黄柏、炒枯芩、川续断、阿胶(烊化冲服)、女贞子、茜草炭、地榆炭、贯众炭、冬桑叶各 10 g,怀山药 30 g。

药服 5 剂。

二诊 阴道下血大减,头晕耳鸣悉除,心绪亦宁,舌质红、苔薄白,脉细弦数。

药中效机,遂于原方去地榆炭、贯众炭、茜草炭,加桑寄生 15 g,继服 5 剂,而血竟止。半年后随访,患者月经周期、经量恢复正常。

案 5[22] 赵某,女,14 岁。

初诊 月经持续 18 日淋漓不净,开始量多如崩后淋漓不净,色鲜红,面色萎黄,少气懒言,心烦易怒,头晕耳鸣,腰膝酸软,舌质红苔薄黄,脉细数。此乃肾气未充、冲任不固而致崩漏。因经血淋漓不绝,失血耗气致气血亏虚,阴虚血热,治疗宜养阴清热、凉血止血、健脾益肾、固摄冲任。方用保阴煎加减。处方:

生地、白芍、川续断、阿胶(烊化)各 12 g,黄芩、黄柏各 6 g,仙鹤草 18 g,茜草炭 15 g,炒蒲黄 15 g,山药 15 g,党参 15 g。

水煎服,每日 1 剂,早晚各 1 次,服药 3 剂血减少,继服 2 剂血止。

二诊 血止后予生地、熟地、白芍、川续断各 12 g,黄芩、黄柏各 9 g,山药 15 g,制何首乌 12 g,金樱子 12 g,枸杞子 12 g,菟丝子 15 g,鹿角胶 10 g(烊化),炙甘草 6 g。

水煎服,每日 1 剂,早晚各 1 次,服 10 剂症状消失。停药后随访 18 个月,月经周期正常。

(3)月经过多[20]

梁某,女,18 岁,学生,未婚。

初诊(1988 年 6 月 17 日) 患者月经过多已 1 年,13 岁月经初潮,既往月经正常,因盛夏剧烈运动后经血骤多,经服止血药、注射药后半个月血止。自此月经量多,血色深红,偶有小血块,头晕目眩,口苦咽干,渴喜冷饮,心烦气急,大便干燥,腰酸腹坠,舌尖红苔薄黄,脉细滑略数。诊断为月经过多,证属热迫血行,肝肾阴亏,冲任不固。治以滋阴清热,凉血固冲。方用保阴煎加减:

生地、熟地各 12 g,白芍 15 g,黄芩 10 g,白茅根 30 g,黄柏 10 g,生龙骨、生牡蛎各 20 g,女贞子、墨旱莲各 15 g,续断 10 g,侧柏炭 6 g,山药、阿胶珠各 10 g。

3 剂后血止,诸症亦均减,原方去侧柏炭,生龙牡,加石斛、五味子各 10 g,再服 7 剂。服药后第 2 次行经 5 日来诊,诉前 2 日量偏多,后 3 日量减少。宗上方,嘱每当月经前服 7 剂。连服 3 个周期,月经按时来潮,色、量正常而停药。

2. 妊娠病

(1)胎漏、胎动不安

案 1[23] 万某,女,25 岁。

初诊(1984 年 7 月 28 日) 怀孕 4 月余。1 周前突然阴道持续流血,量少色鲜红,伴有胎动下坠感,五心烦热,口渴不欲多饮,大便干,小便短赤,舌质红,苔薄黄,脉细数。病属胎漏、胎动不安。乃热伏冲任所致。治以滋阴清热,养血安胎法。方选保阴煎加味。

生地、白芍、阿胶(烊化)各 12 g,熟地、黄芩、续断、山药、麦冬各 10 g,墨旱莲 15 g,黄柏 8 g,甘草 5 g。

服上方 3 剂后,流血减少,诸证减轻。续服 3 剂。流血止,唯舌质较红,脉稍数。恐其余热未尽,又进 5 剂,诸证痊愈。后足月产一女婴。

案 2[20] 肖某,女,24 岁。

初诊(1984 年 8 月 20 日) 妊娠已近 3 个月。3 日前发现阴道有少量出血,此后出血渐多,颜色鲜红,伴口苦烦渴,大便秘结,腰酸,小便赤。舌红少苔,脉弦滑数。病属胎漏、胎动不安。乃热伏冲任,迫血妄行,胎气损伤所致。治拟保阴煎加味。

生地、墨旱莲、仙鹤草各 15 g,熟地、黄柏、白芍、续断、山药、阿胶(烊化)各 10 g,黄芩 12 g,甘草 5 g。

服 4 剂后,阴道流血明显减少。续进 3 剂,告愈。

案 2[20] 刘某,女,26 岁,职员,已婚。

初诊(1985 年 6 月 2 日) 结婚 1 年半,既往月经规则,现停经 69 日,尿妊娠试验阳性。2 周前出现恶心呕吐,寐少纳差,口渴便干,手足心热。近日工作较劳累,出现头晕腰酸,昨夜腹部隐痛下坠,阴道少量渗血。舌淡边尖红,苔薄黄,脉细滑数。诊断为胎漏、胎动不安,证属肾阴不足兼肝经虚热。治以清热养阴,固肾安胎,方用保阴煎加减:

生地、熟地各 12 g,黄芩 10 g,黄柏 5 g,白芍 20 g,山药 15 g,续断 12 g,甘草 6 g,墨旱莲 12 g,沙参、竹茹、苎麻根各 10 g,桑寄生 15 g。

3 剂后,阴道出血已止,腹痛缓解,呕恶已平,续服原方 3 剂,诸症减轻。原方去黄芩、黄柏,加龙眼肉 10 g,再服 6 剂,诸症痊愈。妊 10 个月后,足月顺产 1 男婴。

案 3[24] 杨某,女,26 岁,已婚。

初诊(1996 年 9 月 17 日) 停经 50 日,阴道出血 10 天,量少色鲜红,恶心欲呕,大便干燥,舌质红,苔薄黄,脉滑数。B 超提示:宫内早孕,相当于 51 日,先兆流产,目前存活有胎心。患者曾于 1995 年 3 月人工流产 1 次。中医诊断为胎漏血热型。治拟益肾滋阴,养血安胎,用保阴煎加减。

菟丝子、枸杞子各 20 g,生地炭、焦白芍、炒子芩、黄柏炭、怀山药、制女贞子、墨旱莲、地榆炭各 12 g,仙鹤草 30 g,淡竹茹 9 g,甘草 3 g。

服用 5 剂。

二诊(1996 年 9 月 22 日) 阴道出血基本止,仍有恶心,大便干,舌脉同前,治宗原法加减。

菟丝子、枸杞子各 20 g,生地炭、焦白芍、炒子芩、黄柏炭、怀山药、制女贞子、墨旱莲各 12 g,甘草 3 g,淡竹茹、仙半夏、火麻仁各 9 g。

服用 5 剂。

药后阴道出血止,大便质软易解,惟恶心仍存。复查 B 超提示:宫内早孕相当于 60 日,存活,胎心搏动良好。前方去黄柏炭、火麻仁、生地炭改生熟地各 12 g,加炒刀豆子、炙枇杷叶各 9 g,续服 5 剂。于 1997 年 4 月顺产一女婴。

案 4[17]　刘某,女,28 岁。

初诊(2015 年 11 月 30 日)　主诉:停经 50 余日,阴道流血 7 日,伴腹部隐痛 3 日。患者末次月经 2015 年 10 月 8—14 日,经抽血查 HCG、P 后确诊怀孕。7 日前患者因进食辛辣刺激性食物后出现阴道流血,量少,色鲜红,无血块,已服用黄体酮 7 日,现阴道仍有流血,色暗红,质稠,时断时续,偶伴有下腹部隐痛,腰酸,心烦不安,手心发热,口干不苦,夜寐欠安,小便黄,大便干结,舌质红,苔黄而干,脉细滑数。诊断:胎动不安。辨证:血热型。治法:清热凉血,养血安胎。方拟:保阴煎加减。处方:

生地 10 g,熟地 10 g,黄芩 15 g,山药 15 g,白芍 15 g,苎麻根 15 g,槲寄生 10 g,菟丝子 15 g,南沙参 15 g,炒白术 10 g,石斛 10 g,地榆 10 g,墨旱莲 10 g,炙甘草 6 g。

5 剂,每日 1 剂,水煎,分早晚 2 次温服。服完药后复诊,患者诉阴道流血止,腰酸腹痛消失,心烦口干等症状明显好转,大小便正常,无其他特殊不适。

【按】胎漏、胎动不安的主要病机是冲任损伤、胎元不固,其常见病因有肾虚、血热、气血虚弱和血瘀。本案患者因孕后过食辛热,热伤直犯冲任、子宫,内扰胎元,致胎元不固,故出现阴道流血;血为热灼,故色红而质稠;胎系于肾,热邪内扰,胎气不安,故见腰酸腹痛;热伤营阴,津液不能上承于口,则见心烦、口干;虚热循经而发,则手心发热;热伤津液,肠失濡润,传导失职则大便干结;舌质红,苔黄而干,脉细滑数均为血热之征。治宜清热凉血、养血安胎,方选保阴煎加减。原方中去掉黄柏、续断,加入苎麻根、地榆、墨旱莲凉血止血安胎;槲寄生、菟丝子补肾固肾安胎;白术健脾益气安胎;南沙参、石斛滋阴清热、生津,甘草调和诸药。本方以清热凉血安胎为主,热去胎自安,同时兼顾补益脾肾,先后天同补,以加强安胎之功。

案 5[25]　叶某,女,28 岁,干部,已婚。

初诊(1999 年 8 月 7 日)　停经 45 日,阴道流血 2 日,量少色鲜红,无腰腹疼痛,口苦咽干,心烦不寐,近日过食辛热温燥之品,小便短黄,大便秘结,舌质红,苔黄厚,脉滑数。尿妊娠试验阳性,B 超提示:宫内早孕,尚未见胎心,诊为早期先兆流产。中医诊断为胎漏血热型,治拟清热凉血,固冲安胎。方用保阴煎加减。处方：

生地 10 g，熟地 10 g，黄芩 10 g，黄柏 10 g，白芍 30 g，续断 12 g，甘草 6 g，藕节 10 g，女贞子 10 g，墨旱莲 30 g，菟丝子 20 g，地榆炭 12 g。

二诊 2 剂后阴道流血停止，诸症已除，续服 3 剂。

原方去黄芩、黄柏，加桑寄生 20 g。3 剂后复查 B 超提示：宫内早孕，见胎心。痊愈出院。

案 6[26] 麻某，女，25 岁，工人，已婚。

初诊(2000 年 8 月 7 日) 停经 3 个多月，2 日前因与家人争执，出现阴道少量流血，色深红，质稠，腰酸，腹隐痛，口苦咽干，心烦难寐，舌质红，苔薄黄，脉弦滑。B 超提示：单胎中孕，诊为晚期先兆流产。中医诊断为胎动不安血热型，治拟清热凉血，固冲安胎。方用保阴煎加减：

生地 10 g，白芍 30 g，山药 15 g，续断 10 g，黄芩 10 g，黄柏 10 g，甘草 6 g，墨旱莲 30 g，桑寄生 30 g，菟丝子 20 g，地榆炭 12 g。

3 剂后，阴道流血停止，复查 B 超提示：单胎中孕、活胎。续服 5 剂，痊愈出院。

(2) 妊娠出血症[27]

案 1(妊娠鼻衄) 高某，女，35 岁。

初诊(1987 年 4 月 1 日) 患者主诉：孕 3 月余，鼻衄 20 余日，经耳鼻喉科应用维生素 E、维生素 K_3、酚磺乙胺及外治止血等法治疗，未效而来就诊。症见：鼻衄频作，色鲜，活动后血出更剧，伴口干心烦，便难不畅，舌偏红苔薄黄，脉细而滑数。药用保阴煎减续断，加侧柏叶、女贞子、墨旱莲、桑叶。1 剂药后鼻衄即止。至生产一直未出血。

案 2(妊娠齿衄) 陈某，女，25 岁。

初诊(1987 年 8 月 6 日) 患者主诉：怀孕 7 个月，齿衄 2 个月，经西医、内科、口腔科多次治疗，衄不止。症见：衄色鲜红，讲话时亦见衄血外溢，两唇偏红，唇、舌均见有小瘀点，夜间出血更甚，伴有头晕腰酸，舌偏红苔稍黄，脉细数。处方：

保阴煎减熟地，加川连、炒牡丹皮、知母、桑寄生、升麻炭、玄参，3 剂药后齿衄减，唇舌瘀点已除，续服 3 剂，齿衄止，随访至分娩未复发。

案 3(妊娠肌衄) 胡某，女，33 岁。

初诊(1987 年 10 月 13 日) 患者主诉：停经 56 日。见两大腿乌青累累，口干咽燥，头晕，时有泛恶，伴齿龈出血，舌偏红苔薄，脉细数时滑。西医检查血小板减少而转本科会诊。实验室检查：白细胞总数 3.6×10^9/L，血小板计数 56×10^9/L，血红蛋白 90 g/L。处方：

保阴煎减川续断、熟地,加玄参、仙鹤草、麦冬、石斛、淡竹茹、大枣。

12剂药后,出血止。化验检查:白细胞总数$5.4×10^9/L$,血小板计数$100×10^9/L$,血红蛋白105 g/L,随访至顺产未见复发。

【按】 在妊娠期间出现的鼻衄、齿衄、肌衄等各种出血病症,统称为妊娠出血症。主要是由于妇女妊娠后阴血聚下,气机逆乱所致。血随气逆则鼻衄、齿衄;气机横逆,络脉受损则生肌衄。秦伯未曾说:治出血,不重在止血而重在治其出血的原因。其实保阴煎并不专为妊娠出血而设,综观全方并无止血之药,方中生地、熟地滋阴养血,白芍益血敛阴,黄芩、黄柏清热泻火,续断固肾系胎,山药补脾益阴,甘草和诸药,然究其功用,养阴清热,甚切妊娠出血之病因,故用之效如桴鼓。

(3)妊娠发热[17]:易某,女,32岁。

初诊(2016年5月18日) 主诉:孕2月余,低热1周。末次月经2016年3月7日,1周前无明显诱因出现发热,每日下午开始,自测腋温波动在$37.5\sim37.8℃$,无畏寒、鼻塞、头痛等感冒症状,无咳嗽咳痰,第2日晨起体温降至正常,手足心发热,全身乏力,少气懒言,饮食不佳,夜间发热汗出,舌红,苔黄少津,脉滑数。诊断:妊娠发热。辨证:阴虚型。治法:滋阴,清热安胎。方拟:保阴煎加减。处方:

生地10 g,熟地10 g,黄芩10 g,山药15 g,芍药10 g,续断10 g,甘草5 g,苎麻根10 g,墨旱莲10 g,白术15 g,槲寄生15 g,盐菟丝子15 g,石斛10 g。

5剂,水煎,分早晚2次温服。

二诊(2016年5月23日) 患者诉服2剂后始无发热,手足心热明显改善,5剂后诸症均除。后随访平安顺产一女。

【按】 妊娠期间以发热为主要症状者谓之妊娠发热。该案患者属于阴虚发热,阴虚发热之理,非火之有余,乃阴之不足。女子妊娠之后,阴血聚于胞宫以养胎,其他各处阴血不足,阴虚则阳气相对偏盛而发热;阴邪自旺于阴分,故以午后及夜间发热为甚;阴不维阳,虚阳外浮,故手足心热甚。妊娠初期,经血停闭,血海不泻,胃失和降,脾胃虚弱,则乏力、少气懒言、食纳乏味;舌红,苔黄少津,脉滑数均为阴虚之征,治宜滋阴清热为主,辅以安胎,方拟保阴煎加减。原方中去黄柏,加墨旱莲补肾阴凉血、石斛滋胃阴清热,以助原方滋阴清热之力;苎麻根、槲寄生、菟丝子、白术安胎,该患者虽无滑胎、胎动不安之象,但阴虚日久,热扰胞宫,恐致胎动,故于滋阴清热之中加入安胎之药,体现其"既病防变"之用药理念。

3. 产后病

案1(恶露不尽)[24] 吴某,女,28岁,已婚。

初诊(1997年1月19日) 因早孕于3周前行药物流产术,术后开始恶露,量较多,色红 6 日后量渐减少色转淡红。于术后第 13 日,因饮用黄酒多量,随后即出血增多,色鲜红,至今未止,口干喜饮,舌质红,苔黄,脉滑数。诊断为恶露不绝血热型。治拟凉血清热止血。

生地炭、熟地炭、黄芩炭、黄柏炭、川断炭、冬桑叶、海螵蛸各 12 g,焦白芍、贯仲炭、丹皮炭各 9 g,甘草 3 g,生地榆、仙鹤草各 30 g,槐花炭 20 g。

服用 3 剂。药后阴道出血明显减少,上方加减后再进 3 剂,出血即止。

案 2(产后恶露不绝)[26] 杜某,女,25 岁。

初诊(1998 年 11 月 5 日) 诉药流后阴道不规则出血 72 日。患者以往月经正常,本次因停经 41 日,查 HCG 阳性,并伴恶心欲呕,精神倦怠,诊断为早孕,而行药物流产。药流后,阴道出血淋漓不断,时多时少,持续 30 余日不净。口服益母草冲剂和注射催产素均无效。B 超检查:子宫增大,内有胚胎组织残留。遂行清宫术。术后阴道出血量虽然减少,但仍淋漓不净近 1 个半月之久。刻诊:症见阴道出血量中等,色鲜红,无块,质黏稠,伴精神萎靡不振,腰酸无力,面色苍白,心胸烦躁,手足心热,口干喜饮,大便干结,脉细无力,舌质红,苔薄黄。诊断:药流清宫术后恶露不绝。证属阴虚血热,气阴两伤。治当益气养阴,清热止血。处方:

太子参、生地、熟地、女贞子、川续断各 12 g,黄芪、黄芩、黄柏、墨旱莲各 15 g,大蓟、小蓟、炒蒲黄各 10 g,甘草 3 g。服药 3 剂,阴道出血停止,诸症缓解。于上方去大蓟、小蓟、炒蒲黄,加山药 12 g,山茱萸 10 g。再服 3 剂,自觉精神好转,腰已不酸。继续观察 7 日,未见出血,嘱服六味地黄丸善后而愈。

案 3(产后恶露不绝)[26] 陈某,女,27 岁。

初诊(1999 年 9 月 11 日) 诉产后阴道出血 63 日。患者于同年 7 月 9 日足月顺产一男婴后,阴道出血持续不净,量多,色深红,质黏稠,有小血块,伴小腹隐痛,心烦不寐,口渴喜冷饮,腰酸痛,乳汁逐渐减少,大便干结,脉细弱而数,舌质暗红,苔薄黄。诊断:产后恶露不绝。证属阴虚血热、挟瘀血阻胞。治当滋阴清热,活血止血。处方:

生地、熟地、茜草、炒蒲黄、川续断各 12 g,黄柏、黄芩、赤芍、五灵脂、大蓟、小蓟各 10 g,益母草 15 g,甘草 3 g。

二诊 服药 2 剂后阴道出血停止。

上方去大蓟、小蓟、茜草,加夜交藤 15 g,女贞子、墨旱莲各 12 g。再服 3 剂,诸症消失,乳水较前增多,夜晚已能正常睡眠。观察 10 余日,未见阴道出血而愈。

案 4(产后恶露不绝)[28] 患者,女,27 岁。

初诊(2016 年 7 月 16 日) 产后 48 日,恶露淋漓不净,近 1 周来阴道出血增多,色黯红,有血块,有臭秽味,腰酸痛,口干,舌红,苔黄腻,脉细数。曾服用八珍益母胶囊,连用 3 日抗生素,出血仍未停止。妇检示:外阴、阴道少量血性分泌物,宫体后位,大小、活动正常,轻压痛。查 B 超示:内膜 10 mm,子宫、双附件未见明显异常。在当地治疗建议行清宫术,患者拒绝刮宫,要求中药治疗。刻下,阴道仍有出血,有臭秽味,小腹时痛。诊断:产后恶露不绝,证属阴虚火旺,湿热之邪为患。治宜清热利湿,滋阴。处方:

生地 15 g,熟地 15 g,黄芩 10 g,黄柏 10 g,白芍 15 g,山药 15 g,续断 10 g,炙甘草 6 g,滑石粉 10 g(包煎),车前子 10 g,薏苡仁 20 g,泽泻 10 g,荆芥 10 g,蝉蜕 6 g,连翘 10 g,赤芍 10 g,茜草 10 g。

服用 7 剂,阴道出血止,后继服 5 剂,观察半个月阴道未出血。

【按】产后血性恶露持续 10 日以上,仍淋漓不尽者,称"产后恶露不绝"。本病的主要病机为冲任为病,气血运行失常。本例患者因素体阴虚,复因产时伤血,阴液更亏,阴虚内热,感受湿热之邪,热扰冲任,损伤胞络,导致恶露不净。故治宜清热利湿止血、滋阴补肾,用保阴煎合黄芩滑石汤加减治疗。方中生、熟二地合用大补阴血,黄芩清心肺之热,黄柏苦寒泄下焦之火,两药合用共奏清热止血之功;白芍、山药柔肝健脾;川续断补肾固冲,有助阳之效;重用薏苡仁起清热利湿解毒,不但不会加重出血,还可湿祛热散达止血之效,车前子、泽泻利湿泄热,荆芥炭理血止血,蝉蜕、连翘清热,赤芍、茜草凉血止血,甘草调和诸药。全方清热利湿止血,兼滋阴补肾,对临床上辨证为阴虚湿热的产后恶露不绝效果显著。

4. 不孕不育

案 1(精液过敏)[29]　王某,女,27 岁。

初诊(1993 年 6 月 8 日)　婚后半年。于第 1 次同房后约 1 h,突然畏寒,随之发热(体温 39℃),汗出,头痛,当晚入院给予对症处理,于次日缓解。之后连续 3 次性交后皆发生上述情况,特去山东医科大学附院就诊。经全面检查后,诊为"变态反应型亚急性败血症",给予预防性抗过敏治疗,并嘱同房时用避孕套隔离。但夫妻因生育问题,特来我院不育门诊。

四诊摘要:面色微红,月经量较多,经期 7 日,周期 28~30 日,白带色黄,大便干,舌质红,苔薄白,脉弦。证属冲任郁热。治以保阴煎加味。处方:

生地 18 g,生白芍 15 g,生黄芩 12 g,黄柏 9 g,徐长卿 18 g,牡丹皮 12 g,丹参 18 g,生山药 18 g,生甘草 9 g。

水煎服,每日 1 剂,并嘱患者停用全部西药,继用避孕工具。当服药 20 剂后,夫妇同房不慎避孕套破裂,精液外溢,但未出现过敏反应。守上方共进药 30剂,诸症悉除。半年后随访,生活如常,已怀孕 5 个月。

案 2(不孕症)[30]　孙某,女,24 岁。

初诊(1996 年 1 月 23 日)　1993 年 4 月结婚,未避孕不孕,丈夫未查。月经初潮 15 岁,经期 2～5 日,周期 30 日,量不多,色黯红,血块(＋),伴腰腹痛。末次月经 1996 年 1 月 14 日,持续 5 日净,现净后 4 日。妇检:附件左侧增厚压痛(＋)。输卵管通液术:注液体 20 mL,稍有阻力,加压后通畅,无反流。察其舌红,苔薄黄腻,脉弦滑。诊其为不孕症(原发性不孕症)。证属湿热蕴结,气滞血瘀。此为素体脾虚,水湿不化,日久化热,湿热内盛,不能摄精成孕而致不孕。治宜清热解毒除湿,行气活血化瘀,方拟五味消毒饮合活络效灵丹加减。处方:

金银花 50 g,白花蛇舌草 50 g,蒲公英 25 g,紫花地丁 25 g,土茯苓 50 g,白茅根 50 g,败酱草 25 g,薏苡仁 25 g,川牛膝 15 g,车前子 15 g,黄芩 15 g,黄柏 10 g,鸡血藤 50 g。

4 剂,水煎服,每日 1 剂。

二诊　经五味消毒饮合活络效灵丹加减治疗后,湿热证较前减轻。但经色紫红,说明仍有余热。基础体温上升 12 日未降。1996 年 2 月 6 日查:尿 HCG(＋),故投以保阴煎加减补肾养血安胎。处方:

当归 15 g,白芍 25 g,生地 25 g,熟地 25 g,白术 15 g,山药 25 g,黄芩 15 g,黄柏 10 g,菟丝子 20 g,桑寄生 25 g,川续断 15 g,甘草 10 g。

4 剂。水煎服,每日 1 剂。

【按】本病为一原发性不孕。根据其临床表现及舌象脉象辨证为湿热蕴结,气滞血瘀证。素体脾虚,水湿不化,日久化热,湿热内盛,阻于冲任胞宫,不能摄精成孕而致不孕;气机不畅,血行受阻,气与血结于胞宫亦可致不孕;血瘀胞宫则经量不多,色黯有块;瘀血阻滞,故见腰腹痛。治以五味消毒饮合活络效灵丹加减,方中金银花、白花蛇舌草、蒲公英、紫花地丁、土茯苓清热解毒;白茅根、车前子利尿除湿;败酱草、薏苡仁解毒散结;川牛膝引药下行;黄芩、黄柏清热燥湿;鸡血藤养血活血。全方共奏清热解毒除湿,行气活血化瘀之功。4 剂服后症状缓解而孕。孕后以保阴煎加减,方中当归、川断、白芍、白术、山药、甘草补气养血以安胎;黄芩坚阴清热;菟丝子、桑寄生补肾益精,固摄冲任。全方共奏补肾养血安胎之效。

案 3(不育)[28]　患者,男,43 岁。

初诊(2016 年 8 月 16 日)　诉 2 年来夫妻双方未避孕而女方未怀孕,查精液分析示:精子数量少,活力低,畸形率高。平素饮酒。刻下阴囊潮湿,头晕耳鸣,五心烦热,腰膝酸软,时有遗精,小便黄赤,舌红,苔黄稍腻,脉细滑数。曾用知柏地黄丸,症状缓解不明显,精液分析未见明显变化。诊断:不育病。证属阴虚湿热。治宜清热利湿,滋阴补肾固精。方选保阴煎合黄芩滑石汤。处方:

生地 15 g，熟地 15 g，黄芩 10 g，黄柏 10 g，白芍 15 g，山药 15 g，续断 10 g，炙甘草 6 g，滑石粉 10 g（包煎），车前子 10 g，薏苡仁 10 g，泽泻 10 g，荆芥 10 g，蝉蜕 6 g，连翘 10 g，芡实 10 g，龙骨 10 g。

每日 1 剂，水煎服。服用 7 剂后，阴囊潮湿，头晕耳鸣，五心烦热，腰膝酸软好转。继续服用 7 剂后无阴囊潮湿，余症消失，舌质淡，苔薄白，脉细，考虑湿热去而脾虚，继服李东垣清暑益气汤加减以善其后。随诊查精液分析正常。

【按】由于平素喜饮酒，酿成湿热之体，复感湿热之邪，久之湿热灼伤肾阴，出现阴虚火旺、阴虚湿热等虚实夹杂之证。湿热之邪易致气机不畅，气机逆乱，经络阻遏不通，气血不荣宗筋。本例患者阴囊潮湿，时有遗精，正如《张氏医通·遗精》所谓："脾胃湿热之人，乃饮酒厚味太过，与酒客辈，痰火为殃，多致不梦而遗泄。"头晕耳鸣，五心烦热，腰膝酸软，为阴虚火旺之候。舌红，苔黄稍腻，脉细滑数为阴虚，湿热内蕴之象。用保阴煎合黄芩滑石汤清热利湿，滋阴补肾固精，加用芡实、龙骨益肾固精。诸药配伍，相得益彰，故病告愈。待湿热之邪以去，继服李东垣清暑益气汤加减以善其后。

5. 其他[28]　患者，女，60 岁。

初诊（2016 年 9 月 2 日）　诉近 1 年来小便中混有血液，色鲜红，心烦口渴，神疲，腰膝酸软，头晕耳鸣，多梦，舌质红，苔黄腻，脉细滑数。既往经他医用清热利湿、凉血止血中药配合抗生素使用效果不佳。此证属阴虚湿热，虚火内炽，灼伤脉络，湿热之邪侵袭下焦，热伤阴络，血渗膀胱。治宜清热利湿，滋阴降火。方用保阴煎合黄芩滑石汤加减。处方：

生地 15 g，熟地 15 g，黄芩 10 g，黄柏 10 g，白芍 15 g，山药 15 g，续断 10 g，炙甘草 6 g，滑石粉 10 g（包煎），车前子 10 g，薏苡仁 20 g，泽泻 10 g，荆芥 10 g，防风 10 g，蝉蜕 6 g，连翘 10 g，赤芍 10 g，赤小豆 10 g，白茅根 15 g，牡丹皮 10 g。

每日 1 剂，水煎服。服药 6 剂后复诊，小便中混有少量血丝，心烦口渴，神疲，腰膝酸软，头晕耳鸣等症状较前缓解，舌红苔黄腻减轻。继服上方 5 剂后尿中无血丝，余症随之消失，继服上方 3 剂巩固治疗。

【按】本例患者，1 年来小便中混有血液，久病及肾，伤及肾阴，肾阴不足，虚火扰动阴血，症见神疲，腰膝酸软，头晕耳鸣，多梦。湿热之邪犯及膀胱，灼伤血络，迫血妄行，血随尿出，而见尿中有血，症见：小便中混有血液，色鲜红，心烦口渴。湿热之邪蕴结下焦，导致膀胱与肾气化不利。湿热之邪未尽，而久病正气渐伤，成虚实夹杂之证——阴虚湿热。治宜清热利湿，滋阴降火，凉血止血。方选保阴煎合黄芩滑石汤加减。生地、白茅根凉血止血，黄柏滋阴降火，熟地、牡丹皮、泽泻、山药滋补肾阴，黄芩清热生津，薏苡仁起清热利湿，滑石、甘草利水清热，导热下行，车前子利尿通淋，使湿热之邪有出路，蝉蜕、连翘清热，防风、荆芥胜湿,续断补肾助阳,乃张氏"阳中求阴"之意。全方使湿热去,肾阴足,血络不伤,气化正常而病愈。

参考文献

［1］杨玉岫.保阴煎治疗功能性子宫出血 269 例[J].陕西中医,1999(5):195-196.

［2］盛文贞,刘金星.加味保阴煎治疗气阴两虚型月经先期 61 例[J].甘肃中医,2009(10):35.

［3］李艳梅,丘慧秋.保阴煎加减治疗上环后经期延长 60 例[J].实用中医药杂志,2009,25(4):219.

［4］李杏英,胡雪原.保阴煎治疗虚热型黄体萎缩不全 65 例[J].内蒙古中医药,2014(35):67-68.

［5］宋占营.加味保阴煎治疗崩漏 50 例临床分析[J].新疆中医药,2006(3):25-26.

［6］张洛琴.加味保阴煎治疗功能性子宫出血 62 例[J].中国实验方剂学杂志,2006(2):42.

［7］王金霄,康志媛.保阴煎加味治疗阴虚血热型崩漏临床疗效评价[J].时珍国医国药,2020(11):2698-2700.

［8］王春华,边志强.保阴煎加味治疗先兆流产 65 例[J].中国民间疗法,2007(8):31.

［9］韦明芳.保阴煎治疗先兆流产 43 例[J].广西中医学院学报,2001(2):39.

［10］陈建荣.寿胎丸合保阴煎加减治疗先兆流产 56 例[J].中国民间疗法,2007(9):39.

［11］李杏英,胡雪原,杨勤,等.保阴煎对早期先兆流产患者血清孕酮、人绒毛膜促性腺激素、癌抗原 125 的影响[J].世界中医药,2018(8):1887-1890.

［12］史晓源.保阴煎治疗产后恶露不绝临床观察[J].湖北中医杂志,2001(4):29.

［13］刘红艳,王若光,龚文娟.保阴煎加味治疗血热型产后恶露不绝 35 例[J].江西中医药,2016(12):40-41.

［14］帅振虹,胡小荣.保阴煎合二至丸治疗女性抗精子抗体阳性不孕症的疗效观察[J].海南医学,2012(6):71-72.

［15］胡雪原,李杏英,黄玉静.保阴煎结合孕激素序贯治疗血热型黄体功能不足致习惯性流产 30 例[J].陕西中医药大学学报,2018(3):58-60.

［16］李晓光,张晓丹.张晓丹教授运用保阴煎治疗血热型月经先期经验[J].中医临床研究,2017(15):15-16.

［17］易丽,林洁.林洁运用保阴煎治疗妇科病验案 3 则[J].湖南中医杂志,2018(8):124-126.

［18］邵杏泉,刘金方撰;段逸山,吉文辉主编.中医古籍珍稀抄本精选 16:邵氏方案临症轻应录[M].上海:上海科学技术出版社,2019.

［19］天津市卫生局.津门医粹第一辑——天津市名老中医学术经验选编[M].天津:天津科学技术出版社,1989.

［20］王庆侠.保阴煎在妇科疾病中的运用[J].河北中医药学报,1998(1):26.

［21］杨玉岫.保阴煎治疗功能性子宫出血 269 例［J］.陕西中医,1999(5)：195－196.

［22］罗玉娟,罗志娟,郑金兰,等.保阴煎加味治疗青春期阴虚血热型崩漏 61 例［J］.实用中医内科杂志,2010(8)：85－86.

［23］谈仕学.胎漏、胎动不安案［J］.四川中医,1986(11)：32.

［24］贾晓航.保阴煎在妇科临床应用的体会［J］.中医药信息,1998(4)：48.

［25］韦明芳.保阴煎治疗先兆流产 43 例［J］.广西中医学院学报,2001(2)：39－40.

［26］史晓源.保阴煎治疗产后恶露不绝临床观察［J］.湖北中医杂志,2001(4)：29－31.

［27］方聪玉.保阴煎治疗妊娠出血症举隅［J］.辽宁中医杂志,1989(11)：18.

［28］李红英,张莉,蔡荣,等.周士源运用保阴煎合黄芩滑石汤治疗妇科相关疾病举隅［J］.江西中医药,2017(3)：29－30.

［29］郝树涛.保阴煎治疗精液过敏 1 例［J］.吉林中医药,1994(5)：31.

［30］孙光荣,鲁兆麟,雷磊.当代名老中医典型医案集——妇科分册［M］.北京：人民卫生出版社,2009：233－234.

［31］刘红艳,王若光,龚文娟.保阴煎加味治疗血热型产后恶露不绝 35 例［J］.江西中医药,2016(12)：40.

固 阴 煎

一、处方来源

《景岳全书·新方八阵·固阵》。

固阴煎：治阴虚滑泄，带浊淋遗，及经水因虚不固等证。此方专主肝肾。

人参随宜，熟地三五钱，山药(炒)二钱，山茱萸一钱半，远志(炒)七分，炙甘草一二钱，五味十四粒，菟丝子(炒香)二三钱。

水二钟，煎七分，食远温服。如虚滑遗甚者，加金樱子肉二三钱，或醋炒文蛤一钱，或乌梅二个；如阴虚微热而经血不固者，加川续断二钱；如下焦阳气不足，而兼腹痛溏泄者，加补骨脂、吴茱萸之类，随宜用之；如肝肾血虚，小腹痛而血不归经者，加当归二三钱。如脾虚多湿，或兼呕恶者，加白术一二钱；如气陷不固者，加炒升麻一钱；如兼心虚不眠，或多汗者，加枣仁二钱，炒用。

二、历史沿革考证

固阴煎源于明代医家张景岳1640年所著《景岳全书》一书。在该书卷五十的新方八阵之固剂中记载"治阴虚滑泄，带浊淋遗，及经水因虚不固等证"，并指出了"此方专主肝肾"，说明本方有补益肝肾之功。固阴煎组成为：人参(随宜)、熟地三五钱，山药(炒)二钱，山茱萸一钱半，远志七分(炒)，炙甘草一二钱，五味十四粒，菟丝子(炒香)二三钱。煎服方法为水二钟，煎七分，食远温服。方后记载了该方的加减"如虚滑遗甚者，加金樱子肉二三钱，或醋炒文蛤一钱，或乌梅二个；如阴虚微热而经血不固者，加川续断二钱；如下焦阳气不足，而兼腹痛溏泄者，加补骨脂、吴茱萸之类，随宜用之；如肝肾血虚，小腹痛而血不归经者，加当归二三钱；如脾虚多湿，或兼呕恶者，加白术一二钱；如气陷不固者，加炒升麻一钱；如兼心虚不眠，或多汗者，加枣仁二钱，炒用"。张景岳在《景岳全书·妇人规》中用该方治疗"肾虚经乱、崩淋经漏不止、阴挺、交接出血而痛、带下病以及遗精滑泄、下消"等病证。清代医家阎纯玺1730年所著《胎产心法》一书中，以及清代洪缉庵1761年著《虚损启微》一书中均沿用张景岳对本方的记载来治疗病证。

清代施雯等 1761 年著《盘珠集胎产症治》中记载本方可治疗恶露不绝、阴脱等。清代叶天士著 1764 年《临证指南医案》中记载有运用本方治疗阳痿的医案。清代竹林寺僧人 1786 年著《竹林女科证治》一书中记载本方可用于安胎和恶漏不止等。清代何应豫 1820 年著《妇科备考》一书中记载本方的组成、剂量、加减同《景岳全书》所载。清代汪汝麟 1839 年著《证因方论集要》一书中记载本方治疗"阴虚滑泄、带浊、遗淋"。清代林珮琴 1851 年撰《类证治裁》中有多处记载本方，用于女子崩漏、带下、交接出血、恶漏不止，男子遗精淋浊、阳痿等的治疗，组成为参、地、萸、五味、山药、远志、炙甘草、菟丝饼，其方药组成与《景岳全书》相同，但是未列出药物具体剂量。清代叶天士 1844 年所著《景岳全书发挥》中运用本方安胎。清代罗越峰在 1895 年著《疑难急症简方》中记载本方可以治疗阴挺、滑泄、带浊、淋遗，及阴水因虚不固等证。

现代本方也被广泛应用，如用于治疗肝肾两亏导致的月经失调、崩漏、经间期出血、不孕症、闭经、卵巢早衰、习惯性流产、更年期综合征、多囊卵巢综合征等；肝肾两虚导致的胎动不安，产后恶露不止；妇人阴挺、带下、遗精滑泄等。

三、临床应用研究

（一）药物组成

《景岳全书》固阴煎组成，总计八味中药：人参、熟地、山药、山茱萸、远志、炙甘草、五味、菟丝子。后历代医家所用固阴煎均为该八味药组成。《罗氏会约医镜》固阴煎组成中山茱萸写为枣皮，枣皮即山茱萸。《盘珠集胎产症治》运用加味固阴煎治疗恶露不绝、阴脱，药物组成为在固阴煎基础上加川续断、当归。现代医家所用固阴煎也是在《景岳全书》八味中药基础上进行加减变化。

（二）药物剂量

《景岳全书》中药物剂量：人参随宜、熟地三五钱，山药（炒）二钱，山茱萸一钱半，远志七分（炒），炙甘草一二钱，五味十四粒，菟丝子（炒香）二三钱。后历代医籍所记载剂量相同，或未记载剂量。人参的用量，《竹林女科证治》记载为一二钱，现代医家用人参 6～20 g，或者用太子参 15～30 g，或党参 10～20 g，或红参 20 g；熟地 9～15 g，现代医家使用为 10～30 g；山药 6 g，现代医家使用为 10～30 g；山茱萸 4.5 g，现代医家使用为 10～15 g；远志 2.1 g，现代医家使用为 3～12 g；菟丝子 6～9 g，现代医家使用为 6～30 g；五味子，十四粒，经称量约等于 1.5 g，现代医家使用为 5～15 g；炙甘草一二钱，现代医家使用为 5～15 g。

（三）方义解析

清代汪汝麟《证因方论集要》中认为，该方人参、熟地两补气血，山茱萸涩精固气，山药理脾固肾，远志交通心肾，炙甘草补卫和阴，菟丝子强阴益精，五味子酸敛肾气，阴虚精脱者，补以固阴也。当代医家朱名宸认为，固阴煎中菟丝子补肾益精气；熟地、山茱萸滋肾益精；人参、山药、炙甘草健脾益气，补后天养先天以固命门；五味子、远志交通心肾，使心气下通，以加强固摄肾气之力。全方共奏补肾益气，固冲调经之效。

（四）治疗范围

古代医家主要运用固阴煎治疗由于肝肾亏虚所导致的滑泄、带浊、淋遗，及经水因虚不固、胎动不安、产后恶漏不绝等证。现代医家主要用于治疗女性月经失调、经间期出血、崩漏、多囊卵巢综合征、胎漏、乳漏、更年期综合征、卵巢早衰、带下病产后恶露不绝；还用于治疗男性遗精、尿频等，其基本病机为肝肾阴虚不摄。当代医家韩延华认为，固阴煎顾名思义为固阴之剂，为张景岳新方八阵中固阵之方，景岳云："元气既伤，虚而且滑，漏泄日甚，不尽不已，故方有固阵。固方之制，固其泄也。"本方配伍重在肝肾。临床所见凡是由于肝肾不足、冲任不固而导致的疾病均可用此方加减，更使原方充实而效彰。

（五）加减变化

《景岳全书》中有该方加减变化的说明，如虚滑遗甚者，加金樱子肉二三钱，或醋炒文蛤一钱，或乌梅二个；如阴虚微热而经血不固者，加川续断二钱；如下焦阳气不足，而兼腹痛溏泄者，加补骨脂、吴茱萸之类，随宜用之；如肝肾血虚，小腹痛而血不归经者，加当归二三钱。如脾虚多湿，或兼呕恶者，加白术一二钱；如气陷不固者，加炒升麻一钱；如兼心虚不眠，或多汗者，加酸枣仁二钱，炒用。后世医家基本遵循此加减变化，或稍有变化。如《罗氏会约医镜》治疗阴挺，如虚坠而不应者，加金樱子肉二钱、炒升麻一钱。现代医家根据所致疾病或伴随症状不同而进行加减，例如胎漏加砂仁、杜仲、升麻；更年期烘热出汗、失眠加酸枣仁、钩藤、龙骨、知母、黄柏、浮小麦；滑胎阴道出血加三七粉、黄芪、当归等；崩漏加大小蓟、海螵蛸、地榆炭、蒲黄炭、女贞子、墨旱莲等；带下病加芡实、茯苓、车前子、萆薢等；男性遗精加金樱子、覆盆子等。

（六）现代临床应用

临床研究发现，固阴煎可以降低 IgA，提高 IgG，治疗免疫不孕症；增加子宫内膜厚度,治疗产后低雌激素水平子宫出血;另外,固阴煎加减对于药物流产后顽固性子宫出血、青春期崩漏、更年期综合征、经间期出血、肾虚型月经过少、育龄期卵巢低反应等具有一定治疗效果,但是作用机制有待进一步研究。

固阴煎相关实验研究目前未见相关报道。

四、经典文献辑录

(一)历代论述

1.《景岳全书·妇人规上·经脉类·肾虚经乱》 妇人因情欲房室,以致经脉不调者,其病皆在肾经,此证最多,所当辨而治之……若房室纵肆不慎者,必伤冲任之流,而肾气不守,治须固固命门,宜固阴煎、秘元煎之类主之。

2.《景岳全书·妇人规上·经脉类·崩淋经漏不止》 治崩淋经漏之法……若脾肾阴气不固者,固阴煎、五阴煎、秘元煎……其或久病则精去无穷,尾闾易竭,非大加培补不可,惟固阴煎及十全大补汤之类为宜。

3.《景岳全书·妇人规下·前阴类·阴挺》 妇人阴中突出如菌、如芝,或挺出数寸,谓之阴挺……如阴虚滑脱者,宜固阴煎、秘元煎。

4.《景岳全书·妇人规下·前阴类·交接出血而痛》 凡妇人交接即出血者,多由阴气薄弱,肾元不固,或阴分有火而然……若肝肾阴虚不守者,宜固阴煎。

5.《景岳全书·妇人规下·带浊梦遗类·带下》 欲事过度,滑泄不固而带下者,宜秘元煎、寿脾煎、固阴煎、苓术菟丝丸、《济生》固精丸、锁精丸、金锁思仙丹之类主之。

6.《景岳全书·杂证谟·三消干渴》 下消证,小便淋浊,如膏如油,或加烦躁耳焦,此肾水亏竭之证,古法用六味地黄丸之类主之,固其宜矣。然以余观之,则亦当辨其寒热滑涩,分而治之,庶乎尽善……若下焦无火而兼滑者,当以固肾补阴为主,宜秘元煎、固阴煎及苓术菟丝丸之类主之。

7.《景岳全书·杂证谟·郁证》 思郁之治……若思虑过度,以致遗精滑泄及经脉错乱,病在肝肾不固者,宜固阴煎。

8.《景岳全书·杂证谟·遗精》 先天素禀不足,元阳不固,每多遗滑者,当以命门元气为主,如左归、右归、六味、八味等丸。或五福饮、固阴煎、菟丝煎之类随宜用之,或《经验》秘真丹亦可酌用。

9.《景岳全书发挥·胎孕类·安胎》 若肝肾不足于下者,宜左归饮、右归饮、固阴煎主之。

10.《胎产心法·恶露不止论》 产后恶露不止,非如崩证暴下之多也……

因伤冲任之络而不止者,固阴煎加减用之。

固阴煎:治阴虚滑泄,带浊淋遗,及因虚不固,此方专主肝肾。

人参随宜,熟地三五钱,山药(炒)二钱,山茱萸(去核)一钱五分,远志七分,甘草(水泡去骨,炒用)、炙草一二钱,五味子十四粒,菟丝子(炒香)二三钱。

水二钟,煎七分,食远温服。如虚滑遗甚者,加金樱子肉二三钱,或醋文蛤一钱,或乌梅二个。如阴虚微热而经血不固者,加制川续断肉二钱。如下焦阳气不足而兼腹痛溏泄者,加补骨脂、吴茱萸之类,随宜用之。如肝肾血虚,小腹痛而血不归经者,加当归二三钱。如脾虚多湿,或兼呕恶者,加土炒白术一二钱。如气陷不固者,加炒升麻一钱。如兼心虚不眠,或多汗者,加炒枣仁二钱。

11.《医学纂要·阴户肿痛》 妇人阴门肿痛,或因分娩过度,因产伤而肿者,不必治肿,但调和气血,其肿自退……如阴虚滑脱者,宜固阴煎、补元煎之类。

12.《盘珠集胎产症治·产后·恶露不绝》 伤冲任之络而不止,加味固阴煎。

13.《盘珠集胎产症治·产后·阴脱》 此因阴虚滑脱,加味固阴煎(涩二)。

加味固阴煎二:人参,熟地,山药,山茱萸,川断,北五味子,当归,菟丝子(炒),炙甘草。

14.《临证指南医案·淋带》 一人事不畅,精道逆而为浊为带者,初宜威喜丸,久宜固阴煎之类。

固阴煎:人参,熟地,山药,山萸,远志,炙草,五味,菟丝子。

15.《罗氏会约医镜·论妇科·经脉门·论赤带白带白浊白淫》 固阴煎治肝肾阴虚,滑泄、带浊、淋遗,及阴水因虚不固等证。

人参随宜,熟地三五钱,山药(炒)二钱,枣皮一钱五分,远志七分,炙草钱半,五味十四粒,菟丝子(炒研)二三钱。

温服。如滑遗甚者,加金樱子肉二三钱,或醋炒文蛤一钱,或乌梅二个。如血热不固者,加续断二钱。如肝肾血虚不归经者,加当归二三钱。如气陷不固者,加炒升麻一钱。如心虚不眠或多汗者,加枣仁二钱(炒研)。

批:治一切带浊淋遗。

16.《罗氏会约医镜·前阴门·阴挺》 固阴煎:治阴虚滑脱,以致下坠者,补肝肾以升提之。

人参随便,熟地三五钱,山药(炒)二钱,枣皮钱半,远志(炒)七分,炙草一钱,五味十四粒,菟丝子(炒,磨末)三钱。

水煎,空心服。如虚坠而不应者,加金樱子肉二钱,炒升麻一钱。

批:治肝肾虚脱阴挺。

17.《竹林女科证治·安胎上·胎虚不安》 胎气有虚而不安者,最费调停,要皆以胎元饮为主……若肝肾血虚者,宜左归饮、固阴煎。

固阴煎:人参一二钱,熟地黄三五钱,怀山药(姜制)二钱,山萸肉一钱五分,远志肉(炒)七分,炙甘草一钱,五味子十四粒,菟丝子(炒香)二钱。

水煎,食远服。

如阴虚微热加续断二钱。腹痛溏泄加补骨脂一钱。肝肾血虚,小腹疼痛加当归二三钱。脾虚多湿,或兼呕恶加白术一二钱。元气不固加升麻炒一钱。心虚不眠多汗加酸枣仁(炒)二钱。

18.《竹林女科证治·安胎上·胎动》 肝脾虚而血热者,宜固阴煎。

19.《竹林女科证治·保产下·恶露不止》 若伤冲任之络者,宜固阴煎加减用之。

固阴煎:人参、熟地黄各三钱,山药(炒)二钱,山茱萸一钱五分,远志(炒)七分,炙甘草一钱,五味子十四粒,菟丝子(炒香)二钱。

水煎,食远服。

阴虚微热而血不固者,加川续断二钱;肝肾血虚,小腹痛而血不归经者,加当归二钱;脾虚多湿或兼呕恶,加白术一钱;气陷不固,加升麻(炒)一钱;心虚不眠或多汗者,加枣仁(炒)二钱;虚滑遗甚,加金樱子肉二钱,或醋炒文蛤一钱。

20.《妇科备考·产后恶露不止》 产后月余,淋沥不止,升陷固血汤;血热,保阴煎;因伤冲任之络,固阴煎;肝脾气虚,寿脾煎;气血虚,大补元煎俱。

21.《妇科备考·〈说约〉论列诸方》 固阴煎:治阴虚滑泄,带浊淋遗,及经水因虚不固等证。此方专主肝肾。

人参随宜,熟地三五钱,山药(炒)二钱,山茱萸一钱五分,志肉(炒)七分,炙草一二钱,五味子十四粒,菟丝子(炒香)二三钱。

水二钟,煎七分,食远温服。

虚滑遗甚者,加金樱子(去毛)二三钱,或醋炒文蛤一钱,或乌梅二个;阴虚微热而经血不固者,加川续断二钱;下焦阳气不足而兼腹痛溏泄者,加补骨脂、吴茱萸之类;如肝肾血虚,小腹痛而血不归经者,加当归二三钱;脾虚多湿,或兼呕恶者,加白术一二钱;气陷不固者,加蜜炒升麻一钱;心虚不眠,或多汗,加炒枣仁二钱。

22.《类证治裁·脱症论治》 真阴欲绝者,于摄阴剂中兼固阳,固阴煎。

附方〔摄阴〕固阴煎:参,地,萸,五味,山药,远志,炙草,菟丝饼。

23.《类证治裁·郁症论治》 思郁伤神,精滑,神伤必不摄肾,故遗精淋浊,固阴煎。

24.《类证治裁·淋浊论治》 〔溺浊〕如泔,为胃中湿热下流。二陈汤加萆薢、黄柏、泽泻、姜汁。精浊如膏,乃精溺并出,涩痛甚者,先清火,抽薪饮。久则涩痛去,精浊未止,宜固摄,固阴煎、元菟丹。

25.《类证治裁·阳痿论治》　先天精弱者,房后神疲,固阴煎、秘元煎。

26.《类证治裁·崩漏论治》　景岳治血热妄行,保阴煎,或加减一阴煎。火盛迫血,徙薪饮加续断、丹参。脾肾虚寒,兼呕兼溏泻而畏寒,理阴煎,或理中汤。脾肾阴气不固,固阴煎,或秘元煎。

27.《类证治裁·交接出血》　女人交接辄出血作痛,多由阴气薄弱,肾元不固,或阴分有火而然。如肝肾阴虚不摄者固阴煎;阴分火者保阴煎;心脾不摄者,归脾汤。

28.《类证治裁·临产治要》　恶露不止,淋沥太多,血热者,保阴煎。络伤者,固阴煎。

29.《类证治裁·带下论治》　一人事不畅,精道逆而为带浊者,初宜威喜丸,久宜固阴煎。

30.《类证治裁·前阴诸疾论治》　〔阴挺〕妇人阴中挺出数寸,如菌如芝。因损伤胞络,或临产用力所致,以升补元气为主,补中益气汤。若肝经湿热,小水涩滞,龙胆泻肝汤。阴虚滑脱,固阴煎、秘元煎。

〔交接出血〕女人交接辄出血作痛,多由阴气薄弱,肾元不固,或阴分有火而然。如肝肾阴虚不摄者,固阴煎。

31.《证因方论集要·遗精》　固阴煎治阴虚滑泄带浊遗淋。

熟地,人参,山药,萸肉,远志,菟丝子,五味子,炙甘草。

人参、熟地两补气血,山萸涩精固肾,山药理脾固肾,远志交通心肾,炙甘草补卫和阴,菟丝强阴益精,五味酸敛肾气,阴虚精脱者,补以固阴也。

32.《妇科秘书·恶露不止论》　产后恶露不止,非如崩症暴下之多也……因伤冲任之络而不止者,宜用固阴煎加减用之。

固阴煎:治阴虚滑泄,带浊淋遗,及因虚不固,此方专主肝肾。

人参随宜,熟地三五钱,山药(炒)二钱,山萸肉一钱半,远志(甘草水泡,去骨,炒用)七分,炙草一二钱,五味子十四粒,菟丝子(炒香)二三钱。

水二盅,煎七分,食远温服。

33.《疑难急症简方·男妇阴中诸症·阴挺阴吹》　《医级》:妇人阴中挺出数寸(如菌如芝),宜一阴煎、栀子、龙胆、六黄汤。如挺由胞络损伤,宜三阴煎、左归饮、四物汤。如阴虚滑而致拖,秘元煎、固阴煎。

(二)现代论述

1. 固阴煎治疗免疫不孕症及对体液免疫的影响[1]　陈氏用固阴煎治疗本症60例。药用:生晒参、炙远志各9 g,大熟地、菟丝子、五味子、炙甘草各15 g,

怀山药 20 g,山茱萸 10 g。每日 1 剂,水煎服。按原来习惯进行性生活。对照组 25 例口服泼尼松 5 mg,维生素 E 胶丸 100 mg,均每日 1 次口服。治疗期间用避孕套避孕,精子制动试验(SIT)转阴者,在排卵期进行正常性生活。均 30 日为 1 个疗程。治疗 3 个疗程。结果:两组 SIT 转阴分别为 51、14 例;痊愈 19、6 例,好转 32、8 例,无效 9、11 例。两组疗效比较有显著性差异($P<0.05$)。治疗 1 个疗程后本组 IgA 比对照组明显下降($P<0.05$),IgG 明显上升($P<0.05$)。

2. **固阴煎治疗药物流产后顽固性子宫出血 34 例**[2]   王氏以固阴煎加味治疗药物流产后顽固性子宫出血 34 例的患者,药用太子参 15 g,熟地 10 g,山药 6 g,山茱萸 5 g,炙远志 3 g,五味子 5 g,菟丝子 6 g,炙甘草 5 g。每日 1 剂,水煎服。每日 2 次,7 剂为 1 个疗程,血止后为巩固疗效可继续服 5~7 剂。加减变化:出血较多者加煅海螵蛸 20 g,茜草 10 g;出血不多但淋漓不尽者加当归、益母草各 15 g,五灵脂、蒲黄 10 g;阴虚低热者加天花粉、麦冬、龟甲各 10 g;气虚乏力者加黄芪、白术各 10 g;便秘者加肉苁蓉 15 g、火麻仁 10 g。治疗结果:痊愈(服药 5 日内完全血止)29 例;显效(5 日内出血量明显减少,7 日内血止)3 例;有效(10 日内血止)1 例;无效(10 日以内仍未血止)1 例。

3. **补肾中药治疗产后低雌激素水平子宫出血 23 例**[3]   王氏采用补肾中药治疗产后低雌激素水平子宫出血 23 例。纳入标准:产后 3 周血性恶露未净,排除胎膜胎盘残留、软产道损伤、凝血障碍、感染及其他产科合并症和全身性疾病;母乳喂养,乳汁分泌正常;B 超提示子宫内膜厚度小于 4 mm,血雌二醇(E_2)水平低于卵泡早期水平;抗感染、缩宫、止血等对症治疗无效;血 HCG 定量,排除胎盘植入和滋养叶细胞疾病。治疗给予以固阴煎为主的补肾中药,药物组成:黄芩 12 g,菟丝子 15 g,熟地 10 g,山茱萸 10 g,人参 10 g,山药 10 g,炙甘草 6 g。加味法:出血较多者,加阿胶、海螵蛸、艾叶;舌色暗紫、有血块伴小腹疼痛者,加失笑散;腰骶酸痛者,酌加杜仲、续断、狗脊。水煎,每日 1 剂,分 2 次服。血止后仍继续服用,一般服用 14 日。疗效标准:痊愈,中药治疗后 14 日内阴道流血停止,乳汁分泌无改变,经随访 1 个月病情无反复。有效,中药治疗后阴道流血减少,但 14 日内出血未止;或血止后 1 个月内再次出血。无效,中药治疗后阴道流血无改变。经治疗,23 例中,痊愈 22 例,其中服药 4~7 日血止者 8 例,服药 8~12 日逐渐血止者 13 例,服药 14 日血止者 1 例;无效 1 例。治疗前后血 E_2 有所上升,但与治疗前比较无显著性差异($P>0.05$);治疗后子宫内膜厚度增加,且与治疗前比较有显著性差异($0.01<P<0.05$)。

4. **固阴煎加减治疗青春期崩漏 30 例**[4]   王氏采用固阴煎加减治疗青春期崩漏 30 例。本组病例辨证为肾气未充,冲任未健。各种诱因导致冲任损伤,以致不能固摄经血,经血非时而下。立法:补肾调经。主方:固阴煎。基本方:人参 5 g,熟地 10 g,山药 10 g,山茱萸 12 g,菟丝子 12 g,远志 10 g,五味子 10 g,炙甘草 6 g。水煎服,煎取 300 mL,早晚各服 150 mL,每日 1 剂,7 日为 1 个疗程。加减:出血量多加煅龙骨、煅牡蛎、大蓟、小蓟;偏寒者加艾叶、炮姜、鹿角片、淫羊藿;阴虚血热者合二地汤加黄芩、当归、白芍、青蒿;崩漏日久见盗汗、潮热者加枸杞子、紫河车;气虚重者重用黄芪炭;肾虚者加枸杞子、杜仲、川续断、茺蔚子、制黄精;失眠者加五味子、合欢皮;气滞加香附、乌药、丹参、合欢皮、钩藤、娑罗子、玫瑰花、荆芥;瘀血明显者合失笑散加益母草、桃仁、红花;便秘者加全瓜蒌。治疗结果:本组 30 例中治愈 23 例,占 76.67%;好转 6 例,占 20%;无效 1 例,占3.33%;总有效率 96.67%。

5. 固阴煎加减治疗更年期综合征 38 例[5]　朱氏运用固阴煎加减治疗更年期综合征 38 例。治疗方法:治疗组给予固阴煎加减治疗。处方:菟丝子、山茱萸、炙远志各 10 g,熟地、党参、山药各 15 g,炙甘草、五味子各 6 g。加减:头痛、眩晕明显者加川芎 12 g、沙苑子 15 g;失眠多梦明显者加酸枣仁 20 g,百合、柏子仁各 15 g;胸闷烦躁较重者加柴胡 6 g,郁金 15 g。每日 1 剂,水煎,分早晚 2 次服。对照组:予谷维素片,每次 0.01~0.02 g,每日 3 次口服;维生素 B_1 片,每次 0.01~0.02 g,每日 3 次口服;更年康片(现为强力脑清素片),每次 4 片,每日3 次口服。2 组均连续服药 2 周为 1 个疗程,2 个疗程后观察疗效,疗程结束后随访 3 个月。经治疗,治疗组显效 25 例,有效 10 例,无效 3 例,总有效率为92.1%。对照组显效 15 例,有效 13 例,无效 10 例,总有效率 73.7%。2 组比较,差异有非常显著性意义($P<0.01$),治疗组明显优于对照组。

6. 加味固阴煎治疗经间期出血 47 例[6]　朱氏运用加味固阴煎治疗经间期出血 47 例。加味固阴煎药物组成:山茱萸 12 g,山药 30 g,熟地 24 g,菟丝子15 g,五味子 9 g,远志 9 g,杜仲 15 g,川续断 30 g,女贞子 15 g,墨旱莲 15 g,炒白芍 30 g,炙甘草 6 g。水煎服,每日 1 剂,早晨空腹、晚上临睡前温服。于月经第 9日开始服用此方,至基础体温上升第 3 日停服,3 个月经周期为 1 个疗程。疗效标准:痊愈,经间期出血消失,停药后未复发;好转,服药时出血停止,或量减少,或持续时间缩短,停药后有出血;无效,连续用药 3 个疗程,经间期出血仍出现,量或时间无变化。结果:经 3 个月经周期的治疗,47 例中,痊愈 37 例,有效 7例,无效 3 例。总有效率 93.6%。

7. 固阴煎加减治疗肾虚型月经过少的临床效果分析[7]　洪氏运用固阴煎加减治疗肾虚型月经过少 30 例。治疗组:参照《景岳全书》中对月经过少的治疗方案,应用固阴煎,方剂具体为:山药 10 g,熟地 12 g,菟丝子 10 g,山茱萸15 g,远志 10 g,炙甘草 10 g,党参 10 g,五味子 10 g。该方当于患者月经期过后服用,口服,每日 1 剂,分 2 次服下,水煎取汁,1 个疗程为 1 个月。服药期间,患者应当避免服用其他药物,经期停用,防止影响药效,并注意规范饮食,以清淡为主,此方连用 3 个月,停用后观察效果,3 个月内定期随访。对照组:采用乌鸡丸治疗,该药由乌鸡(去毛、爪、肠)、炙黄芪、党参、山药、川芎、白术(炒)、茯苓、当归、熟地、牡丹皮、白芍(酒炒)、五味子(酒蒸)、蜂蜜(炼)构成,口服,每次 6 g,每日 2 次,1 个疗程为 1 个月。服药期间,患者应当避免服用其他药物,经期停用,防止影响药效,并注意规范饮食,以清淡为主,此方连用 3 个月,停用后观察效果,3 个月内定期随访。治疗组患者临床总有效率 90.00%,显著高于对照组的 60.00%,差异有统计学意义($P<0.05$)。两组治疗前、后血清性激素水平比较,差异无统计学意义($P>0.05$)。结论:对肾虚型月经过少患者采用固阴煎加减治疗可取得更为理想的应用效果,可有效改善患者临床症状,提高其生活质量。

8. 固阴煎加减对育龄期卵巢低反应肾阴虚型患者卵巢储备功能的影响[8]

刘氏将 90 例符合要求的患者,随机按数字表法分为对照组和观察组各 45 例。两组均采用拮抗剂方案进行治疗,观察组在此基础上加用固阴煎加减内服。观察组拮抗剂方案同对照组,并加用固阴煎加减,药物组成:熟地 30 g,人参片 10 g,山药片 15 g,山茱萸 10 g,菟丝子 15 g,覆盆子 15 g,淫羊藿 10 g,桑椹 15 g,当归 10 g,白术 15 g,五味子、甘草片各 5 g。随证加减,肾气虚者加鹿角霜 10 g;肾阳虚者加补骨脂、锁阳各 10 g;肝郁者加柴胡、香附各 10 g;痰湿者加苍术 15 g,香附 10 g;瘀滞者加川芎、延胡索各 10 g。每日 1 剂,药物由各自医院进行调配,采用煎药机煎煮 2 次,混合成 400 mL,真空包装,每日分早、晚 2 次温服,直至扳机日。结果:观察组促性腺激素(Gn)使用总量少于对照组($P<0.01$),两组患者 Gn 使用天数和取卵周期数组间比较差异无统计学意义($P>0.05$);在扳机日,观察组患者 FSH 水平低于对照组($P<0.01$),LH、E_2 水平均高于对照组($P<0.01$),子宫内膜厚度优于对照组($P<0.01$),获卵数多于对照组($P<0.01$);观察组患者取消周期率为 13.33%,低于对照组的 17.91%;观察组患者优质胚胎率 41.86%,高于对照组的 31.43%;观察组患者取卵周期临床妊娠率 25%,高于对照组的 11.94%,但组间比较差异均无统计学意义;观察组患者受精率 82.12%,高于对照组的 72.96%($\chi^2=5.124$,$P<0.05$);观察组患者可利用胚胎率 73.71%,高于对照组的 60.34%($\chi^2=5.767$,$P<0.05$);治疗后观察组患者抗米勒管激素(AMH)水平高于对照组($P<0.01$);治疗后观察组患者的肾阴虚证评分低于对照组($P<0.01$);治疗后观察组患者 RI、PI 和脐带血流舒张期与收缩期的比值(S/D)均低于对照组,PSV 和舒张末期容积(EDV)均快于对照组($P<0.01$)。结论:固阴煎加减治疗肾阴虚型卵巢低反应(POR)患者能增加卵巢血供,提高卵巢储备功能,能减少 Gn 用量,增加获卵数,提高受精率,减轻肾阴虚症状,起到改善卵巢反应性和改善妊娠结局的效果。

（三）医案摘录

1. 胎漏案[11]　沈某,女,33 岁。

平素经期正常,本次停经 36 日,因帮助丈夫搬抬家具,当时即感腰痛,次日出现阴道出血,少腹似有隐痛,神疲气短,面色少华,苔薄腻,舌淡红,脉细弱。辨证属肾虚气弱,胎元失固,以固阴煎加减。用药：生晒参 6 g,熟地 15 g,炙黄芪 15 g,炒山药 15 g,山茱萸 9 g,炒杜仲 12 g,炙升麻 5 g,五味子 6 g,大枣 12 g,炙甘草 6 g,砂仁 3 g。

2. 滑胎案

案 1[10]　陈某,女,30 岁。

初诊(1997 年 10 月 3 日)　停经 56 日,阴道出血 3 日,患者婚后自然流产 3 胎(均在妊娠 3 个月左右)。现妊娠 56 日,患者禀赋素虚,腰酸软乏力懒言,语声细微,面色萎黄,食欲不振,恶心呕吐,因失节欲,致少腹坠痛,阴道出血,量少,血色暗红,无血块,舌苔薄白,脉滑细,双尺脉沉弱。查：尿妊娠试验阳性。B 超示：子宫增大,见一孕囊,囊内见胚胎影,有原始血管搏动及胎动。证属肾虚失摄,胎元欲坠。治以补肾安胎元,佐以补气养血止血。予固阴煎加减。处方：

熟地 15 g,菟丝子 15 g,山茱萸 9 g,山药 15 g,台参 15 g,三七粉 5 g(分 2 次冲服),炙甘草 9 g,黄芪 15 g,当归身 15 g。

3 剂,每日 1 剂,水煎服。

二诊(1997 年 10 月 9 日)　阴道出血止,余症仍在。因其胎元欲坠,苦不堪言,再者盼子心切,嘱其守前方服药,隔日 1 剂观察。

三诊(1997 年 12 月 10 日)　诸症消失。嘱以丸代汤,每次 1 丸,每日 2 次,淡盐汤冲服。于 1998 年 5 月 12 日随访足月顺男婴,母健儿壮。

案 2[10]　姜某,女,36 岁。

初诊(1998 年 6 月 10 日)　妊娠 3 月余,阴道出血 3 日,婚后孕 3 胎,自然流产胎(均在 3 个月左右),现怀孕 3 月余,患者于 3 日前因不慎跌倒,少腹坠痛,阴道出血,色暗红,量不多,无血块。昨晚突然出血增多,无血块,急来求诊。查：宫体增大,宫底耻骨联合上三拇指,宫口未开。证属营血亡失,正气欲脱,肾虚胎元易损。治以急先扶正固脱,佐以补肾安胎元。予固阴煎加减。处方：

台参 20 g,熟地 15 g,菟丝子 15 g,川续断 12 g,山药 15 g,山茱萸 9 g,炙甘草 10 g,黄芪 15 g,龟甲胶 15 g(烊化,分 2 次服),枸杞子 15 g,当归身 15 g。

5 剂,每日 1 剂,水煎服。

二诊(1998 年 6 月 15 日)　服药后阴道出血止,诸症好转。

守原方加胎盘粉 5 g(冲),服隔日 1 剂,连服 2 个月。然后以丸代汤,每次 1

丸,每日 2 次,淡盐汤冲服。

1998 年 11 月 10 日停药。于 1998 年 12 月 18 日随访,足月顺产一女婴。

【按】凡怀孕未足月份出现腰酸,小腹坠胀,阴道下血者称为胎漏或胎动不安,继往有胎漏及小产史,再次妊娠又如期而坠者。《诸病源候论》称为"胎数坠",《医宗金鉴》呼作"滑胎"。

中医学认为任主胞宫主妊养,为阴脉之海,冲脉谓之血海,主经水。冲任二脉皆起于胞中,胞宫为冲任所系,胞宫是孕载(育)胎儿的脏器,胞脉系于肾脏,腰为肾之外府,少腹是胞宫居所肾虚失养,则腰酸如折,小腹坠胀。因此前贤有肾水足而胎安之说,肾水亏则胎儿发育迟缓而胎欲动。滑胎的原因虽多,究其病因病机多责于肾气虚弱,冲任二脉失调,气血亏损以及禀赋素虚,纵欲无度,房劳伤肾,致胎元欲坠。固阴煎加减治疗滑胎,可收冲任得固,气血调和、肾气充沛、胎元安康之功效。

3. 更年期综合征案

案 1[11]　患者某,女,49 岁。

既往月经规律,42 岁自然绝经。现常有烘热汗出、潮热面红、烦躁易怒、心悸失眠、多梦、双目干涩等,形体偏瘦,眼眶发黑,舌红,少苔,脉细涩弱,关、尺尤弱。西医诊断为更年期综合征,中医诊断绝经前后诸证,予固阴煎加减治疗。处方:

熟地 20 g,山茱萸 5 g,山药 20 g,炙甘草 6 g,制远志 12 g,醋五味子 10 g,炒酸枣仁 15 g,钩藤 12 g,浮小麦 15 g,煅龙骨 15 g,知母 9 g,黄柏 9 g。

服 7 剂,烘热汗出、潮热面红、烦躁易怒、心悸失眠、双目干涩等有所改善,原方继服 7 剂,诸症明显改善,精神状态及情绪明显好转。随访 3 个月,病症未复发。

案 2[12]　邓某,女,48 岁,干部。

初诊(2007 年 6 月 28 日)　患者面部烘热汗出 3 个月,月经周期紊乱,经血时多时少,色黯。平素头晕耳鸣,记忆力减退,腰膝酸软,心烦易怒,失眠多梦,口干口苦,眼睛干涩,大便秘结;舌红少苔,脉沉弦。辨证:该患者经断前后,天癸渐竭,冲任失调,血海蓄溢失常,则月经周期紊乱,经血时多时少;肾阴不足,精血亏虚,不能上荣清窍,出现头晕耳鸣,记忆力减退;肾虚腰府失养,出现腰膝酸软;肾阴不足,阴不维阳,虚阳上越,则烘热汗出;水亏不能上制心火,则心烦易怒,失眠多梦;肾阴不足,阴虚内热,津液不足,则口干口苦,大便秘结;舌红少苔,脉沉弦,均为肝肾阴虚之征。治法:滋养肝肾,育阴潜阳。处方:

熟地 15 g,山药 15 g,山茱萸 15 g,炙甘草 5 g,五味子 15 g,菟丝子 15 g,茯苓 15 g,牡丹皮 15 g,泽泻 15 g,川续断 15 g,杜仲 15 g,枸杞子 15 g,菊花 15 g,

石决明 20 g,龟甲 15 g,牡蛎 15 g。

7 剂,水煎服,每日 1 剂,早晚分服。徐徐调之。

【按】妇女七七之年,发生经行紊乱,量时多时少,头晕目眩,时而烘热汗出,此属绝经前后诸证。韩氏认为此病其本在肾,亦可由他脏病变累及而来。因"五脏相移,穷必及肾",从而导致体内阴阳失调。方中熟地滋阴补肾,填精益髓而生血;山茱萸温补肝肾,收敛精气;山药健脾兼固精,此为"三补",用以治本。又因肾阴亏虚而致虚火上炎,则以泽泻、牡丹皮、茯苓泻其虚火,此为"三泻",用以治标。枸杞子、续断、杜仲补肾填精;龟甲、石决明、牡蛎则可以平肝潜阳,益精养血,镇静安神。全方补中寓泻,甘淡平和,不温不燥,补而不滞,共奏滋阴补肾,益精血之功。

案 3[13]　周某,女,47 岁,已婚。

自诉 2 年前出现月经不调,经期前后不定,经量或多或少,色鲜红或淡红,质稠或稀。近来经期延后,有时 3 个月一行,自觉头晕耳鸣,腰酸腿软,烘热汗出,心烦易怒,夜间失眠多梦,口燥咽干,月经周期紊乱,量或多或少,血色鲜红,色质红,苔少,脉弦细数。诊为经断前后诸症。治以滋肾疏肝,育阴生津。益肾方加减,处方:

当归 20 g,太子参 20 g,赤芍 20 g,柴胡 20 g,青皮 15 g,枸杞子 20 g,酸枣仁 15 g,山茱萸 20 g,茯神 20 g,川续断 20 g,桑寄生 20 g,杜仲 25 g,鳖甲 10 g,浮小麦 30 g。

服药后 2 周诸症均减轻,继续用药 1 周后随访半年未复发,痊愈。

案 4[5]　丁某,女,48 岁,教师。

初诊(2007 年 9 月)　患者面部烘热汗出 3 个月,伴心烦易怒、失眠多梦、口苦、大便干燥、头晕、记忆力减退、眼干涩、腰酸、性欲冷淡、月经量少、色暗红、淋漓不止、舌红少苔、脉弦细数。肝肾功能、心电图、妇科 B 超等有关检查均正常,内分泌检测提示绝经期水平。中医诊断:绝经前后诸症,属肝肾阴虚型。西医诊断:更年期综合征。予固阴煎加减治疗,处方:

熟地、菟丝子、山药、玄参、当归、地骨皮、柏子仁、淫羊藿、仙茅各 15 g,山茱萸 12 g,炙甘草、炙远志、五味子、柴胡各 6,生地 30 g。

水煎服,2 周后症状明显好转。原方去地骨皮,生地减至 15 g,加炒白芍 15 g,再服 1 个疗程,诸症基本消除,精神状态良好。又服 10 剂以巩固疗效,随访半年未复发。

4. 卵巢早衰案[9]　冉某,女,36 岁。

初诊　34 岁结婚后未避孕未怀孕至今,既往月经规律,因结婚年龄较晚,且婚后未怀孕而致心情抑郁,近半年渐出现月经 3～4 个月一潮,伴经量减少,直至

经闭不潮,伴见情绪抑郁,悲伤欲哭,烘热汗出,舌淡苔薄,脉弦细。西医诊断:卵巢早衰。予固阴煎加减。处方:

熟地 20 g,山药 10 g,山茱萸 10 g,牡丹皮 10 g,茯苓 10 g,泽泻 9 g,广郁金 10 g,香附 12 g,白芍 10 g,川续断 10 g,杜仲 10 g,炒柴胡 6 g,薄荷 6 g。

二诊 情绪有所改善。原方酌加地黄、当归、醋鳖甲、女贞子、墨旱莲以巩固病情。服 14 剂后月经来潮,心情舒畅,食欲增加,继服上方 2 周以巩固病情。

5. 崩漏案

案 1[12] 刘某,女,25 岁,学生。

初诊(2003 年 11 月 9 日) 近一年半月经紊乱,周期不定,经期带血半个月余,有时带血延续至下月月经来潮。血量多时如崩,少则淋漓不断。本次月经带血 20 余日,量时多时少,色红,头晕耳鸣,腰膝酸软,五心烦热,两颧红赤,舌红,少苔,脉细数。辨证:该患者肾阴不足,虚火内炽,热伏冲任,迫血妄行,故经血非时而下,多时如崩,少则淋漓不断,色红;肾阴不足,精血衰少,不能上荣清窍,故头晕耳鸣;精亏血少,不能濡养外府,故腰膝酸软;阴虚内热,则五心烦热;虚热上浮,则两颧红赤;舌红少苔,脉细数,均为肾虚之征。治法:滋阴补肾,益气固冲。处方:

党参 15 g,生地 25 g,山药 15 g,山茱萸 15 g,炙甘草 5 g,五味子 15 g,黄芪 20 g,川续断 20 g,桑寄生 20 g,海螵蛸 20 g,地榆炭 50 g,蒲黄炭 20 g。

7 剂,水煎服,每日 1 剂,早晚分服。嘱其忌食辛辣,勿过劳。

二诊 该患者服药后,血量减半,精神日振,饮食知味,继上方倍地榆炭,再进 7 剂。

三诊 服药 5 剂后血止,遂去塞流之品,再经过 1 个月的调治,月经基本恢复正常。随访 1 年,未复发。

【按】本病一则肾阴不足,封藏失职;二则水亏火旺,迫血妄行,正合《内经》"阴虚阳搏谓之崩"之旨,及其治也,塞流、澄源,先止其血;固本、澄源,再善其后。在固阴煎基础上,酌加补肾育阴、凉血止血之药,使全方从阴引阳,从阳引阴,所固在肾,所摄在血,有固本塞流之妙用,为治崩之良方。

案 2[14] 罗某,女,15 岁。

初诊(1984 年 4 月 24 日) 患者于 1983 年仲春月经初潮,1 年多来,月信不准,或前或后,有时 1 个月两潮,或 2~3 个月不至,但精神饮食正常,无其他任何不适。此次月经来潮 1 周即净。2 日后复见前阴下血,量少色红已逾 10 日,但腹无所苦,眠食正常,舌红、少苔,脉细数。查前医投补气止血方不效。此乃肾气不固,水亏木摇所致,投固阴煎加减。处方:

熟地、党参、山药、金樱子各 20 g,菟丝子、续断、乌梅、山茱萸各 15 g,炙甘草

6 g,五味子 10 g,当归 12 g,生白芍 30 g。

3 剂,每日 1 剂,文火久煎,空腹日服 3 次。1 剂药后漏下大减,2 剂血止,3 剂药毕则病去,次月行经前再服药 3 剂巩固。随访 2 年未复发。月事按期而至。

【按】本案患者年值"二七",天癸始至,此时肾气初盛,冲任初通,精气未盛,因而经潮无信。肾藏精主蛰而为封藏之本,血气皆起于肾,冲为血海,任主诸阴,肾气不固,封藏失职,故月经来潮而漏下不止。固阴煎中以党参、山药、菟丝子激发肾气;熟地、五味子、山茱萸滋肾固肾;加川续断补肾调经;金樱子、乌梅涩精止漏又助阴液;重用白芍既敛阴止血治其标,又养血柔肝益其本。全方共使精气旺,肾水足,肾气固则经漏止。

案 3[4] 李某,女,12 岁。

初经来潮 3 月余,月经出血量多,呈持续性出血,色鲜红有小血块,腹不痛,卧床之后出血稍减,每至午后或入晚,出血尤甚,伴头晕腰酸,面乏华色;测基础体温呈单相,出血时基础体温反有升高;心情烦躁,夜寐亦差,脉细弦数,舌质偏红,边有瘀点。诊断:青春期崩漏。证属肝肾不足,阴虚火旺,夹有血瘀。治当滋阴固经为主,佐以清化。方取固经汤合二至丸加味。

炙龟甲 20 g(先煎),生地、炒黄柏、大蓟、小蓟、炒川续断、白芍、椿根白皮各 10 g,女贞子、墨旱莲各 10 g,失笑散(包煎)、牡蛎(先煎)、茜草各 15 g。

另吞云南白药。服药 5 剂,出血减少,烦躁睡眠有好转;再服原方 7 剂,经血始净,净后从补肾调治。

6. 带下病案

案 1[12] 李某,女,32 岁,已婚。

初诊(1975 年 5 月 21 日) 近 1 年带下量多如注,色白,质稀。伴有腰痛如折,头晕耳鸣,四肢欠温,小便清长,胃纳差,大便溏泻,面色晦黯;舌淡润、苔白滑,脉沉缓。

辨证:根据带下量多如注,色白,质稀,诊断为带下病。肾阳不足,命火虚衰,气化失司,脾土失于温煦,阴寒内盛,水湿不运,下注任带而致带下病发生;肾阳虚,膀胱气化失常,则小便清长;脾虚运化失职,则纳少便溏;阳虚不能外达,则四肢欠温;肾阳虚不能荣于外府,则腰痛如折;肾阳不足,不能上荣清窍,故头晕耳鸣。治法:健脾温肾,固冲止带。处方:

人参 10 g,熟地 15 g,山药 15 g,山茱萸 15 g,炙甘草 5 g,五味子 15 g,菟丝子 15 g,白术 15 g,川续断 15 g,杜仲 20 g,茯苓 15 g,芡实 15 g,龙骨 20 g,牡蛎 20 g,肉桂 10 g。

7 剂,水煎服,每日 1 剂,早晚分服。

二诊 服药后带下量明显减少,胃纳增进,小便基本正常;舌淡红,脉细滑。

继上方加薏苡仁、补骨脂,再进 7 剂后,白带方净。

【按】带下有生理性带下和病理性带下之分。生理之带,是健康女子气血旺盛、津液充沛所化生的一种液体,通过肾气注入冲任,润泽阴户,无色无味,黏而不稠,其量不多,亦可在经期前后或氤氲之时出现带下量增多的现象。王孟英言:"带下,女子生而即有,津津常润,本非病也。"狭义病理之带是指阴道内流出物发生异常变化,并伴有全身和局部明显不适,带下病与湿邪密不可分,湿与脾肾又息息相关,此外与任带二脉紧密相连。当脾气健,肾气旺,肝气调,任带二脉功能正常时,则带下病无从可生,反之即可罹患带下病。在防治方面,韩氏认为要以预防为主。其一,做到勤换内裤,保持外阴的清洁;其二,少食刺激性食物,少食生冷;其三,自调情志,勿要久居湿冷之地,慎房事。若一经发现患有带下病,应及早治疗,正确使用药物,不可延误,以免影响疗效。

案 2[14]　孙某,女,18 岁,学生。

初诊(1984 年 8 月 20 日)　患者 16 岁月经始潮,月信准期,唯色淡血少,经行 2 日即止,经期前后腰腹空胀,带下量多,如涕如唾达半个月之久,经中西药医治无效。刻诊:面色萎黄,脸颊虚肿,神疲纳呆,口干不欲饮,舌淡、苔薄白略腻,脉濡弱。据脉症乃肾气不足,血虚肝旺,带脉不固。治当益肾气,补肝血,固带脉。拟固阴煎加味。处方:

党参、白芍各 20 g,山药 30 g,菟丝子、山茱萸、熟地、当归、海螵蛸各 15 g,五味子、萆薢、车前子各 10 g。

3 剂,水煎服。

二诊(1984 年 8 月 28 日)　服药后带下止而他证依然。因住校读书,未能续治,近日带下又作,故再求上方 4 剂以求巩固。

后以固阴煎加当归、白芍、黄芪、木瓜 5 剂服之,诸症悉除,带止而安,随访 1 年未复发。

【按】女子经带为肾气所系,肾精充则经血畅,肾气旺则带脉固。今肾精不充则经血量少,肾气不旺,则水津难化,湿聚于下,则带下量多。固阴煎能益肾气,填肾精,固经止带。方中加归芍调肝补血;海螵蛸固涩止带;萆薢、车前子清浊化湿,药后精血旺而肾气足,带脉固而带下止。

7. 产后恶露不绝案[12]　孙某,女,30 岁。

初诊(2014 年 4 月 25 日)　该患者 2 个月前剖宫产后,至今阴道流血不止,量少,淋漓不止,色鲜红,质清稀。伴有小腹坠痛,倦怠乏力,形体瘦弱,面色萎黄;舌质淡,苔薄白,脉沉细。辨证:该患者产后 2 个月,恶露仍淋漓不止,应诊断为恶露不绝,属冲任虚损、血失收摄型。冲任虚损,血失收摄,故阴道淋漓下血,量少,色鲜红,质清稀。冲任虚损,胞脉失养,故小腹坠痛。形体瘦弱,面色萎

黄,舌质淡,苔薄白,脉沉细,亦是一派气血虚弱之象。治法:益气升陷,固冲止血。处方:

人参 10 g,熟地 20 g,山药 15 g,山茱萸 15 g,炙甘草 5 g,五味子 15 g,白芍 20 g,黄芪 25 g,升麻 10 g,地榆炭 30 g。

7 剂,水煎服,每日 1 剂,早晚分服。

二诊 该患者服药 5 剂后,血止,继服 5 剂巩固。后去地榆炭,调理 1 个月。

【按】产后恶露不绝不离虚实两端。虚者多由平素体虚,或产时伤血耗气过多,致冲任虚损,血失统摄。实者多因瘀、因热,或情志不畅,郁而化火,灼伤血脉;或气滞血瘀,或调养不慎,因邪致瘀,阻于胞脉,血不归经。治疗上虚者补之,实者泻之,辨证明确,方能效如桴鼓。产后诸病当以预防为主,重在调护。勿食寒凉辛辣,勿当风感寒,更要注意调畅情志。因百病皆由气而生。

固阴煎,顾名思义为固阴之剂,为张景岳新方八阵中固阵之方,张景岳云:"元气既伤,虚而且滑,漏泄日甚,不尽不已,故方有固阵。固方之制,固其泄也。"本方配伍重在肝肾。临床所见凡是由于肝肾不足、冲任不固而导致的疾病均可用此方加减,更使原方充实而效彰。

8. 乳漏案[15] 孙某,女,24 岁。

初诊(1987 年 1 月 1 日) 患者系初产妇,产后乳汁很少,乳汁自行流溢,迭经中西药治疗皆罔效。刻诊:患者面色不华,口干咽燥,腰膝酸软,失眠多梦,乳房不胀,乳汁清稀,边生边流,致衣服常被湿透,又因产后食鸡、鱼、蛋后,常起荨麻疹,奇痒难忍。舌质淡红,津少苔薄,脉沉细。辨证肝肾亏损,冲任不固,血虚风乘。治法补肝肾,调冲任,佐以养血活血祛风。方用固阴煎加味。处方:

党参、女贞子、菟丝子各 20 g,熟地、怀山药、黄芪各 30 g,枣皮、当归、荆芥、防风各 10 g,五味子、白芍、紫草各 15 g。

服药 3 剂后,乳汁流溢减轻,乳房微胀,乳汁比前增多,舌脉同前。原方改党参为太子参 30 g,加枸杞子 20 g(蒸蛋服),加墨旱莲 30 g。再进 3 剂,乳汁流溢更减,乳房已有胀感,乳汁增多,腰膝酸软及口干咽燥已减,荨麻疹已不再发。前方加芡实 20 g,制何首乌、黄精、生地各 30 g,去荆芥、防风、紫草。连服 5 剂后,乳汁已不外溢,乳量大增,守原方再服 5 剂,以巩固疗效。

【按】乳漏或乳汁自流,历来多责之脾胃,责之冲任者几稀。唯《景岳全书》云:"妇人乳汁乃冲任气血所化,故下则为经,上则为乳。若产后乳迟、乳少,由气血不足。尤或无乳者,其为冲任虚弱无疑也。"

本例患者因产后失血过多,损及肝肾,终致冲任不固,统摄无权,致成乳漏。方用女贞子、墨旱莲、枸杞子、熟地补肝肾以调冲任;党参、黄芪、当归、制何首乌、白芍益气养血,使肝肾足、气血冲,冲任固,则乳汁生化有源,统摄有主,少佐荆芥、防风、紫草、生地、当归养血活血祛风,取"治风先治血,血行风自灭"之义。方药切合病机,故乳漏既止,荨麻疹也愈。

9. **月经失调案**[16]　邱某,女,18岁,学生,未婚。

初诊(2013年2月25日)　患者自述13岁时月经来潮,但常年经事不调,时或20日一行,时或2个月一行,经量少、色黯淡,常头眩腰酸,肢软神疲。舌质淡、苔白,脉弦细。末次月经2013年1月6日,至今未来潮。证属肾气不足,血虚气滞。治以补肾益气,固冲调经。方用固阴煎加味:

菟丝子30g,熟地20g,山茱萸15g,人参12g,山药15g,炙甘草8g,五味子12g,远志12g。

共7剂,水煎服,每日1剂。

二诊(2013年3月8日)　患者月经于3月7日来潮,经量少,色黯淡,腰膝酸软,舌质淡、苔薄,脉细弱。方用归肾丸加味:

菟丝子30g,杜仲20g,枸杞子30g,山茱萸20g,当归20g,熟地30g,山药12g,茯苓12g,怀牛膝9g。

5剂,水煎服,每日1剂。月经干净后继续固阴煎口服3个月,每个月7剂。3个月后电话告知月经已能每个月一行,自感精力较前充沛,无头晕、腰酸之症。

【按】患者月经先后无定期,经量少、色黯淡,常头眩腰酸,肢软神疲,舌质淡、苔白,脉弦细,证属肾气不足、血虚气滞。固阴煎中菟丝子补肾益精气;熟地、山茱萸滋肾益精;人参、山药、炙甘草健脾益气,补后天养先天以固命门;五味子、远志交通心肾,使心气下通,以加强固摄肾气之力。全方共奏补肾益气,固冲调经之效。

二诊时正值经期,经量偏少,给予归肾丸以补肾益精,养血调经。其后再继续固阴煎补肾益气,固冲调经,巩固治疗3个月后月经正常。

10. **经间期出血案**[6]　患者某,20岁,未婚。

初诊(2009年6月7日)　主诉:经间期出血2年余。月经14岁初潮,经行5~6日,周期28日,量适中,色红,无腰腹痛。末次月经2009年5月31日。近2年余,每于月经过后10日左右,阴道少量流血,色淡红,持续3~5日,伴腰酸、五心烦热、眠差,脉细数,舌红苔淡黄。西医诊断:排卵期出血;中医诊断:经间期出血。辨证为肾精亏虚,冲任不固。治宜补肾益精,养血固冲。加味固阴煎加减:

山茱萸12g,山药30g,熟地24g,菟丝子15g,五味子15g,远志9g,杜仲15g,川续断30g,女贞子15g,墨旱莲15g,炒白芍30g,炙甘草6g。

水煎服,每日1剂,早晚分服。于月经第9日开始服用次方,至基础体温上升第 3 日停服,3 个月经周期为 1 个疗程。随诊半年无复发。

11. **遗精案**[7]　肖某,男,23 岁,未婚。

初诊(1985 年 3 月 5 日)　患者遗精三载,从有梦而至无梦,逐渐至见色滑泄,腰骨酸疼,精神疲惫,痛苦之余,四处求医不效。刻诊:面色㿠白,消瘦乏力,头晕耳鸣,健忘失眠,舌淡嫩、有齿痕,脉沉细弱,询及病因,乃发病前 2 年有手淫史。脉症合参,证乃精亏气损,精关不固所致。法当补气固肾,填精止遗,方用固阴煎加味。处方:

红参 20 g,生黄芪、熟地、山药、山茱萸、菟丝子各 30 g,五味子、车前子、覆盆子各 10 g,金樱子 15 g,炙甘草 6 g。

5 剂,药后滑精次数减少,诸症好转,效不更方,仍以上方续服半个月,后用固阴煎加减 10 剂加蜂蜜、白糖熬膏冲服月余,滑泄之症终收全功。

【按】本例遗精有年,从有梦而至无梦,再至见色流精,腰背酸痛,脉沉细弱,是乃肾本久亏、精气内伤之象,固阴煎补气固肾,填精益髓,药证合拍,故投之即效。值得指出的是:元气损者,非重剂不易复,肾精亏者,非重剂不能满。故方中重用参芪以补气,熟地、山药、菟丝子、山茱萸填精补髓,再合固肾涩精之品,于是气旺髓满,精关封固。

12. **尿失禁案**[14]　陈某,男,28 岁。

初诊(1983 年 7 月 25 日)　1 年多来,患者自觉小便无力,次数增多,且余沥不净,有时尿漏裤裆,甚感苦恼,多方求治不效。刻诊:面色㿠白,头脑空痛,腰背胀痛,肢软乏力,舌淡紫有齿痕、苔薄白,脉沉细。证乃肾精亏损,气虚不摄。拟补肾填精,益气固摄为法,方用固阴煎加味。处方:

熟地、黄芪各 30 g,山药、菟丝子、枸杞子、山茱萸、党参各 20 g,五味子、车前子、泽泻各 10 g,金樱子 15 g。

每日 1 剂,水煎服。5 剂药后,小便次数减少,余沥不净减轻,头、腰痛症减,药中肯綮,后守方增损 20 余剂而愈。

【按】患者年值“四七”,正是肾气隆盛阶段,据脉症患者乃因房劳过度,精亏气损,气不摄精出现尿短余沥不净。固阴煎填肾精,补肾气,加黄芪激发肾气;枸杞子填精补髓;金樱子固涩止遗;泽泻、车前子利浊道而清余邪,值此肾精足则气旺,水津收摄与敷布有权,膀胱气化正常,开合有度,小便余沥不净而愈。

参考文献

[1] 陈晓平.固阴煎治疗免疫不孕症及对体液免疫的影响[J].中医杂志,1992(12):36.

[2] 王佩娟.固阴煎治疗药物流产后顽固性子宫出血 34 例[J].实用中医药杂志,1998,14

（5）：5.

［3］王佩娟.补肾中药治疗产后低雌激素水平子宫出血 23 例［J］.江苏中医药，2002，25（11）：
33 - 34.

［4］王惠琴，朱秀芬，朱志斌.固阴煎加减治疗青春期崩漏 30 例［J］.内蒙古中医药，2008（8）：
23 - 24.

［5］朱也君.固阴煎加减治疗更年期综合征 38 例［J］.新中医，2009，41（9）：72 - 73.

［6］朱文燕.加味固阴煎治疗经间期出血 47 例［J］.山东中医杂志，2011，30（8）：552.

［7］洪丽美.固阴煎加减治疗肾虚型月经过少的临床效果分析［J］.医学理论与实践，2019，32
（8）：1207 - 1209.

［8］刘颖群.固阴煎加减对育龄期卵巢低反应肾阴虚型患者卵巢储备功能的影响［J］.中国实
验方剂学杂志，2019（10）：87 - 92.

［9］施仁潮.施仁潮说中医经典名方 100 首［M］.北京：中国医药科技出版社，2019：172.

［10］魏凤玲.固阴煎加减治疗滑胎 2 例［J］.山西中医，2002，18（4）：19.

［11］张敏，匡洪影.固阴煎的临床应用［J］.亚太传统医药，2017（3）：94 - 95.

［12］韩延华.韩氏女科［M］.北京：人民军医出版社，2015：205.

［13］王兵兵，曲秀芬.固阴煎加减在妇科临床异病同治验案［J］.辽宁中医杂志，2009，36
（9）：1586.

［14］胡友道.固阴煎治验举隅［J］.新中医，1997，29（6）：50 - 51.

［15］白玉全.固阴煎治乳漏［J］.四川中医，1987，5（9）：29.

［16］朱名宸.朱名宸妇科经验集［M］.北京：人民军医出版社，2016：12.

易 黄 汤

一、处方来源

《傅青主女科·黄带》

妇人有带下而色黄者,宛如黄茶浓汁,其气腥秽,所谓黄带是也。夫黄带乃任脉之湿热也。任脉本不能容水,湿气安得而入而化为黄带乎？不知带脉横生,通于任脉,任脉直上走于唇齿,唇齿之间原有不断之泉,下贯于任脉以化精,使任脉无热气之绕,则口中之津液尽化为精,以入于肾矣。惟有热邪存于下焦之间,则津液不能化精而反化湿也。夫湿者,土之气,实水之侵；热者,火之气,实木之生。水色本黑,火色本红,今湿与热合,欲化红而不能,欲返黑而不得,煎熬成汁,因变为黄色矣,此乃不从水火之化,而从湿化也。所以世之人,有以黄带为脾之湿热,单去治脾而不得瘥者,是不知真水、真火合成丹邪、元邪,绕于任脉、胞胎之间,而化此黔色也。单治脾何能瘥乎？法宜补任脉之虚,而清肾火之炎,则庶几矣。方用易黄汤：

山药(炒)一两,芡实(炒)一两,黄柏(盐水炒)二钱,车前子(酒炒)一钱,白果(碎)十枚。

水煎。连服四剂,无不瘥愈。此不特治黄带方也,凡有带病者,均可治之,而治带之黄者更奇也。盖山药、芡实专补任脉之虚,又能利水,加白果引入任脉之中,更为便捷,所以奏功之速也。至于用黄柏清肾中之火也,肾与任脉相通以相齐,解肾中之火,即解任脉之热矣。

二、历史沿革考证

易黄汤源于明末清初医家傅山(1607—1684)所著之《傅青主女科》一书,此书刊于清代1827年,深受历代妇科医家推崇。易黄汤出自该书上卷黄带篇,用来治疗妇人由于肾虚湿热下注而导致的黄带。并指出,凡有带下病者,均可治之,其中山药、芡实专补任脉之虚,又能利水,加白果引入任脉之中,更为便捷,黄柏清肾中之火,解肾中之火,即解任脉之热。《竹泉生女科集要》《女科仙方》所记载易黄汤组成与《傅青主女科》相同,均用于治疗肾虚有热,湿热下注之黄带。现代医家也多在傅山所述易黄汤基础上进行加减。

三、临床应用概况

(一)药物组成

《傅青主女科》所记载易黄汤有五味药物组成:山药(炒)、芡实(炒)、黄柏(盐水炒)、车前子(酒炒)、白果(碎)。之后医家所用该方基本也以这五味药为主。现代医家所用易黄汤亦是在《傅青主女科》基础上加减化裁后而用于临床。

(二)药物剂量

《傅青主女科》所载药物剂量为:山药(炒)一两,芡实(炒)一两,黄柏(盐水炒)二钱,车前子(酒炒)一钱,白果(碎)十枚。后世所用剂量多沿用原剂量或稍有出入。根据相关文献研究,现代医家运用易黄汤的药物剂量,山药9~30 g,多则60 g,一般剂量在15~30 g;芡实9~30 g,多则60 g,一般剂量在15~30 g;黄柏6~15 g,多则20 g,一般6~9 g;车前子3~15 g,多则30 g,一般9~15 g;白果6~15 g,多则20 g,一般10 g左右。

(三)方义解析

傅山指出:"山药、芡实专补任脉之虚,又能利水,加白果引入任脉之中,更为便捷,所以奏功之速也。至于用黄柏清肾中之火也,肾与任脉相通以相齐,解肾中之火,即解任脉之热矣。"方中重用山药、芡实为君药,补益脾肾,固涩止带。《本草求真》曰:"山药之补,本有过于芡实,而芡实之涩,更有胜于山药。"白果收涩止带,兼除湿热,为臣药。少量黄柏苦寒入肾,清热燥湿,车前子甘寒,清热利湿,导湿热从小便而解。诸药合用,清补兼施,涩利同用,重在补涩,佐以清利,共奏补脾肾,清湿热,固涩止带之功,使肾虚得复,热清湿祛,则带下自愈。

(四)治疗范围

清代及以后医家多运用治疗肾虚湿热带下病。现代医者多用于治疗妇科炎症,如宫颈炎、霉菌性阴道炎、细菌性阴道炎、滴虫性阴道炎、慢性盆腔炎、女性人乳头瘤病毒(HPV)感染等,另外还用于治疗排卵期出血、经行泄泻、男性前列腺炎、尿路感染等。

（五）加减变化

带下病瘙痒严重者加地肤子、白鲜皮、百部、贯众、蛇床子、地肤子、苦参等；夹带血丝加茜草、侧柏叶、仙鹤草、小蓟等；腹部疼痛严重者加丹参、白芍、乳香、没药等；腹胀痛者加川楝子、延胡索等；带下色黄者加败酱草、红藤；腰痛者加杜仲、桑寄生；阴虚加女贞子、墨旱莲；湿盛加薏苡仁、苍术；口苦加炒栀子、牡丹皮；病程日久不愈加鹿角霜；伴尿频、尿急者加金钱草；有寒象少腹发凉者，去黄柏加小茴香、吴茱萸等。治疗慢性前列腺炎时，尿道灼热刺痛较重者加石韦；尿浊加萆薢、益智仁；前列腺液镜检，白细胞满视野者加金银花、连翘、蒲公英；有红细胞或肉眼血尿者加墨旱莲、白茅根；会阴、睾丸、阴茎等处疼痛较重者加橘核、荔枝核、制乳香、制没药等；气阴两虚者加黄芪、党参、枸杞子等。

（六）现代临床应用

本方原用于治疗带下病，目前被用于内科、儿科和妇科其他病症中，多用于治疗湿热类病症。"异病同治"的治疗原则在易黄汤的现代临床应用中得到体现。

妇科方面，主要用于治疗妇科炎症（如霉菌性阴道炎、细菌性阴道炎、滴虫性阴道炎、老年性阴道炎、HPV 阳性、慢性盆腔炎等）。如郑氏采用易黄汤加味治疗老年性阴道炎 42 例，药物以易黄汤加山茱萸 10 g、金樱子 15 g、椿根皮 10 g、野菊花 15 g、泽泻 10 g。外阴瘙痒明显加白鲜皮、丹参；血性带下加牡丹皮、赤芍药；腰酸痛明显加桑寄生、杜仲；病程日久不愈加鹿角霜；伴尿频、尿急者加金钱草，治疗总有效率为 88.1%。有学者采用中药易黄汤加减治疗高危型人乳头瘤病毒（HR-HPV）感染患者，发现加味易黄汤加减可缓解宫颈 HPV 病毒感染患者症状，抑制并清除宫颈人乳头瘤病毒，提高 HPV 转阴率，减轻炎性反应。

刘氏采用加味易黄汤治疗排卵期出血，治疗组以易黄汤为基础，药用黄柏 10 g，山药 15 g，芡实 10 g，车前子 10 g，白果 9 g，金樱子 15～20 g，热蕴者加牡丹皮、栀子清热凉血；阴虚加女贞子、墨旱莲滋补肾阴；伴腹痛者加川楝子、延胡索理气止痛；湿盛加薏苡仁、苍术健脾燥湿；如出血多则加仙鹤草、小蓟清热止血。结果治疗组总有效率 93.3%，明显高于对照组 70%。周氏观察易黄汤联合多西环素治疗生殖道支原体感染湿热下注型的临床疗效，观察组在对照组（盐酸多西环素片）治疗基础上给予易黄汤[山药 30 g（炒）、芡实 30 g（炒）、黄柏 6 g（盐水炒）、车前子 3 g（酒炒）、白果（碎，十枚）12 g]治疗，发现易黄汤可显著改善临床症状体征，降低复发率，且安全可靠。

在尿路感染方面，王氏采用易黄汤加减治疗急性尿路感染和慢性尿路感共 48 例,方用易黄汤加甘草梢、石韦、白茅根、大蓟各 10 g,生地、萹蓄各 15 g,生大黄 8 g(后下),结果显示易黄汤加减治疗急慢性尿路感染的疗效基本一致,两者总有效率均在 85% 以上。

王氏观察加味易黄汤治疗排卵期出血的疗效,治疗组 30 例,中药以易黄汤(黄柏 10 g、山药 15 g、芡实 10 g、车前子 10 g、白果 9 g、金樱子 15～20 g)为基础,治疗组总有效率 93.3%,明显高于对照组 70%。

王氏采用《傅青主女科》易黄汤[基本方:炒山药 30～60 g,炒芡实 30～60 g,盐黄柏 10～15 g,车前子 6～12 g,炒白果(去皮)10 个]加味治疗慢性前列腺炎 54 例,总有效率为 90.7%。

关于易黄汤的实验研究目前极少。

四、经典文献辑录

（一）历代论述

1.《女科仙方·带下·黄带下》　妇人有带下而色黄者,宛如黄茶浓汁,其气腥秽,所谓黄带是也……法宜补任脉之虚,而清肾火之炎,则庶几矣。方用易黄汤:

山药(炒)一两,白果(碎)十枚,芡实(炒)一两,车前仁(酒炒)一钱,黄柏(盐水炒)二钱。

水煎,连服四剂无不愈。此不特治黄带方也。凡有带病者,均可治之,而治带之黄者,功更奇也。盖山药、芡实,专补任脉之虚,又能利水,加白果引入任脉之中,更为便捷,所以奏功之速也。至于用黄柏清肾中之火也,肾与任脉相通以相济,解肾中之火,即解任脉之热矣。凡带症多系脾湿,初病无热,但补脾土,兼理冲任之气,其病自愈。若湿久生热,必得清肾火而湿始有去路,方用黄柏、车前子(炒)。

2.《竹泉生女科集要·带证总论·治带·黄带》　黄带者,任脉之湿热也……傅青主曰:法宜以山药、芡实补任脉即以利水,加白果为引,以黄柏清肾火,则庶几矣,方曰易黄汤。傅氏易黄汤:炒山药,黄柏(盐水炒),车前子(酒炒),炒芡实,白果(打碎)。

（二）现代论述

1. 中药易黄汤治疗宫颈高危型人乳头瘤病毒感染的疗效观察[1]　林氏观察中药易黄汤治疗脾虚湿热型患者宫颈高危型人乳头瘤病毒(HR-HPV)感染的临床疗效。方法:2018 年 1 月—2019 年 12 月在我院将包括 16、18 型在内的

14 种 HR-HPV 阳性且宫颈液基薄层细胞检测（TCT）正常的脾虚湿热型患者 97 例随机分为三组：中药组 33 例，干扰素组 32 例，对照组 32 例。给药方法：中药组患者于月经完毕第 2 日开始口服中药易黄汤加减（原方：山药、炒芡实各 30 g，白果 12 g，黄柏 6 g，车前子 3 g），温水煎服，每日 2 剂，1 个月经周期连续服用 7 日，共 3 个周期。干扰素组患者从月经完毕第 3 日开始，阴道用药重组干扰素，隔日 1 粒，每个月连续上药 9 次，连用 3 个月。对 3 组患者均普及宫颈病变知识，减轻患者心理负担，鼓励患者经常锻炼身体，增强免疫力。3 组患者治疗前根据症状进行中医证候评分，于用药结束后 3 个月复查 HR-HPV 病毒载量及中医证候积分。结果：应用药物治疗 3 个月后，采用 Kruskal-Wallis 检验，$P = 0.002$，整体比较三组病毒载量下降差别有统计学意义，两两比较，中药组载量下降高于对照组（$P = 0.025$，$P < 0.05$）；干扰素组载量下降高于对照组（$P = 0.002$，$P < 0.05$）；中药组与干扰素组无差别（$P = 1.000$）。而治疗后整体比较三组中医证候积分下降差别亦有统计学意义（$P < 0.001$），两两比较，中药组证候积分下降高于干扰素组（$P = 0.003$，$P < 0.05$）；干扰素组证候积分下降高于对照组（$P < 0.001$）。

2. **加味易黄汤联合自制清毒方对宫颈 HPV 病毒感染患者病毒载量及 TNF-α、hs-CRP 水平的影响**[2]　武氏研究加味易黄汤联合自制清毒方对宫颈 HPV 病毒感染患者病毒载量及 TNF-α、hs-CRP 水平的影响。方法：选取收治的宫颈人乳头瘤病毒感染患者 76 例，按照随机数字表法分为对照组和试验组，各 38 例。对照组采用我院自制的清毒方进行治疗。自制清毒方：黄柏 15 g，蜈蚣 1 条，莪术 9 g，冰片 1 g，没药 6 g。用法：将所有药材进行烘焙后，研磨成粉，取适量药物对宫颈患处上药，每日 1 次。试验组在对照组的基础上增加加味易黄汤。加味易黄汤组成：白果、山药各 9 g，芡实 6 g，黄柏、车前子、半枝莲、板蓝根、白花蛇舌草、茜草各 15 g。用法：将药物煎煮后取药液 400 mL，早晚各温服 1 次，每日 1 剂。2 组均持续治疗 40 日。比较 2 组治疗前后中医证候积分、病毒载量、TNF-α、hs-CRP 水平；比较 2 组 HPV 病毒转阴率。结果与治疗前相比，治疗后 2 组外阴瘙痒、小腹疼痛、带下异常证候积分，血清 TNF-α、hs-CRP 水平均降低，病毒载量减少，且试验组低于对照组；与对照组相比，试验组 HPV 转阴率高（均 $P < 0.05$）。结论：加味易黄汤联合自制清毒方可缓解宫颈 HPV 病毒感染患者症状，抑制并清除宫颈人乳头瘤病毒，提高 HPV 转阴率，减轻炎性反应。

3. **加减易黄汤联合保妇康栓治疗老年阴道炎临床观察**[3]　许氏观察加减易黄汤联合保妇康栓治疗老年阴道炎的临床疗效。方法：选择 2016 年 11 月—2018 年 6 月收治的 102 例老年阴道炎患者作为实验对象；参照组：睡前准备保妇康栓在患者阴道深部位置置入,1周为1个疗程,治疗1周。研究组:在参照组的基础上给予加减易黄汤治疗,处方为:芡实、山药各30 g,车前子3 g,黄柏6 g,白术10 g,白果12 g,茯苓10 g。用药剂量为每日1剂,水煎取汁,以每日2次频率温服治疗。观察2组患者治疗总有效率、阴道pH值、细菌培养评分、阴道清洁度以及症状评分。结果:研究组患者治疗总有效率(98.04%)明显高于参照组(76.47%),差异有统计学意义($P<0.05$)。治疗前,2组患者在阴道pH值以及细菌培养评分方面无明显差异($P>0.05$);治疗后,研究组阴道pH值以及细菌培养评分明显低于参照组,差异有统计学意义($P<0.05$)。治疗前,2组患者在阴道清洁度以及症状评分方面无明显差异($P>0.05$);治疗后,研究组阴道清洁度以及症状评分明显低于参照组,差异有统计学意义($P<0.05$)。结论:老年阴道炎患者接受加减易黄汤联合保妇康栓的治疗后,在改善治愈率、治疗总有效率、阴道pH值、细菌培养评分、阴道清洁度以及症状评分方面,效果明显,最终为老年阴道炎患者的疗效提升、预后改善,奠定基础。

4. **易黄汤联合多西环素治疗生殖道支原体感染湿热下注型疗效观察**[4]
周氏观察易黄汤联合多西环素治疗生殖道支原体感染湿热下注型的临床疗效。方法:将80例生殖道支原体感染湿热下注型患者随机分为对照组与观察组,每组40例。对照组给予盐酸多西环素口服,第1日100 mg,每12 h 1次,继以100~200 mg每日1次口服。观察组在对照组治疗基础上给予易黄汤治疗,药方成分:山药30 g(炒)、芡实30 g(炒)、黄柏6 g(盐水炒)、车前子3 g(酒炒)、白果12 g(碎,十枚),常规水煎煮2次,分早晚2次内服。2组均以4周为1个疗程,连续治疗1个疗程。2组患者均给予健康宣教,纠正不健康的卫生习惯,且治疗期间均禁用其他抗生素及相关中药治疗,禁止性生活,忌食辛辣、刺激性食物及饮酒。此外,西药经期不停药,2组患者的配偶同时口服盐酸多西环素100 mg/次,每日2次,共服4周。对照组单纯给予盐酸多西环素治疗,观察组在对照组治疗基础上给予易黄汤治疗,观察2组治疗效果、治疗安全性、复发情况及治疗前后临床症状体征评分情况。结果:治疗1个疗程后,观察组治疗总有效率显著高于对照组($P<0.05$);治疗后2组各项临床症状体征评分均显著下降(P均<0.05),且观察组较对照组更显著($P<0.05$);观察组半年内复发率均显著低于对照组($P<0.05$);2组不良反应发生率比较差异无统计学意义($P>0.05$)。结论:易黄汤联合多西环素治疗生殖道支原体感染湿热下注型疗效确切,可显著改善临床症状体征,降低复发率,且安全可靠。

5. **加味易黄汤治疗慢性前列腺炎54例临床观察**[5]　王氏采用《傅青主女科》易黄汤加味治疗慢性前列腺炎54例,疗效满意。治疗方法:基本方,炒山药30~60 g,炒芡实30~60 g,盐黄柏10~15 g,车前子6~12 g,炒白果10个(去皮)。尿道灼热刺痛较重者加石韦 10 g、木通 10 g;尿浊加萆薢 15 g、益智仁 15 g;前列腺液镜检示白细胞满视野者加金银花 20 g、连翘 20 g、蒲公英 30 g;有红细胞或肉眼血尿者加墨旱莲 20 g、白茅根 30 g;会阴、睾丸、阴茎等处疼痛较重者加橘核、荔枝核各 15 g,制乳香、制没药各 10 g;气阴两虚者加黄芪 20 g、党参 15 g、枸杞子 20 g。每日 1 剂,水煎服,每周服药 5 剂,疗程不得少于 4 周。治疗期间停用抗生素、激素,禁酒辣,节房事,避免会阴部刺激。治疗结果:痊愈 27 例,占 50.0%;好转 22 例,占 40.7%;无效 5 例,占总有率为 90.7%。

6. **易黄汤加味治疗复发性外阴阴道念珠菌病疗效评价**[6]　田氏为了探讨易黄汤加味联合西药治疗复发性外阴阴道假丝酵母菌病(RVVC)的疗效,将 120 例患者随机分为 2 组,分别为 A 组(西药＋中药组)和 B 组(西药组)。采用西药对外阴阴道念珠菌病进行治疗方案了解,其大多对一些急性发作的外阴阴道念珠菌病患者治疗方案较多,且主要方法就是通过患者阴道内部给药,以放置 500 mg 的克霉唑阴道片剂。且在患者就诊当日进行阴道给药 1 次,在 3 日之后进行给药,而在第 3 次给药之后则进行观察,不再进行给药。对患者进行治疗时要在患者月经干净 3 日之后进行治疗,以 3 个月为 1 个疗程,在月经期间则不用给药。在治疗过程中如出现其他病菌感染,则会根据病症实际情况进行治疗。中药治疗以易黄汤《傅青主女科》为基础方,具体药物组成如下:山药 30 g,芡实 30 g,关黄柏 9 g,车前子 15 g,白果 10 枚,龙胆草 15 g,苦参 15 g,蛇床子 15 g,地肤子 15 g,白鲜皮 15 g,土茯苓 20 g,粉萆薢 12 g。水煎服,每日 1 剂,煎 2 次服。急性期治疗连服 7 日,巩固治疗在强化治疗后第 1、第 2 次月经净后的 3～7 日,予易黄汤化加减,连服 7 日。结果:经过 6 个月的治疗,2 组治疗前后的症状及体征评分明显改善,治疗组经过 6 个月的治疗症状改善优于对照组;治疗 3 个月结束时,假丝酵母菌转阴率 A 组 96.6%、B 组 93.3%。治疗后 3 个月随访,A 组 93.3%、B 组 70.0%,2 组间转阴率有明显统计学意义。治疗组经过 6 个月的治疗在白带清洁度方面的改善优于对照组,而在阴道 pH 值的改善上与对照组无明显差异。结论:易黄汤对治疗复发性外阴阴道假丝酵母菌病有效。

7. **易黄汤辅助治疗脾虚湿热型宫颈 HR - HPV 感染疗效观察**[7]　李氏为了观察易黄汤辅助治疗脾虚湿热型宫颈 HR - HPV 感染的临床效果,以脾虚湿热型宫颈 HR - HPV 感染患者 128 例为观察对象,根据其治疗方式不同分为传统治疗组(60 例)和易黄汤辅助治疗组(68 例)。治疗方法:传统治疗组仅给予患者单纯的局部用药治疗。易黄汤辅助治疗组采取中药易黄汤口服并联合局部用药治疗。晚睡前将 1 枚保妇康栓(化学成分:莪术油、冰片;产品规格 1.74 g/粒)放入阴道后穹隆接近宫颈口处,从月经干净第 3 日起口服中药及局部用药,连续使用 14 日为 1 个疗程,1 个月经周期只用 1 个疗程,连续治疗 3 个疗程,经期停止用药。中药易黄汤用方如下：山药20 g，芡实20 g，白果10 g，车前子10 g，黄柏9 g。腰痛患者加续断，腹痛加川楝子，夹带血丝加茜草、侧柏叶，阴痒加白鲜皮和百部。上述药物每日1剂，煎取药液400 mL分2次早晚温服。观察2组患者的治疗效果，比较2组患者治疗前后临床症状积分、病毒载量的差异。结果：易黄汤辅助治疗组治疗有效率明显高于传统治疗组(P＜0.05)；2组治疗前的带下量多、带下颜色和带下气味等临床症状积分比较差异均无统计学意义(P＞0.05)，治疗后2组上述指标均较治疗前明显降低(P＜0.05)，且易黄汤辅助治疗组降低更明显(P＜0.05)；2组治疗前病毒载量比较差异无统计学意义(P＞0.05)，治疗后2组病毒载量均较治疗前降低(P＜0.05)，且易黄汤辅助治疗组降低更明显(P＜0.05)。结论：易黄汤辅助治疗对脾虚湿热型宫颈HR-HPV感染患者有较好的治疗效果，可明显改善患者的临床症状，提高其生活质量。

8. **易黄汤结合多西环素治疗女性支原体感染的临床效果研究**[8]　辛氏探究易黄汤结合多西环素治疗女性支原体感染的临床效果。方法：选取广东省中西医结合医院门诊于2014年8月—2015年8月收治的患者40例，将40例入选患者随机分为试验组和对照组，每组20例。对照组仅服用多西环素肠溶胶囊，口服，每次1粒，每日2次，共21日。试验组给予西药多西环素肠溶胶囊，口服，每次1粒，每日2次，共21日；中药方剂：据患者辨证分型选用易黄汤(同时口服及外洗)。易黄汤组方：山药15 g，芡实10 g，黄柏10 g，车前子10 g，白果10 g，早晚煎服，每日2次，同方煎汤外洗，每日1次，连用3周为1个疗程。经期停药，月经净后完成疗程，治疗期间禁止性生活。注意：西药在经期不停药，同时患者的配偶要口服多西环素：每次1粒，口服，每日2次，共14日。经统计学SPSS 14.0处理，对2组计量资料采用独立样本t检验，治疗前后对比采用配对t检验。结果显示试验组20例患者用药后治愈率65%，总有效率95%；对照组20例患者用药后治愈率50%，总有效率70%(P＜0.05)，差异有统计意义。临床上女性支原体感染的症状多为脾虚湿热、肝经湿热之证，此次研究针对脾虚湿热选用易黄汤治疗，效果显著。易黄汤出自《傅青主女科》，本方旨在健脾除湿，清热止带。方中山药、芡实补脾益肾，固涩止带；白果收涩止带，兼除湿热，能引药入任脉，加强止带之功；黄柏清泄下焦之湿热，车前子性专降利，二药相合，黄柏以清热，车前子以利湿，热清湿祛，带下自减；白术能健脾利湿，"带下俱是湿证"，故治带下之病必须把利湿放在第一位，诸药合用，重在补涩，辅以清利，则带下自愈。

9. **易黄汤灌肠治疗湿热毒盛型盆腔炎疗效观察及对复发的影响**[9]　况氏将68例患者随机分为2组各34例，对照组采用常规抗生素综合治疗，治疗组在对照组的基础上加用易黄汤灌肠。处方：车前子、白果各10 g，黄柏、土茯苓、白花蛇舌草各 15 g,芡实、山药、蒲公英、薏苡仁各 30 g。加减:瘙痒严重者加地肤子、白鲜皮各 15 g;疼痛严重者加丹参、白芍各 15 g;带下色白者加党参 10 g,带下色黄者加败酱草、红藤各 15 g;腰痛者加杜仲、桑寄生各 10 g。上药加水至400 mL,煎熬至 100 mL,待冷却至 40℃左右实施保留灌肠 30 min,每日 1 次,10日为 1 个疗程,经期停用,治疗 2 个疗程。观察 2 组患者治疗前后疼痛、炎性包块及积液变化,统计 2 组血常规恢复时间、临床疗效、不良反应及复发情况。结果:治疗后治疗组患者视觉模拟评分法(VAS)疼痛评分、炎性包块直径及盆腔积液深度均较治疗前下降($P<0.05$),且治疗组以上各指标改善较对照组更显著($P<0.05$)。治疗组白细胞及中性粒细胞恢复正常时间均短于对照组,差异有统计学意义($P<0.05$)。总有效率治疗组为 94.1%,对照组为 79.4%,两组比较,差异有统计学意义($P<0.05$)。随访 2 个月,治疗组复发率为 11.1%,对照组为 30.0%,2 组比较,差异有统计学意义($P<0.05$)。治疗过程中对照组出现轻度呕吐、腹痛各 1 例,治疗组出现腹泻 1 例,均经对症处理后症状均消失。结论:急性盆腔炎(湿热毒盛型)采用易黄汤灌肠辅助治疗疗效显著且安全。

10. 易黄汤治疗慢性盆腔炎 48 例[10]　徐氏选取 2009 年 1 月至 2011 年 5月收治的 96 例慢性盆腔炎患者按照随机数字表法随机分为观察组与对照组各48 例,观察组给予易黄汤加味治疗,方剂为:生山药 30 g,芡实 30 g,黄柏 15 g,车前子 6 g,白果 10 g,生薏苡仁 30 g,土茯苓 15 g,蒲公英 30 g,白花蛇舌草15 g。临证加减:阴痒者加白鲜皮 30 g、地肤子 15 g;腹痛者加生白芍 15 g、丹参12 g;带下偏白者加党参、炒白术各 15 g;带下偏黄者加败酱草 30 g、红藤 15 g;带下夹血者加仙鹤草 30 g、地榆炭 15 g;带下时间较长者加生牡蛎、生龙骨各30 g,海螵蛸 15 g;肾虚腰痛者加桑寄生 30 g、炒杜仲 15 g。以上水煎服,分早、晚 2 次服用,每日 1 剂。治疗 14 日为 1 个疗程,评价治疗效果。对照组给予青霉素、甲硝唑静脉滴注,治疗 14 日为 1 个疗程,比较 2 组患者的临床疗效。结果:观察组治愈 22 例,显效 18 例,有效 7 例,无效 1 例,总有效率 83.3%;对照组治愈 13 例,显效 14 例,有效 19 例,无效 2 例,总有效率 56.3%。2 组患者治疗 1 个疗程后总有效率比较有统计学差异($P<0.05$)。结论:应用易黄汤加味治疗慢性盆腔炎较单纯抗生素治疗效果理想,值得借鉴和推广应用。

11. 加味易黄汤治疗排卵期出血 30 例[11]　刘氏观察加味易黄汤治疗排卵期出血的疗效。方法:治疗组 30 例,中药以易黄汤为基础,药用:黄柏 10 g,山药 15 g,芡实 10 g,车前子 10 g,白果 9 g,金樱子 15~20 g。根据不同临床表现随证加减:热蕴者加牡丹皮、栀子清热凉血;阴虚加女贞子、墨旱莲滋补肾阴;伴腹痛者加川楝子、延胡索理气止痛;湿盛加薏苡仁、苍术健脾燥湿;如出血多则加仙鹤草、小蓟清热止血。每日 1 剂,水煎服,分 3 次口服,连服 1 周。下一月月经干净即开始服药,用至排卵期后,连用 3 个月。对口服加味易黄汤,每日 1 剂;对照组 30 例,口服裸花紫珠片。结果:治疗组总有效率 93.3%,明显高于对照组 70%。易黄汤原方用于经断复来之湿热下注证。方中芡实、山药平补肺脾肾,通利水道而水气自利;白果、山药补任脉之虚,三药重在扶正。黄柏泻肾中之火,清湿热;车前子清热利湿,使湿邪有出路;金樱子酸、涩、收敛,专攻固涩,适用于体虚下焦不固引起的证候。诸药合用共奏清热利湿、凉血止血之功效。排卵期出血虽无器质性病变,但反复出血,病情缠绵者可引起月经周期紊乱,月经淋沥不尽,甚或崩漏、不孕症等。中医辨证治疗排卵期出血的疗效肯定,值得推广。

12. 易黄汤加味治疗阴道炎[12] 王氏以易黄汤加味治疗妇女阴道炎 39 例,均为门诊女性患者,年龄 23～55 岁,平均 39.5 岁;病程半年至 4 年,平均 2.1 年。所有病例就诊前,均经过西医治疗或疗效不佳或停药后复发。以面黄神疲、腰困带黄为主症;或伴黄带量多、外阴及阴道瘙痒,均被西医确诊为阴道炎。其中滴虫性阴道炎 18 例,霉菌性阴道炎 11 例,老年性阴道炎 10 例。治疗方法:均予易黄汤加味。药用:炒山药、炒芡实各 30 g,盐黄柏 6 g,酒车前子 3 g(布包),白果仁 10 枚(捣碎)。黄带清稀量多者加龙骨、牡蛎、海螵蛸固涩止带;黄带黏稠味臭有热加茵陈、栀子利湿清热;腰困较甚加菟丝子、续断、桑寄生壮腰益肾,每日 1 剂,水煎服,连服 1 个月评定疗效;阴痒较甚者予百部、贯众、蛇床子、地肤子、苦参、黄柏各 30 g,每日 1 剂,外阴熏洗。治疗结果:显效,症状消失,随访半年未复发 34 例;有效,症状消失,3 个月后有复发 3 例;无效,症状好转,3 个月内有复发 2 例,总有效率为 94.19%。

13. 加味易黄汤治疗慢性盆腔炎疗效观察[13] 陈氏采用易黄汤加味治疗慢性盆腔炎 60 例,并同时设西药组 30 例进行疗效比较。治疗方法:中药组自拟加味易黄汤组成,黄柏 10 g,芡实 10 g,山药 15 g,白果 10 g,车前子 10 g,红藤 30 g,薏苡仁 15 g,败酱草 15 g,苍术、白术各 15 g,桂枝 6 g,茯苓 15 g,桃仁 10 g,生芪 25 g,赤芍 15 g,党参 15 g,蒲黄 10 g,五灵脂 10 g,半枝莲 10 g。每日 1 剂,分两次煎服,20 日为 1 个疗程。西药组:阿莫西林胶囊 0.5 g,每日 4 次;甲硝唑片 0.4 g,每日 2 次。连续服用 20 日。如出现恶心、呕吐等症状可加服维生素 B_6 10 mg,每日 2 次。结果:中药组与西药组总有效率分别为 96.7%、86.7%,中药组疗效明显优于西药组($P<0.01$)。提示本方治疗慢性盆腔炎有良好的疗效。体会:慢性盆腔炎可归属于中医的"带下""癥瘕""痛经""不孕"等范畴。多继发于经期、分娩、节育术、妇科手术后,血室正开,湿热邪毒乘虚而入,留滞下焦,阻碍气血运行,久则损伤正气,形成湿、热、瘀、结并留而不去,聚而不散,虚实夹杂而发病。所用方以傅山易黄汤加味而成。方中黄柏、半枝莲、红藤、薏苡仁、败酱草具有清热解毒、泻火燥湿、散结消肿之功;山药、茯苓、芡实滋补脾肾,祛湿

止带；桃仁、蒲黄、五灵脂、赤芍等药理气活血、散瘀止痛。现代药理研究认为，活血化瘀药有改善微循环，促进血肿、包块吸收，防止粘连的作用，补益药有提高和调节人体免疫功能的作用。故重用生黄芪、党参、白术等药以增强机体抗病能力，利于驱邪外出。全方共奏健脾祛湿、清热解毒、活血化瘀、软坚散结之功，补中有消，攻中有补，相得益彰，故疗效显著，且无不良反应。

14. 傅氏易黄汤加减治疗湿热带下病 52 例临床疗效观察[14]　郭氏在临床中用傅山的易黄汤加减治疗带下病 52 例，取得满意效果。治疗方法：基本方法为山药 20 g(炒)，芡实 20 g(炒)，黄柏 15 g(盐炒)，车前子 10 g(酒炒)，白果 10 枚(去壳炒)。临证加减：口苦加炒栀子 15 g，牡丹皮 12 g；溲热赤黄加茵陈、木通各 15 g；阴痒者加苦参、地肤子各 15 g，炒荆芥 10 g；兼有血热者加生地、赤芍各 20 g；带下腥臭甚者加土茯苓、忍冬藤各 20 g；脾虚加党参 20 g；久病加熟地 15 g；少腹坠痛加川楝子 15 g，白芍 20 g。服法：上水煎服每日 1 剂，水煎 3 次，每次煎服 100 mL，连服 7 剂为 1 个疗程，治疗 3 个疗程后统计结果，判定疗效。治疗结果：痊愈 29 例，占 55.77%；好转 22 例，占 42.31%；无效 1 例，占 1.92%，总有效率 98.07%。

15. 易黄汤加味治疗老年性阴道炎 42 例[15]　郑氏采用易黄汤加味治疗老年性阴道炎 42 例。治疗方法：予易黄汤治疗。药物组成：黄柏 10 g，芡实 30 g，山药 30 g，车前子 10 g(包煎)，山茱萸 10 g，金樱子 15 g，椿根白皮 10 g，野菊花 15 g，泽泻 10 g，白果 10 枚。外阴瘙痒明显加白鲜皮、丹参；血性带下加牡丹皮、赤芍；腰酸痛明显加桑寄生、杜仲；病程日久不愈加鹿角霜；伴尿频、尿急者加金钱草。水煎服，每日 1 剂。15 日为 1 个疗程。一般治疗 1 个疗程，病久者需 2 个疗程。治疗期间停用其他外用和口服中西药物。治疗结果：显效(临床症状消失，带下量少色白，阴道黏膜无充血，白带常规无异常)26 例；有效[临床症状明显减轻，带下量减少，色不黄，白带常规脓细胞(+)]11 例；无效(病情无明显改善)5 例，总有效率 88.1%。

16. 易黄汤加减治疗尿路感染临床分析[16]　王氏采用易黄汤加减治疗急性尿路感染和慢性尿路感染共 48 例。治疗方法：治拟清热利湿通淋为主，兼调脾肾。方用易黄汤加减：山药、黄柏、芡实、甘草梢、石韦、白茅根、大蓟各 10 g，车前子(布包)、生地、萹蓄各 15 g，白果 10 个(去壳)，生大黄 8 g(后下)。每日 1 剂，每日 2 次。急性尿路感染者服药 7～10 日，慢性尿路感染者服药 30 日。全部病例在服药期间均不并用其他抗菌药物。急性尿路感染 28 例，获显效 15 例 (53%)，有效 10 例(35.7%)，无效 3 例(10.7%)；慢性尿路感染 20 例，获显效 10 例(50%)，有效 8 例(28.5%)，无效 2 例(10%)。急慢性尿路感染的疗效基本一致，两者总有效率均在 85% 以上。在治疗前培养出细菌 32 株，治疗后 28 株消失,尿细菌转阴率为87%。治疗有效的病例随访1~12个月中,有3例再发,重复治疗仍然有效。

17. **易黄汤加味治疗带下80例疗效观察**[17]　邓氏用易黄汤随证加味治疗带下病80例,疗效满意。治疗方法:无论白带、黄带、赤白带,均用易黄汤(山药、芡实、黄柏、车前子、白果)加味。原方药味不变,剂量可因证而异。10日为1个疗程,一般连服2个疗程,停药观察1周,再继续用药。证型及处方加味:① 气虚白带宜补脾益气,健运止带。山药60 g,芡实20 g,黄柏15 g,车前子15 g,白果10 g,茯苓30 g,白术30 g,升麻8 g,甘草6 g。② 寒湿白带宜健脾温肾,升阳止带。山药60 g,芡实30 g,黄柏6 g,车前子20 g,白果10 g,肉桂8 g,党参18 g,白术30 g,升麻6 g。③ 湿热黄带宜健脾化湿,清热止带。山药15 g,芡实12 g,黄柏20 g,车前子30 g,白果10 g,茵陈20 g,茯苓20 g,苦参20 g,薏苡仁30 g。④ 肝郁实火黄带系肝郁化火,脾虚积湿,湿热交阻,损伤任带所致。治应疏肝清热、健脾化湿。山药12 g,芡实10 g,黄柏18 g,车前子30 g,白果10 g,黄芩10 g,龙胆草10 g,柴胡10 g。⑤ 湿热赤白带宜清热化湿。山药15 g,芡实15 g,黄柏10 g,车前子15 g,白果10 g,苍术12 g,白术12 g,茯苓20 g,白茅根20 g,牡丹皮10 g。⑥ 湿毒赤白带因湿毒内侵,累伤带脉。治以除湿解毒,固带止带。山药18 g,芡实15 g,车前子15 g,黄柏10 g,白果10 g,土茯苓30 g,苦参30 g,薏苡仁30 g,地肤子15 g。治疗效果:痊愈41例,无带,1年内未复发,兼证消失;显效36例,白带明显减少,伴发症状基本消失,半年内无反复;无效3例,服药2个疗程以上,带量如旧,自觉症状未见改善。最短1个疗程,最长3~4个疗程治愈。

18. **加减易黄汤治疗慢性盆腔炎**[18]　屈氏采用易黄汤加减治疗慢性盆腔炎,治疗方药:山药、芡实、蒲公英各15~30 g,鹿角霜、海螵蛸、车前子、续断各10~15 g,黄柏、当归、白芍、香附各10 g,甘草6 g。气虚加黄芪、党参,阴虚加玄参、生地,脾虚湿盛加苍、白术,有寒象少腹发凉者,去黄柏加小茴香、吴茱萸,偏热者加紫花地丁,带下赤白相兼者,加土茯苓、阿胶、生赤石脂,腹痛偏于少腹者,加川楝子、延胡索,腹痛较剧或刺痛不移者,加乳香、没药,腹部有包块者,加三棱、莪术,腰痛甚者,加狗脊、杜仲。每日1剂,水煎,早晚服。治疗效果:共治疗25例。痊愈(临床症状全部消失,随访1年未复发者)12例,显效(临床症状基本消失,或全部症状消失,但半年内有轻度复发者)9例,好转(白带减少,腰痛等症状明显减轻者)3例,无效(服药15剂以上,临床症状无变化者)1例。总有效率96%。

19. **易黄汤加味治疗神经性皮炎**[19]　李氏运用易黄汤治疗神经性皮炎72例,治疗用药:山药、苦参、黄芪各30 g,芡实、当归各20 g,黄柏、白果、荆芥、防风、生地、玉竹、黄精各 10 g,车前子、炒苍术各 15 g,蝉蜕、甘草各 6 g,大枣 5 枚。加减:病程长者加丹参、穿山甲,痒甚者加地肤子、白蒺藜,便干溲赤、口苦甚者加龙胆草、柴胡。每日 1 剂,水煎分 2 次服,7 日 1 个疗程,连用 3 个疗程。服药期间忌服辛辣刺激之物,注意情志摄养。治疗效果:皮损及症状可消退,或仅留有少量皮肤色素沉着,收效满意。总有效率 90.3%。

(三)医案摘录

1. 带下病

案 1[20] 患者,女,35 岁,已婚。

初诊(2008 年 4 月 3 日) 带下年余,缠绵不已,量多色黄白,清稀无臭味,面色萎黄,纳食不香,大便稀溏,四肢倦怠,腰困乏力,月经尚能按时而至,舌淡苔薄黄白相间,脉濡细滑。证属脾肾不足,带脉失约。治拟益肾健脾,升阳除湿止带。处方:

炒山药 30 g,芡实 30 g,车前子 10 g,白果 10 g,炒黄柏 6 g,党参 15 g,苍术、白术各 15 g,黑芥穗 9 g,生龙骨、牡蛎各 30 g,海螵蛸 18 g。

二诊 上方服后,胃纳转佳,大便成形,带下减少,腰困如故。属久带脾肾两亏。

前方加川续断 20 g、菟丝子 15 g、炒杜仲 12 g。以固肾止带,继进 5 剂而愈。

【按】本案系脾肾虚损,任带失约,治以健脾补肾、调摄任带。重用山药、芡实补任脉之虚,调脾肾之虚。复诊时加菟丝子、川续断、炒杜仲,壮腰益肾以增束带之功。

案 2[21] 李某,女,23 岁,无业。

初诊(2006 年 11 月 18 日) 主诉:带下量多反复发作半年,加重 1 周。带下色黄,味臭,曾在他院内服加外用阴塞消炎药物,但病情未能控制。追问病史,知其不注意经期卫生,致生殖系感染,遂致带下。近 1 周来带下量多,色黄绿如脓,质稠味臭,伴小腹胀痛,腰骶酸痛,口干苦,心烦易怒,小便色黄。舌红苔黄,脉滑数。妇科检查见阴道黏膜充血、触痛。阴道分泌物涂片检测可找到线索细胞。证属湿热毒邪损伤冲任。治以清热解毒,除湿止带,兼以调补冲任。用基本方:

生山药 30 g,生薏苡仁 30 g,土茯苓 30 g,蒲公英 30 g,椿根皮 30 g,芡实 20 g,白花蛇舌草 20 g,金银花 20 g,黄柏 10 g,柴胡 10 g,白果 10 g,车前子 15 g(包煎)。

水煎口服并外洗。7 剂后,带下转为淡黄,量少,无腹痛,腰轻酸痛;妇科检查:阴道黏膜无充血、触痛;阴道分泌物涂片检测:阴性。上方去柴胡、黄柏,加海螵蛸、炒杜仲、桑寄生各 12 g,继用 7 剂,来年未见复发。

【按】黄带之发病与脾虚湿盛,郁久化热,肝郁化火,湿热互结,流注下焦,损及任带,约固无力有关;而热毒、湿邪是致病之主因;故用《傅青主女科》之易黄汤为主,健脾除湿、清热止带,兼以调补冲任。加之外用熏洗,使药物直达病所,与内服药合用,内外并治,促使疾病转归。方中山药、芡实健脾化湿;白果补任固涩止带;车前子利水渗湿;黄柏清热燥湿;柴胡疏肝解郁,理气升阳;蒲公英、金银花、白花蛇舌草清热解毒;土茯苓、薏苡仁清热利湿化浊;椿根皮清热燥湿涩敛。实验证明:调补冲任药有调节神经内分泌功能,抗渗出和抑制结缔组织增生,增强纤维蛋白溶解酶活性的作用。清热解毒药能促进组织黏膜炎性、水肿、渗出的吸收,可防止炎性细胞的浸润,抑制毛细血管的通透性增强。故采用易黄汤随证化裁,不仅对黄带疗效较佳,对白、赤、青带亦有良效。

案 3[22]　齐某,女,32 岁,职工。

初诊(2005 年 3 月 16 日)　主诉:黄带下 2 年余。患者于 2 年前因分娩体虚,调理不慎,致黄带量多,质黏气臭秽,外阴瘙痒。市级医院诊为宫颈糜烂,服抗宫炎、妇科千金片等效果不显。刻诊:面色萎黄,舌质淡红、苔黄腻,口干苦,食纳差,黄带量多,腰痛腿酸,少腹胀坠痛,大便干,小便短赤,脉滑数。月经 2 月24 日来潮,经期 7 日,经色黑质黏量少。辨证:脾虚兼湿,湿郁化热,治以健脾利湿,清热解毒,方用易黄汤加味。处方:

山药、芡实、土茯苓、金银花、焦三仙、川续断各 15 g,薏苡仁 20 g,红藤、杜仲各 12 g,银杏肉、车前子、延胡索各 10 g,黄柏 6 g。

每日 1 剂,水煎分 2 次服。

二诊(2005 年 3 月 19 日)　服 3 剂带下减少 1/2,稍有臭气,腰痛减,食欲增加,苔白脉缓,效不更方,继服 3 剂愈。随访半年未复发。

【按】黄带属于湿热病,是妇科常见病、多发病之一,在 21～40 岁之妇女为多见。其病因病机,不外六淫、七情、劳倦、房事及过食肥甘厚味、辛辣助湿之物,伤及脾、肾、肝、任、带的功能失常,尤其脾虚湿盛为主要病机。张景岳谓:"妇人带下色黄者属脾。"《妇科易知录》说:"任脉积湿,湿盛主热,因不能生精化血,故腐败而成黄带。"因此,黄带多由脾脏引起,而受累脏腑,主要是脾、肾、肝三脏,涉及经络主要为任带二脉。因"脾为后天之本",生化之源,脾虚可伤及他脏,脾主运化,喜燥恶湿,脾不健运,转输失司,湿邪内停,郁久化热,下注任带而致带下色黄。其次"肾为先天之本",主藏精,肾在妇科的重要性应占首位。虽妇科病种繁多,变化各异,详其病因,则知经、带、胎、产及杂病,无不与肾有密切关系。肾为先天之本,依赖后天濡养,脾虚及肾,肾不能藏精,任带失约而致带下。"腰为肾之府",所以,临床常见带下量多者,多有腰痛膝软,经来量少。"经水出诸肾",肾虚精血匮乏,故带多而经少。再者,肝主藏血,主情志,"妇人多郁",郁怒伤肝,肝经郁火内炽，下克脾土，而致脾虚带下。因为，任带之功能正常，需依赖脾气的升举，今脾虚不能升举，故任带不能总司阴津，精血而腐败为黄带。湿热伏于任带，血脉壅滞不通，故小腹胀坠疼痛；邪热熏蒸，则带下臭秽质黏；湿热壅遏生虫，虫蚀阴中则瘙痒；热邪伤及血络，故带中夹血；肝气郁结则乳房胀痛。总之，该病为"本虚标实"之证，"本虚"是指脾肾两虚，"标实"是指湿热二邪为患，治以"标本兼治"立法，用易黄汤《傅青主女科》加味，方中山药、芡实健脾补肾止带，补任脉之虚；黄柏清下焦湿热，令热祛湿除；车前子性专降浊，使湿祛而带自止；银杏肉引诸药入任脉；土茯苓、红藤、金银花利湿，清热解毒；薏苡仁淡渗利湿；王不留行、橘核活血祛瘀，疏肝理气，止乳房胀痛；阴痒者用蛇床子、白鲜皮、苦参、苍术等水煎熏洗，以清热燥湿，杀虫止痒。诸药合用，共奏健脾益肾、清热利湿、止带之功。

案 4[23]　　患者，女，42 岁，已婚，干部。

初诊（2000 年 8 月 10 日）　自述白带过多呈现黄色已近 3 年，近半年来明显加重，且伴有下腹部坠胀疼痛，近 1 周外阴瘙痒难忍，曾服用甲硝唑片、阿莫西林胶囊、愈带丸等，外阴部用高锰酸钾液、洁尔阴液坐浴疗效欠佳，舌淡、脉细数滑。辨证属脾虚运化失常，湿热下注，损伤任带二脉。治疗：健脾益气，清热利湿，收敛止带。易黄汤加减：

山药 10 g，炒芡实 10 g，黄柏 10 g，车前子 10 g，白果 10 g，茯苓 10 g，薏苡仁 10 g，鱼腥草 10 g，海螵蛸 10 g，蛇床子 10 g，白鲜皮 10 g，百部 10 g。

煎服方法：前 2 次煮汤口服，第 3 次煎汤去渣留汁，先熏后洗，每日 1 剂，连用 10 日，自月经干净后 3 日开始，连服 3 个月。

【按】傅山曰：黄带乃任脉之湿热也。就是说，黄带多因湿热损伤任带二脉所致。黄带的产生原因：① 平素体质虚弱，或饮食不节，或劳累过度而损伤脾气，致脾虚运化失常，湿浊内停、郁久化热形成湿热，下注任、带致使任脉不通，带脉损伤产生黄带。② 精神抑郁或怒气伤肝、肝气郁结，郁久化热结于任带二脉，热久生湿，发为黄带。③ 素体肝肾阴虚，或久病、多产、房劳或因出血过多等耗伤阴血。阴痒血热揉于任带，以致黄带绵绵。④ 洗涤用具不洁，或房事不洁，感染湿毒；或在经期，产后等胎脉宫虚之时，湿毒乘虚进入胞宫，侵害任带二脉致成黄带。临床上根据其病因分为脾虚湿热、肝经湿热、肝肾阳虚、外感湿毒 4 型。妇女带下症状可因多种原因引起，主要的原因是湿，而湿性重浊、黏滞，故带下量多秽浊，气味臭，病变过程较长，而且易反复发作，绵绵难愈。尤其是本文所述之黄带，因脾虚运化失常，湿浊内停，郁久化热，形成湿热，下注任带，致使任脉不固，带脉损伤而致。对于带下症的诊断，应根据其色、量、质、味及伴随的全身症状，通过中医学传统的望、闻、问、切四诊进行辨证。西医诊断带下即白带过多，多因炎症所致，引起炎症的有滴虫、霉菌等，中老年患者还要通过一些检查如妇科双合诊、宫颈刮片、B超等检查以排除一些恶性病变。治疗上，因带下症的病因主要以湿为患，故其治疗主要是除湿，可根据带下症状的虚、实、寒、热及病变所在脏腑采取相应治疗。因脾虚运化失常不能化水谷之精微，反为湿浊，湿浊郁久则化热，故应健脾益气，清利湿热，用加味易黄汤治疗，配合外洗，效果甚好。同时对一些伴随症状较重可结合西医消炎治疗，不仅使白带量减少，而且消除了局部疼痛及阴痒等症状，改善了月经量、色、经期及经期的一些伴随症状，同时提高了夫妻生活质量，增进夫妻感情，提高家庭生活质量。

案 5[24]　患者，女，35 岁。

初诊（1997 年 3 月 12 日）　主诉：带下量多，反复发作 5 月余。初起带下色黄白夹杂，质黏稠，曾在外院内服抗感染等药物，但病情反复，临床症状一直未能控制，经详细追问病史，知其患病前，因不注意产褥期卫生，致泌尿生殖系统感染，遂致带下。近 1 个月，带下量多，色黄绿如脓，质稠味秽臭，伴腰腹酸痛，口干口苦，心烦易怒，小便色黄。舌质红，舌苔黄腻，脉弦滑而数。中医辨证属湿热毒邪损伤冲任。治以清热解毒，除湿止带，调补冲任。

用基本方（生山药、生薏苡仁、土茯苓、椿根白皮、蒲公英各 30 g，芡实、金银花、白花蛇舌草各 20 g，黄柏、白果、柴胡各 10 g，车前子 15 g）加牡丹皮、丹参、败酱草、桑寄生、炒杜仲水煎口服并坐浴熏洗。

二诊　用药 6 剂后，带下转为淡黄色，量少，腹痛明显缓解，唯觉腰痛不减。上方去黄柏、败酱草，续服 6 剂，带下止，全身症状明显改善，为巩固疗效，又进 6 剂而痊愈，随访 1 年未见复发。

【按】带下证为临床常见妇科疾病，多见于急慢性盆腔炎，滴虫性、霉菌性等阴道炎，也可见于阴道及子宫的恶性肿瘤等疾病中。中医学认为带下病的病因以湿为主，病理变化在肝、脾、肾，病位在任、带二脉。此外，可因人流、放环等手术后不洁或由经期产后房事不节或不洁性交，使湿毒之邪乘虚内侵，直接损伤胞脉，秽浊、水湿与精血相搏，致使瘀毒阻胞，胞脉受损，任带失约，发为带下。由于人体脏腑经络之间相互影响，所以带下证虽以局部症状为主，但常伴有全身综合证候。因此，治疗须从中医学的整体出发，内外合治，方能取得满意疗效。易黄汤具有健脾祛湿、清热解毒、调补冲任之功效。方中山药、芡实为君，健脾运湿；佐以车前子利水渗湿，湿去则带下自减；黄柏清热燥湿，热去湿孤，湿邪自除；配以白果收涩止带，酌加土茯苓、椿根白皮、白花蛇舌草、蒲公英、金银花等祛湿解毒之品，共助全方止带之功。外用坐浴熏洗可使药物直达病所，与内服药物协同作用，从而促使疾病转归。

案 6[25]　李某，女，26 岁，农民。

初诊（2003 年 8 月 24 日）　带下量多两年多，色稍黄，质黏稠，气味臭秽，伴有精神不佳,心烦口苦,尿黄,小腹隐痛,阴部湿痒,经妇科检查诊断为宫颈糜烂,阴道炎。虽多次投医,效均不显。舌质红,苔微黄,脉滑稍数。辨证:湿热蕴结于下,损伤任带之脉,故小腹隐痛,带下量多色黄,质黏稠,气味臭秽,阴部湿痒,湿热阻于中焦,则心烦口苦,尿黄、舌红、苔微黄、脉滑数均为湿热之证。诊断:带下病。证属湿热下注。治宜清热利湿,方用加减易黄汤。

山药 15 g,黄柏 12 g,车前子 12 g,龙胆草 15 g,黄芩 10 g,栀子 10 g,苦参 20 g。

4 剂,水煎服。

二诊(2003 年 8 月 2 日) 白带锐减,诸症减轻,舌脉同前。处方:

山药 20 g,芡实 15 g,黄柏 15 g,车前子 6 g,白果 10 g,龙胆草 10 g,当归 10 g,苦参 10 g,白术 10 g,生甘草 6 g。

服 5 剂后精神转佳,诸症和,带下基本消失。随访 1 年未有复发。

【按】中医学对本病的分类较多,用药用方易杂,我们宗《傅青主女科》易黄汤下指出:"此不特治黄带也,凡有带病者均可治之。"该方本为脾虚湿下,湿浊蕴久化热而设。但纵观此方对肾病、脾虚、湿热、湿毒各型带下病均可运用。方中山药、芡实均入脾肾经,具有健脾益肾、固肾涩精之功,又专补任脉之虚。妙在标本兼顾,是为主药。车前子渗湿于下,加白果引入任脉之中,收涩止带,更为便捷。凡带症多脾湿,湿久必生热,故用黄柏清肾中之火。诸药配合,实为治带之要。酌情加减,对于各种带下自能获得佳效。

案 7[26] 陈某,女,28 岁,已婚。

初诊(1998 年 3 月 14 日) 自述带下色黄、质稠、有腥臭味,反复发作 5 年余,曾服除湿白带丸、金鸡冲剂、乌鸡白凤丸、逍遥丸等药,疗效不显。于 1998 年 3 月 14 日前来我院中医科就诊,就诊时症见:带下色黄如脓、质稠有腥臭味,伴阴中热痛,阴痒,大便干燥,小便短赤,腰痛,小腹胀痛,舌质红苔黄腻,脉濡数。平时嗜食辛辣,性情急躁易怒。中医辨证:带下病,湿热型。治则:清利湿热,收敛止带。方用易黄汤加减:

黄柏 20 g,白果 10 g(去壳),车前子 20 g(包煎),芡实 20 g,生大黄 10 g(后下),山药 20 g,生甘草 6 g,苦参 10 g,蝉蜕 10 g,赤芍 20 g,白芍 20 g,川续断 20 g,侧柏叶 10 g。

7 剂,每日 1 剂,水煎服。

二诊(1998 年 3 月 24 日) 服上药后带转为白色,量少,阴中热痛、阴痒、腰痛、小腹胀痛等均显著减轻,大便干燥也有所改善,舌质微红,苔薄黄腻,脉濡微数。

效不更方,上方继服 7 剂,诸症皆除,随访 1 年未复发。

案 8[27]　何某,女,21 岁,农民。

初诊(1984 年 7 月 28 日)　自诉 2 周前腹泻,现已愈,但饮食明显减少,口淡无味,不知饥,腹胀头昏,气短易出汗,四肢乏力,1 周来流白色带,无臭,持续不断,量渐增多,小腹有下坠感。舌淡苔白、偏腻,脉缓。诊断带下病,属脾气虚弱,不能升阳举陷。治法健脾益气和胃,升阳除湿止带。方药:易黄汤合补中益气汤加减。

山药(炒)、芡实(炒)各 30 g,黄芪 20 g,车前子(酒炒)、党参各 15 g,白术(炒)、白果(碎)、干姜、陈皮各 10 g,柴胡、升麻各 6 g,砂仁、甘草(蜜炙)各 8 g。

5 剂,水煎服,每日 3 次。

二诊(1984 年 8 月 3 日)　能食,腹胀除,乏力缓解,带下量明显减少,小腹仍有下坠感,继前方剂,后来询问,带下完全消除,其他均无异常。

案 9[27]　靳某,女,31 岁。

初诊(1986 年 9 月 4 日)　自述头昏、头晕、腰酸、心烦急躁,口黏口苦,流红黄色带,黏稠、量多味臭,两侧少腹疼痛,阴部瘙痒且有烧灼痛,小便经常黄,有时尿痛。舌红、苔黄厚,脉弦数,曾经多方治疗数月不显效。诊断带下病,证属肝郁化热,湿浊下注。治法柔肝解郁,清热燥湿止带。方药易黄汤加减:

山药、红藤、败酱草各 30 g,白芍、酸枣仁、刺蒺藜、椿根白皮各 15 g,车前子(包煎)、栀子(碎)、黄柏(盐水炒)12 g,川楝子、白果(碎)、木通各 10 g,甘草 6 g。

6 剂,水煎服,每日 3 次。另用蛇床子、贯众、苦参、地肤子各 20 g,煎汤熏洗阴部 10 日,同时每晚放入阴道内甲硝唑 200 mg。

二诊(1986 年 9 月 12 日)　诉头痛,头晕除,不烦躁,少腹痛明显缓解,带下减少,色淡黄,阴部瘙痒消除。

上方去川楝子、木通,加淡竹叶 10 g,6 剂,水煎,服法同前。

三诊(1986 年 9 月 20 日)　除有少量黄带少腹微痛外,其他不适已消除,继服 12 日方。

去竹叶、栀子、熏洗药、甲硝唑,加当归 10 g,10 剂,煎服法同前。后经回访已痊愈。

案 10[27]　王某,女,42 岁。

初诊(1990 年 11 月 6 日)　小腹拘急冷痛,流白色清水样带下 2 个月,带下量多不止,腰酸痛,时有腹痛腹泻,精神疲惫,面色无华,舌体胖大、苔滑薄白,脉沉无力。诊断带下病,证属脾肾阳虚。治法温补脾肾,固涩止带。方药易黄汤加减:

山药(炒)、鹿角霜(包煎)、芡实(炒)各 30 g,菟丝子 20 g,白术(炒)、茯苓各 15 g,白果(碎)、炒杜仲各 12 g,红人参、肉桂、干姜、制附子(先煎)、车前子(包煎)各 10 g,砂仁 8 g。

6 剂,水煎服,每日 3 次。

二诊(1990 年 11 月 15 日)　小腹痛除,腰酸痛不减,带下量减少。原方继服 6 剂。

三诊(1990 年 11 月 22 日)　带下明显减少,腰酸痛缓解,去制附子,加巴戟天、山茱萸各 12 g,继服 6 剂而愈。

【按】笔者临床 20 余年,通过反复的临床实践验证,认为带下病虽然证型各异,症状多端,但脾虚、肾虚是根本,是内因,湿毒秽浊侵袭是外因。湿热既是病理产物又是致病因素,在此认识基础上,笔者用易黄汤加减治疗各型带下病,疗效颇佳,并形成一套随证加减用药体系。易黄汤本为脾虚湿下,湿浊蕴久化热而设,但纵观此方,对肾虚、脾虚、湿热、湿毒型同样运用,但治疗中注意用药不可过寒、过温,升清与降浊,补益脾肾与清化湿热应适度掌握。此外应注意内服与外用结合。对确诊为宫颈炎、阴道炎患者配合外用药熏洗,疗效更佳。

案 11[28]　患者,女,45 岁。

初诊(1994 年 6 月 24 日)　带下如淋,色白灰黄,质稠黏滞,量多气腥,外阴瘙痒,经常头晕腰酸,身倦乏力,纳谷不香,舌淡苔白,诊脉缓弱。妇科检查诊为慢性盆腔炎。此乃脾肾虚损,湿热内蕴,流注下焦,带脉失约。治以健脾补肾,利湿止带。方用易黄汤:

山药 10 g,黄柏 10 g,芡实、车前子(布包)各 20 g,白果 15 g。另配外洗方:黄柏、槟榔、枯矾各 50 g,苦参 100 g。

每日煎水熏洗两次,服药 8 剂后病愈。

案 12[29]　唐某,女,45 岁。

初诊(1978 年 7 月 24 日)　带下如淋,色白灰黄,质稠黏滞,量多气腥,外阴瘙痒,经常头晕腰酸,身倦乏力,纳谷不香,舌淡苔白,诊脉缓弱。妇科检查诊为慢性盆腔炎。此乃脾肾虚损,湿热内蕴,流注下焦,带脉失约。治以健脾补肾,利湿止带。方用易黄汤:

山药 10 g,黄柏 10 g,芡实 20 g,车前子 20 g(布包),白果 10 个(去壳)。另配外洗方:黄柏 10 g,槟榔 10 g,苦参 15 g,枯矾 10 g。

每日煎水熏洗 2 次。服药 9 剂后病愈。

【按】带下的产生,多与肝、脾、肾三脏有关,关键是脾虚。脾虚生湿,湿郁化热,湿热累伤任带二脉,固约无权,成为本证。此例带下,系属本虚标实,其脾虚为本,湿热为标,故投用易黄汤标本同治,获其佳效。方中山药、芡实健脾益肾固本,黄柏、车前子清热化湿解毒,白果固任止带,补中寓通。本方尤其适用于虚多实少之错杂证。

案 13[17]　刘某,31 岁。

带下色黄,臭秽呛鼻,量多淋漓,质稠黏滞,小腹坠胀,腰困腿软,阴痒灼痛,身倦纳少,口苦咽干,头昏盗汗,月经量多色暗,尿黄,脉弦滑,苔薄黄腻。证属肝阳乘脾,湿热蕴结,流注下焦,带脉失约。治当清热平肝,化湿止带。处方:

山药 15 g,芡实 10 g,黄柏 10 g,车前子 20 g,白果 10 g,栀子 15 g,白茅根 20 g,土茯苓 20 g,柴胡 10 g。

服 3 剂,白带稀薄,口苦轻,加白芍 12 g。继服 5 剂,白带量大减,无气臭。除腰酸腿困,头昏纳少外,余证均除。原方山药加至 60 g,土茯苓更为茯苓 30 g,再服 5 剂而愈。

【按】带证的产生,就脏腑而言,与脾肾肝有关,关键是脾虚。湿热及寒湿的蕴蓄,使脾肾双虚导致运化无力,积湿化热,湿热累伤任带二脉,固约无权,发为本证。此外,与职业及平素的卫生习惯亦有关系,临床虚多实少,兼有部分本虚标实证。治则总以健、补、固、敛治其本虚为主,佐以清、理、化治其标实。易黄汤出自《傅青主女科》,方中山药、芡实健脾益肾固本;黄柏、车前子清热化湿解毒;白果固任止带,补中寓攻,尤其适用虚多实少之错杂证;临诊再加相应药物,常获佳效。

2. 霉菌性阴道炎

案 1[18]　患者,女,32 岁,干部。

初诊(1990 年 6 月 2 日)　外阴瘙痒不适,尿频、尿痛、白带量多,呈白色豆腐渣样,性交时疼痛 7 日就诊。平素性情急躁,纳差疲乏,大便稀黄,日数行,白带色白稠,秽臭,月经正常。舌质红,苔黄厚,脉弦数。妇科检查发现:小阴唇内侧及阴道黏膜附有白色膜状物,擦除后露出红肿黏膜面及出血,取阴道分泌物检查(悬滴法)见芽孢和假菌丝。血、尿常规检查正常。西医诊断:霉菌性阴道炎。中医诊断:肝郁脾虚,湿毒下犯。治则:疏肝健脾,解毒渗湿,佐以外治法。方药:易黄汤加减。

黄柏、川牛膝、怀山药、车前子、白鲜皮各 15 g,柴胡、龙胆草、蛇床子、金银花、瞿麦各 12 g,薏苡仁、土茯苓各 30 g,甘草 6 g。

水煎服,每日 1 剂。另以 2%～4% 小苏打溶水冲洗外阴部及阴道,制霉菌素研粉阴道局部涂擦。坚持 2 周后症状基本消失,阴道分泌物检查(悬滴法)已无芽孢和假菌丝。妇科检查:阴道黏膜红润,无触痛,白带透明。

【按】中医学带下病的成因认识研究颇丰,但主要认为由脾虚肾亏,冲任不足虚的一面和湿热、痰饮等实的一面所造成。《傅青主女科·带下》说"妇人忧思伤脾,又加郁怒伤肝,于是肝经之郁火内炽,下克脾土,脾土不能运化,致湿热之气蕴于带脉之间"。由于川北地区特有的地理环境和卫生条件等诸多因素的影响,湿热型和湿热挟虚型带下病较为常见,治疗上也比较困难,但只要抓住其临床的虚实特点,追本求源,辨证施治灵活组方,也能取得较好疗效。易黄汤加减治疗此类疾病就是一个较好明证。在具体治疗中,改车前子之甘寒而取健脾渗湿之薏苡仁,以引血下行之川牛膝代之白果独入任脉,取得一定收效。

案2[30]　乔某,女,29岁,农民。

带下色黄绿如脓与清稀而下交替出现10年,伴腰困,腹痛,外阴灼痒,体倦,心烦。经中药完带汤、龙胆泻肝汤,西药青霉素、庆大霉素、甲硝唑等治疗,上症时有减轻,却一直未获痊愈。年前因人流术使诸症明显加重。诊见面晦形弱,舌红苔黄,脉沉细数。证属带下病,湿毒下注型。妇查诊断:宫颈糜烂Ⅱ°,霉菌性阴道炎。予易黄汤加味治疗。

芡实、白果仁、车前子、萆薢、白术、焦三仙各10 g,柴胡、黄柏各8 g,生山药、鸡冠花各20 g,生薏苡仁30 g。

每日1剂,中火煎取液400 mL,早晚饭后分服。服用5剂显效,15剂痊愈。随访1年,述时有少量白色带下,全身诸症未复发,身体状况良好。

【按】带下病虽非疑难杂证,但其多发易发,病程缠绵,取效缓慢,远效欠佳,亦可谓妇科杂病中的难治之症,亟需临床医者探讨治带的最佳办法。笔者实践体会,带下病虽缘于脾肾两虚,带脉失约,却终因湿热下注胞脉而成。故治带首应清利。清利湿热之法,即所以固涩止带之治。易黄汤滑涩并用而偏于清利,加柴胡、萆薢入肝经而清下焦湿浊;三仙、白术健脾和胃,增强脾胃运化水湿之功;生薏苡仁健脾渗湿,亦能清热排脓;鸡冠花味涩性凉,功专收涩止带,为各类带下之要药。诸药清解湿浊,健脾疏肝,正中带下病脾虚、肝郁、湿热下注之因机,确为标本兼顾之法。

3. 滴虫性阴道炎

案1[31]　李某,女,32岁,农民。

以白带量多,外阴瘙痒15日就诊。妇检:阴道有多量稀薄分泌物。阴道分泌物作悬滴法发现滴虫,诊为滴虫性阴道炎。给予口服甲硝唑,滴维净阴道塞入,高锰酸钾溶液冲洗,治疗1个多月,病情未改善。刻诊:带下色黄质稠味臭量多,外阴瘙痒,口苦,尿黄便秘,舌苔黄腻,脉弦数。证属湿热下注,蕴郁下焦生虫。治拟清热渗湿,杀虫止痒。方取易黄汤加味。

山药30 g,芡实30 g,黄柏10 g,车前子15 g,白果10枚,龙胆草15 g,苦参15 g,黄连6 g,蛇床子15 g,地肤子15 g,白鲜皮15 g,土茯苓20 g。

水煎服,每日1剂,煎2次服。夜间用药渣加水1 000 mL,煎至500 mL,趁热蹲熏外阴部15 min后,又将药汤装入阴道冲洗器冲洗阴道多次。治疗10日,患者白带明显减少,外阴瘙痒消失,妇检未见异常分泌物,阴道分泌物作悬滴未发现滴虫。继续治疗2个疗程,嘱患者勤换并煮洗内裤,注意夫妻互染,定期做阴道分泌物检查,追访1年,未见复发。

【按】阴道炎属中医学"阴痒"范畴。其特征为外阴及阴道瘙痒不堪,伴不同程度带下。本病多因脾虚湿盛,蕴而化热,湿热下注,损伤任带,或忽视卫生,虫蚀所为。以清热渗湿,杀虫止痒为治法,不仅应内服治疗,外熏外洗更为重要。予易黄汤加味:山药、芡实健脾,脾健自能运湿;白果配芡实收敛止带,专为带浊而设;车前子、黄柏、黄连、龙胆草清热利湿,湿热去则黄带自减,而龙胆草又为清下焦湿热要药,内服能治阴痒带下;苦参、蛇床子、地肤子清热利湿,杀虫止痒,又是治滴虫要药,外用治疗阴痒带下为佳;白鲜皮、土茯苓不论内服外用均能清热除湿解毒。本方如此配合,内服能清热渗湿解毒为治本病之根,外用能止带止痒杀虫为治本病之标。内服外用并举,标本同治,治疗阴道炎疗效确实满意。

案 2[32]　刘某,女,27岁,公务员,已婚。

初诊(2002年8月26日)　患者半年前自觉头重腰背沉重带下量多,呈泡沫状,色黄有臭味伴外阴瘙痒,或灼热疼痛。经某院妇科检查诊断为"滴虫性阴道炎",采用甲硝唑等药物治疗数月,气味腥臭,尿频尿痛,小腹坠痛,食纳欠佳,面色萎黄,神疲乏力,五心烦热,午后尤甚,舌质胖大,苔黄腻,脉弦滑数。辨证为脾虚湿盛,日久化热,湿热下注,蕴结胞宫,任脉受损所致;同时结合现代医学检查,认为该病由阴道滴虫引起,同时混合细菌感染。拟健脾祛湿,调理肝肾,清热解毒,结合抗滴虫抗菌疗法。用加减易黄汤:

山药30 g,白术30 g,苍术10 g,苦参15 g,土茯苓20 g,牡丹皮10 g,柴胡10 g,车前子15 g,薏苡仁30 g,生地15 g,蒲公英15 g,黄柏10 g,紫花地丁15 g,青蒿10 g,芡实10 g。

每日1剂。服药6剂,诸证明显减轻,五心烦热消失,仍原方12剂痊愈。

【按】中医学认为"带下病"除因脾虚、肝郁、肾虚可致外,黄带则常因湿热、湿毒、虫毒直接乘虚由女性下部而侵入,导致任带损伤,湿热下注,则带下如米泔,色黄或黄绿如脓等。本方用山药、白术、苍术健脾益气燥湿;苦参、土茯苓、黄柏、紫花地丁、蒲公英清热解毒消炎,抗滴虫,抗菌;薏苡仁健脾,清热利湿;车前子清热利尿;生地滋养肾阴;柴胡疏肝理气;牡丹皮清热凉血;芡实祛湿止带;青蒿清热除蒸。且黄柏一味中药,实验研究已证明具抗滴虫、抗菌之性能。笔者在原易黄汤基础上减去性涩有小毒的白果而增多和加大健脾、祛湿药物的药味、药量,特别是用苦参、蒲公英、紫花地丁等药,助黄柏清热、消炎、解毒、抗滴虫、抗细菌感染,所以疗效比较满意。

4. 细菌性阴道炎[34]　患者甲,女,35岁。

近半年来带下量多,色白带黄,质稀薄,有异味,偶有小腹隐痛,伴腰酸,时有阴痒,纳呆稍差,舌苔白腻,脉细濡。B超子宫附件无异常。月经正常,生育史1-0-0-1,上节育环。妇科检查:阴道黏膜正常,分泌物量多,乳白色,白带常规检查未见滴虫、真菌,胺臭味试验阳性,涂片见线索细胞。双侧附件无压痛。西医诊断:细菌性阴道炎。根据病史分析:患者带下量多,质稀薄,有异味,腰酸,纳呆,舌苔白腻,脉细濡。为脾肾两虚,湿浊内蕴,郁而化热,损伤任带二脉。方选易黄汤加减:

山药 30 g(炒),芡实 30 g(炒),黄柏 6 g(炒),车前子 3 g(炒),白果 10 枚(碎),苦参 10 g,土茯苓 20 g,牡丹皮 10 g,柴胡 10 g。

10 剂。每日 1 剂,水煎服,早晚分服,连服 10 剂。剩余药渣加水 1 000 mL加热后熏蒸或坐浴,每晚 1 次。连续治疗 10 日后,患者临床症状和体征消失。

5. 慢性盆腔炎

案 1[30]　患者,女,48 岁,农民。

初诊(1988 年 9 月 26 日)　10 余年前因高热,寒战,下腹疼痛伴呕吐,阴道内有大量脓性分泌物,经某医院化验及妇科检查后诊断为"急性盆腔炎",经治疗后仍有下腹隐痛,未作特殊处理。现自诉全身乏力,腰部及下腹部疼痛,形瘦,面色萎黄,纳差,头昏噩梦多,大便稀薄,每日 1 次,月经正常,白带量多,色黄稠,外阴部微痒,舌淡苔白厚腻,脉细滑数。血常规:白细胞计数 8.0×10^9/L,中性粒细胞百分率 72%,淋巴细胞百分率 28%。尿检正常。阴道分泌物清洁度测定:三度。妇科检查:阴道内有大量黄稠分泌物,子宫后位,触痛存在,双侧附件区触及条索状物,轻度压痛。西医诊断:慢性盆腔炎。中医诊断:冲任不足,脾虚湿热下注。治则:补益冲任,健脾渗淡清热。方选易黄汤加减:

黄柏、芡实、怀山药、杜仲、续断、川牛膝、合欢皮、白鲜皮各 15 g,薏苡仁30 g,土茯苓 40 g,甘草 6 g。

两日 1 剂,水煎服。10 剂后症状改善,舌淡苔腻,脉滑。原方略作加减,继服 10 剂后除自觉神疲外余无不适。妇科检查阴道内带透明,子宫无触痛,双侧附件区条索状物减小,压痛消失。继服参苓白术汤加减 14 剂,精神旺健。追访8 年未复发。

案 2[35]　侯某,女,35 岁。

初诊(1977 年 8 月)　患病 3 年余,白带多,色发黄,味腥臭,两侧少腹痛,可触及包块,腰酸痛,神疲乏力,纳差食少。经几家医院确诊为慢性盆腔炎。施中西药多方治疗,效果不显。近日症状加剧,遂来求治。察舌淡红苔薄黄腻,脉细滑无力,以加减易黄汤为基础方化裁:

黄芪、海螵蛸、狗脊、生地各 15 g,苍术、白术、香附、当归、赤芍各 10 g,车前子、鹿角霜、续断、荔核炭各 9 g,蒲公英 30 g,川芎、甘草各 6 g,炮穿山甲 9 g。

上方服 4 剂后,白带锐减,腹仍痛,余症稍轻。此后即以上方守服,先后加减用过乳香、没药、炒三棱、炒莪术、延胡索、牡丹皮等药,服药 20 多剂后,腰腹痛止,腹部包块消失,精神好转,诸症消失。随访 3 年,未见复发。

6. 经行泄泻[28] 患者,女,41 岁。

初诊(1999 年 9 月 14 日) 患者病已三载,每次行经即腹泻,每日 5～6 次,虽多方治疗,但时愈时患,月经周期 30 日,5 日净,量多色淡,面色萎黄,纳食不香,神疲乏力,四肢无力,带下淋漓,腰酸背痛,舌胖,苔白,脉沉缓。当属脾肾阳虚,湿困中焦。治拟健脾温肾,调中止泻。处方:

炒山药 30 g,炒芡实 30 g,党参 15 g,炒白术 30 g,苍术 10 g,车前子 20 g,白果 10 g,补骨脂 12 g,巴戟天 10 g。

6 剂。

二诊 药后纳食渐香,带下减少,诸症亦消,嘱每次月经前 10 日服上方 5 剂,如此调治 3 个月而愈。

【按】经行泄泻多呈周期性发作,可发于经前或经期,经后自愈,因脾气虚弱,或脾肾阳虚,或肝木犯脾等,临床证见虚多实少。《傅青主女科》指出,本证以脾虚为主,治以健脾,辅以温肾升阳除湿,与本案合拍,故三载之疾经治而愈。

7. 不孕[20] 患者,女,28 岁,已婚。

初诊(2005 年 6 月 5 日) 结婚 4 年未孕,月经周期 24～28 日,4 日净,量色质正常。纳呆,食后腹胀,心悸乏力,腰背酸痛,带下淋漓,质稀色白,无臭味,面色萎黄,四肢发胀,舌淡苔白,脉沉细缓。此乃脾失健运,寒湿阻滞,肾亏血虚,冲任失养。治拟先温中化湿,兼补冲任,后益肾养血、调补冲任。处方:

炒山药 30 g,炒芡实 30 g,炒白术 30 g,党参 15 g,苍术 12 g,茯苓皮 10 g,大腹皮 10 g,车前子 20 g,白果 6 g,陈皮 9 g。

二诊 5 剂后,纳谷香,带下减少,余症亦瘥,来诊时正值经期,量少色暗,神疲肢软,腰酸腹坠,舌淡苔薄白,脉沉细。继健脾益气,佐以温肾养血之品。

上方加仙茅 10 g、淫羊藿 10 g、杜仲 12 g、狗脊 12 g、当归 10 g、熟地 10 g、酒白芍 12 g。

三诊 上方服 10 剂,诸症消失故未来就诊,现停经 2 个月,疲乏嗜睡,头晕欲呕,脉双尺滑利,尿检已孕。

【按】本例系脾气不升,运化无权,寒湿阻滞,肾亏血少,冲任失养,故不孕。腰为肾之腑,肾气不足则腰背酸痛,脾虚气血生化乏源则血不养心,故心悸。脾虚是本,湿盛是标,肾亏血虚是脾虚的病理变化,冲任失养则是不孕的根本原因,故治疗先健脾温中化湿,使脾气健运,生化有源。二诊加入仙茅、淫羊藿等补肝肾、益冲任之品,经调经,脾复健运,肾精得濡,冲任气血调和,则妊娠矣。

8. 尿路感染案[16]　张某,女,32岁。

肾盂肾炎病史已1年,反复急性发作,曾用多种抗生素治疗,但仍不断反复发作。1999年9月15日就诊时,症见尿频、尿急、尿道热疼,尿出不爽,腰酸胀疼痛,叩之为甚,大便干结,舌质红、苔黄腻,脉数。小便常规:蛋白(＋),脓细胞(＋＋＋),红细胞(＋)。中段尿培养:大肠埃希菌大于10^8/L。此乃湿热蕴结下焦,膀胱气化不利。治拟清热利湿通淋。方用易黄汤加减:

山药、黄柏、芡实、甘草梢、石韦、白茅根、大蓟各10 g,车前子(包煎)、生地、萹蓄各15 g,白果10个(去壳),生大黄8 g(后下)。

每日1剂,每日2次。

服3剂后尿频急、灼痛感均已减轻,仍守原方进治。继服15剂后症状消失,尿培养阴性。此后以知柏地黄丸调治巩固,多次尿培养均无细菌生长。前后共服药2个月,随访1年未见复发。

【按】急慢性尿路感染属中医的"淋证"范畴。《诸病源候论》说:"诸淋者由肾虚而膀胱热也。"因此病在膀胱和肾,而与脾有关。其病理变化主要是湿热蕴结下焦,膀胱气化不利。但湿热的生成又与肾的分清泌浊功能失调,脾的输化不健有关。湿热蕴结,脾肾两虚是本病的关键。易黄汤出自《傅青主女科》,由山药、芡实、黄柏、车前子、白果五味药组成。此方酌加利尿通淋之品则有健脾益肾、清热利湿通淋之功。因此治疗泌尿系统感染效果明显。其中山药、芡实、白果有健脾益肾固涩之功,而黄柏、车前子则以清利膀胱湿热为主,甘草梢、萹蓄、石韦、生地则以利尿通淋为主,白茅根、大蓟凉血止血,对血尿者尤佳。

9. 膏淋案

案1[28]　患者,男,40岁。

初诊(1991年5月6日)　患膏淋已半年余,近因劳累发作服用八正散等方未见好转。症见小便混浊不清,白如米泔,甚则尿下浊块,上有浮浊,尿道灼痛,伴有头目昏眩,面黄肢倦,舌苔腻黄,脉象细缓。查乳糜试验阳性反应,血检未找到微丝蚴。此乃病久脾虚,湿热之邪留恋下焦,清浊互混,脂液外流。治以益气健脾,清热除湿。方用易黄汤加味:

山药10 g,芡实30 g,黄柏10 g,车前子15 g(包煎),白果10 g,薏苡仁15 g,太子参15 g,萆薢10 g,茯苓10 g。

水煎服。上药连服10剂,小便乳白减少,再服10剂,小便转清,头昏肢倦消失,复查乳糜试验阴性,病告愈。

案2[36]　龙某,男,45岁。

1989年5月20日因小便混浊如米泔,尿道灼痛反复发作3年初诊。1986年无明显诱因出现小便色白、腰痛等症。某市医院检查诊断为乳糜尿。曾予海群生等治疗罔然,经常反复发作。症见小便混浊不清,白如米泔,甚则尿下结块,上有浮油,尿道灼痛,伴头昏目眩,面黄肢倦,舌苔腻黄,脉象细缓。查:乳糜试验阳性。血检未找到微丝蚴。胸透两肺清晰。西医诊断:乳糜尿。中医诊断:膏淋。证属脾虚湿热型。拟益气健脾,清热祛湿为法。方用易黄汤加减:

山药 10 g,芡实 15 g,黄柏 10 g,车前子 10 g(包煎),白果仁 10 g,薏苡仁 10 g,太子参 10 g,川萆薢 10 g,茯苓 10 g。

上方连服 12 剂,小便渐清。服至 24 剂小便正常,头昏、肢倦消失。复查乳糜试验阴性。随访 1 年,病未复发。

【按】 乳糜尿一症属中医"膏淋"范畴。病因有湿热、脾虚、肾亏诸端,故常治之以清利湿热、健脾益肾等法。然笔者以为,本病病程缠绵,脾虚下陷,精微下泄,脾虚运化失职,湿邪内生,久蕴化热。故治疗当以健脾益气佐清利湿热之法。本案病程历时三载,症见小便白如米泔,头昏目眩,属脾气虚弱;又夹尿道灼痛、舌苔黄腻湿热之象,故治疗以健脾除湿清热为主。方中山药、芡实、太子参、薏苡仁健脾益气;黄柏、白果仁、萆薢清利湿热,分清化浊,俟脾健则湿浊自除,湿祛则脾运自健而收全功。

案 3[29]   许某,男,49 岁。

初诊(1983 年 5 月 26 日)   患膏淋已半年余,近因劳累发作,曾用八正散等方未见好转。症见小便混浊不清,白如米泔,甚则尿下浊块,上有浮油,尿道灼痛,伴有头目昏眩,面黄肢倦,舌苔腻黄,脉象细缓。查乳糜试验阳性反应,血检未找到微丝蚴。胸透:两肺清晰。此乃病久脾虚,湿热之邪留恋下焦,清浊互混,脂液外流。治以益气健脾,清热除湿。方用易黄汤加味:

山药 10 g,芡实 15 g,黄柏 10 g,车前子 15 g(包煎),白果 12 个(去壳),薏苡仁 15 g,太子参 10 g,川萆薢 10 g,茯苓 10 g。

上药连服 12 剂,小便乳白减少,服至 24 剂,小便转清,头昏、肢倦消失,复查乳糜试验阴性,病告愈。

【按】 乳糜尿一症,临床殊少良法。本例以易黄汤健脾利湿,加入萆薢、薏苡仁等品,分清化浊。此方既有利湿清热之功,又有益气健脾去浊之能,相辅相成,使湿浊去而脾气固,故诸恙悉退矣。

案 4[37]   汪某,男,44 岁。

初诊(1991 年 5 月 8 日)   2 个月前因冒雨劳作,遂致小便涩滞,溺出物如乳如泔。面容消瘦,气短乏力。察其解于杯中小便乳糜之色,放置后沉淀如絮状,上有浮油如脂,经化验室检查,诊为"乳糜尿"。舌淡、苔腻浅黄,脉沉濡而两尺尤甚。证属肾虚失固,湿热留连。治拟补肾固涩,清热祛湿。仿易黄汤加味:

芡实、山药、薏苡仁各 30 g,萆薢、车前子、巴戟天、茯苓、菟丝子、黄芪、金樱子各 18 g,黄柏、白果、石菖蒲、泽泻各 9 g。

嘱低脂饮食,卧床少动。4 剂后复诊,病有小减,尿色忽浊忽清。药既收功,再投 4 剂,尿色渐清。后以上方增减,调治 20 余日,病渐康复。

【按】乳糜尿属中医"膏淋"之范畴。笔者推崇隋代巢元方之说,其谓该病由"肾虚而膀胱热""肾虚不能制于脂液"所致。盖肾虚不固,则脂液下流;邪犯水脏,酿湿生热,则湿热留恋。治病求本,方显良效。

10. 热淋案

案 1[28]　患者,女,40 岁。

初诊(1987 年 8 月 25 日)　患热淋已 4 月余,近因受凉而诱发,诊见小便频数,溲时不爽,尿道涩痛,小腹胀满时痛,伴有带下腰酸腿软,纳少乏力,小便黄,大便干,苔腻微黄,诊脉濡数。查尿常规蛋白,脓细胞(＋＋),红细胞(＋)。此乃脾肾两虚,湿热下注膀胱,气化失司,水道不利。治以清热利湿通淋。用易黄汤加味:

山药、黄柏、芡实、甘草、石韦各 10 g,车前子(包煎)、萹蓄、生地各 15 g,白果 20 g,生大黄 8 g(后下)。

服药 3 剂,尿频尿痛好转,小便通利,仍守原方 10 剂后,诸症消失,查尿常规已正常。

案 2[36]　王某,女,38 岁。

1991 年 7 月 20 日因反复发作尿频、尿痛半年加重 1 周初诊。患者于 1991 年 1 月 16 日无明显诱因出现尿频、尿急,尿道痛,发热。曾查尿常规:脓细胞(＋＋＋),红细胞(＋),蛋白(－),中段尿培养见大肠埃希菌。腹部平片(－)。B 超查:双肾、输尿管、膀胱未见异常。诊断为尿路感染。间断服西药诺氟沙星、呋喃唑酮及中药,效果不显。刻下溲时不爽,尿道涩痛,少腹胀满时痛,伴带下色黄,腰酸腿软,纳少乏力,小便黄,大便干,苔腻微黄,脉来濡数。查体温 37.7℃,心肺(－),腹软,肝脾未及。尿常规:蛋白(＋),脓细胞(＋＋),红细胞(＋)。血象:白细胞计数 11.2×10^9/L,中性粒细胞百分率 71%,淋巴细胞百分率 29%。B 超:肾、输尿管、膀胱未见异常。中医诊断:热淋。证属脾肾两虚,膀胱湿热。治拟健脾益肾,清热通淋。用易黄汤加味:

山药 10 g,黄柏 10 g,芡实 10 g,甘草梢 5 g,白果仁 10 g,生大黄 8 g(后下),石韦 10 g,萹蓄 15 g,生地 15 g,车前子 10 g(包煎)。

服药 3 剂,体温正常,尿频尿痛好转,小便通利,仍守原方。服药 12 剂后诸症消失。查血尿常规均正常,随访 3 年,未见复发。

【按】本例证属湿热无疑。然患者纳少乏力,腰酸腿软,脾肾亏虚使然。此乃实中夹虚,治当兼顾。若徒执湿热致淋一端,妄用清利之品,必伤正气,致虚者益虚。故治用易黄汤健脾清热除湿，生地益肾，加石韦、萹蓄通淋。标本兼治，而收佳效。

案3[29]　张某，女，37岁。

初诊（1978年7月25日）　患热淋已4月余，近因受凉而诱发，症见小便频数，溲时不爽，尿道涩痛，小腹胀满时痛，伴有带下，腰酸腿软，纳少乏力，小便黄，大便干，苔腻微黄，脉濡数。查尿常规：蛋白（＋），脓细胞（＋＋），红细胞（＋）。此乃脾肾两虚，湿热下注膀胱，气化失司，水道不利。治以清热利湿，通淋。用易黄汤加味：

山药、黄柏、芡实、甘草梢、石韦各10 g，车前子（包煎）、萹蓄、生地各15 g，白果10个（去壳），生大黄8 g（后入）。

服药3剂，尿频、尿痛好转，小便通利，仍守原方进治；服12剂后，诸证消失，查尿常规已正常。

【按】其病系由膀胱湿热所致。投用易黄汤清热除湿，酌加通淋之品，双管齐下，而收佳效。

11. 蛋白尿案

案1[28]　患者，女，30岁。

初诊（1995年8月20日）　1年来经常水肿、腰痛、小便短少。经用补肾药后水肿渐消，尿蛋白仍时有出现。查尿蛋白（＋＋＋），肢困乏力，面色少华，除目胞晨起微肿外，并无明显水肿，纳谷不香，苔腻微黄，脉弦缓。此乃脾肾两虚，湿热内蕴，精微下渗。治以健脾补肾，利湿清热。用易黄汤加味：

山药、黄柏、白果、山茱萸、茯苓各10 g，芡实、车前子（包煎）各20 g。

12剂。

二诊　查尿蛋白（＋），痛减，饮食增加。又按原方继服10剂，复查尿蛋白阴性。后以六味地黄丸，调理巩固。

【按】本例患者水肿、蛋白尿已1年，反复不愈，且见腰痛、肢倦、面色少华、纳呆等脾肾两虚、湿热内蕴之征，故用易黄汤健脾除湿、清下焦之热，配山茱萸补肾填精固摄，茯苓淡渗利湿。服药30余剂，疗效满意。

案2[38]　朱某，女，13岁。

初诊（1985年9月11日）　患者1984年10月7日因感冒反复发热，晨起眼睑水肿，曾在某医院就诊。尿检：发现尿蛋白（＋＋＋），诊断：隐匿型肾炎，曾用中西药治疗近10个月效不显。主症：易疲乏，常感冒，咽痛，纳差，大便稀薄，小便频数，舌体胖大，质稍红，苔薄白滑，脉濡数。证属脾气虚弱，湿热内蕴，清浊失泌。拟益气健脾，利湿清热，化浊分清。方用易黄汤加味：

山药30 g，车前子30 g，白果10 g，黄柏15 g，芡实15 g，黄芪15 g，鱼腥草

30 g,萆薢 30 g。

水煎 300 mL,早中晚 3 次分服,每次 100 mL。服上药 15 剂,尿检:尿蛋白全部转阴,守方继续服用 15 剂,尿蛋白全部转阴。1 年后随访患儿身健入学未再感冒,查小便多次尿蛋白阴性。

案 3[39]   徐某,男,32 岁。

西医诊断为肾病综合征。患者高度水肿,腹胀满腹水,恶心呕吐,胃纳差,尿少,24 h 300～400 mL,面红,舌质淡红,苔黄厚腻,脉沉数。化验室检查:尿蛋白(＋＋＋＋),胆固醇 18.98 mmol/L,尿素氮 14.625 mmol/L,肌酐 176.8 μmol/L,肝功能正常,多次用中西药利尿剂罔效,故邀余诊治。据上述脉证分析,证属湿盛困脾,湿热中阻,清浊失泌。药用易黄汤加味:

车前子 30 g,山药 30 g,黄柏 15 g,芡实 15 g,白果 10 g,鱼腥草 30 g,石韦 30 g,萆薢 30 g。

水煎 300 mL,分早中晚 3 次服,每次 100 mL。1 周后尿量增加,24 h 约 1 000 mL,腹部胀满大减,腹水、水肿明显减退,恶心呕吐好转,胃纳增加,尿蛋白(＋＋＋)。继续服上方 30 余剂,精神较佳,水肿腹胀全部消退,胆固醇 5.98 mmol/L,尿素氮 7.05 mmol/L,尿蛋白(＋)。继以上药做成散剂,每次 10 g,开水冲服,每日 3 次。2 周后复诊尿蛋白转阴,又服用散剂 1 个月以巩固疗效,1 年后随访尿检多次,尿蛋白均为阴性。

【按】慢性肾炎、肾病综合征蛋白尿的形成其机制较为复杂。多因肺脾肾脏腑功能虚损,水液代谢失常,湿浊内留,郁而化热,湿热之邪困于中焦,致脾不升清而清浊俱下,邪扰于下焦,而致封藏失职,终致蛋白尿的形成。易黄汤虽为带下症而设,功能健脾化湿,清利湿热,但两者病机同为湿热之患,病虽异而机制同,故用易黄汤治疗脾虚湿热之蛋白尿,效果显著。方中加鱼腥草、萆薢、石韦以加强清化湿热,分清泌浊之功。且剂量要大,才能达到湿化、热祛、浊清、蛋白尿转阴的效果。

12. 慢性肾炎

案 1[36]   张某,女,23 岁。

初诊(1990 年 7 月 2 日)   因反复面目水肿 1 年余就诊。患者于 1989 年 6 月底感冒后出现面目肢体水肿,曾在市某医院检查小便常规:蛋白(＋＋＋＋),红细胞(＋),脓细胞(－),未见管型。B 超提示:肾盏分离,肾功能正常。诊断为慢性肾炎。经予通肾利水剂治疗后水肿减轻。诊见晨起目胞水肿,腰痛,尿短色黄,面色少华,肢困乏力,纳谷不香,苔腻微黄,脉濡数。尿常规:蛋白(＋＋),红细胞(－),脓细胞(－)。中医诊断为水肿。证属脾肾两虚,湿热内蕴,精微下渗。治拟健脾补肾,利湿清热。用易黄汤加味:

山药 20 g,黄柏 10 g,芡实 20 g,茯苓 10 g,车前子 20 g(包煎),白果仁 10 g,山茱萸 10 g。

服药 12 剂,乏力好转,肢困不显。查尿常规:蛋白(+)。原方继服 10 剂后,连续复查 4 次尿蛋白均阴性。水肿消失,尿正常。再予原方调理 1 周余。随访 2 年,未见复发。

【按】慢性肾炎可属中医水肿范畴。临床多从肺、肾治之,按阳虚、阴虚投以六味地黄汤、八味肾气丸之类。然本病水肿反复,尿蛋白持续不消,多缘由外邪引发;且主水者非肾一脏,肺通调水道,脾运化水液。水的运化失之正常,均可泛溢致肿,临床不可拘于西医病名而独从肾脏求治;亦不可拘于久病多虚而迭进补益之剂。本例患者主要表现为脾肾两虚,湿热内蕴之征。故用易黄汤健脾利湿,清下焦之热,配山茱萸补肾填精固摄,茯苓淡渗利湿。诸药合用,共奏健脾补肾、清利湿热之功。

案 2[37]　成某,女,56 岁。

初诊(1995 年 8 月 12 日)　患慢性肾炎 2 年余,经多方医治,效果不显。尿蛋白持续(++~+++),伴少量血尿。血压 146/101 mmHg,经常头昏,腰痛,纳差,轻度水肿。舌淡胖,苔薄白,脉沉细。证属肝肾两虚,肝阳上亢,肾气下脱。治拟固肾气,潜肝阳。处方:

熟地、山茱萸、茯苓、桑寄生、夏枯草各 12 g,芡实、山药各 24 g,车前子、金樱子、石韦各 15 g,黄柏、白果、白蒺藜各 10 g,煅牡蛎 30 g。

水煎,每日 1 剂。

服 8 剂后症状改善,尿检蛋白(+),红细胞(+)。上方加墨旱莲 10 g、鲜白茅根 10 g,又进 8 剂。尿检及血压复查基本正常。随访至今,未见复发。

【按】慢性肾炎以蛋白尿、血尿、高血压、水肿等为主要临床表现。笔者认为,本病与肝肾关系最为密切,其本在肾,其末在肝,水不涵木,则肝阳上亢,以致血压升高;肾气下脱,则精微下流,尿蛋白居高不下。故用易黄汤为主,补肾固涩,以统精气,再加夏枯草、牡蛎之属,平抑肝阳。药中病机,故能获效。

13. 前列腺炎案[39]　黄某,男,35 岁,海南文昌人。

初诊(2016 年 6 月 15 日)　因"尿频、尿急 1 年"就诊。症见:尿频,每日 10 次,尿急、排尿不顺畅,偶小便刺痛及尿道口灼热,色黄,时有尿不尽,夜尿 2 次,会阴部及双侧腹股沟稍不适,小腹时有胀闷不适,阴囊潮湿,有异味,易出汗,易滑精。近期出现性欲下降,勃起硬度较前减退,纳眠一般,食欲较差,易有饱闷感,大便稀溏,每日 3 次,舌红苔黄腻,脉滑数。林天东诊后认为,此乃明显的肾虚湿热蕴结之证。治以清热祛湿,固肾止浊。方用易黄汤加减:

山药 15 g,芡实 15 g,黄柏 15 g,车前子 15 g(包煎),白果 10 g,生薏苡仁

15 g,炒厚朴 10 g,石榴皮 10 g,酸枣仁 10 g。

7 剂,水煎服,每日 1 剂,每日 3 次,每次 100 mL。并嘱患者放松身心,清淡饮食。

二诊(2016 年 6 月 22 日)　诉尿频、尿急改善,小便刺痛及灼热感消失,会阴部及阴囊潮湿缓解,小腹胀闷感减轻,大便次数较前减少,但仍有勃起功能不佳。舌红苔黄稍腻,脉滑数。

续前方去炒厚朴,加仙茅 10 g,阳起石 10 g,7 剂,煎服法同前。

三诊(2016 年 6 月 29 日)　患者诉尿频、尿急症状明显改善,勃起硬度较前好转。纳眠可,大便调,舌红苔薄黄,脉滑。

续前方,薏苡仁减至 10 g,加炒麦芽 20 g,淫羊藿 15 g,7 剂,煎服法同前。

四诊(2016 年 7 月 6 日)　患者诉不适症状消失,性欲好转,勃起硬度恢复较好,余未不适,纳眠可,二便调,舌红苔薄白,脉滑缓。续前方不变,14 剂,巩固疗效。

【按】林天东认为该患者为典型的慢性前列腺炎,肾虚湿热之证明显,方选易黄汤加减。方中重用山药、芡实补脾益肾,为君药,白果收涩止浊,兼除湿热,为臣药,黄柏、车前子清热祛肾火,使湿邪有出路,为佐药。加薏苡仁,增强化湿之力,诸药合用,共奏清热祛湿、固肾止浊之效。再辅以仙茅、阳起石等改善勃起功能。主次症兼顾,较大程度缓解患者的不适。现代药理研究表明:山药中的尿囊素具有抗刺激、麻醉镇痛、消炎抑菌等作用,还具有促进皮肤溃疡面和伤口愈合的作用;芡实中的芡实多糖具有明显的抑菌作用;车前子具有利尿、消炎的作用;黄柏等清热药亦具有抗炎、镇痛、抗病毒的作用。在临床诊疗方面,林天东曾用易黄汤治疗慢性前列腺炎患者 690 例,总有效率 96.8%,治愈率 66.2%。可见,林天东从"异病同治"的独特视角,运用易黄汤治疗慢性前列腺炎具有非常好的疗效。

14.慢性结肠炎[24]　王某,男,38 岁。

初诊(1994 年 11 月 24 日)　患者近 10 年来,便一直溏泻不止,每日 2～3 次不等,间夹有不消化食物,食油晕之物则其泻更甚。屡进西药抗生素及中药健脾止泻之剂而效。面黄体倦,四肢欠温。舌淡、苔白而舌根黄腻,脉沉细。大便镜检:黄稀便,白细胞及脂肪球(＋＋),余未见异常。证属命门火衰,脾土失温,脾不胜湿。治拟温肾健脾,升清化湿,固涩止泻。仿易黄汤合四神丸加减:

芡实、山药各 30 g,薏苡仁、山楂各 24 g,车前子、巴戟天、茯苓、葛根、诃子各 12 g,补骨脂、肉豆蔻各 9 g,升麻、吴茱萸、羌活各 6 g。

上方出入半个月,大便由溏而软,渐至正常。后以上药为散剂,每日 3 次,每次 9 g,开水冲服,1 月余告愈。

【按】慢性结肠炎属中医"泄泻"范畴。前人谓本病"浅者在脾,深者在肾",此说甚是。患者罹患 10 年之久,责之在肾无疑。肾虚不能温煦脾土,脾失运化,泄泻不止,故处方以温肾健脾为主,佐以升清涩肠,果获佳效。

参考文献

［1］林兰,汪敏华,黄烨,等.中药易黄汤治疗宫颈高危型人乳头瘤病毒感染的疗效观察[J].海峡药学,2021,33(3):117-119.

［2］武雪莲.加味易黄汤联合自制清毒方对宫颈 HPV 病毒感染患者病毒载量及 TNF-α、hs-CRP 水平的影响[J].光明中医,2021,36(1):84-86.

［3］许桢惠.加减易黄汤联合保妇康栓治疗老年阴道炎临床观察[J].光明中医,2019,34(7):984-986.

［4］周京晶,高薇炜.易黄汤联合强力霉素治疗生殖道支原体感染湿热下注型疗效观察[J].现代中西医结合杂志,2018,27(11):1211-1212.

［5］王立群.加味易黄汤治疗慢性前列腺炎 54 例临床观察[J].山西中医,1996(3):14.

［6］田立霞,徐莲薇,罗晓杰.易黄汤加味治疗复发性外阴阴道假丝酵母菌病疗效评价[J].医药论坛杂志,2017,38(8):163-164.

［7］李石,徐娟,金素芳.易黄汤辅助治疗脾虚湿热型宫颈 HR-HPV 感染疗效观察[J].现代中西医结合杂志,2016,25(36):4034-4036.

［8］辛俊,谭同焕.易黄汤结合多西环素治疗女性支原体感染的临床效果研究[J].中医临床研究,2016,8(34):112-113.

［9］况勖红,蒋文蔚.易黄汤灌肠治疗湿热毒盛型盆腔炎疗效观察及对复发的影响[J].新中医,2016,48(4):126-128.

［10］徐春玲.易黄汤治疗慢性盆腔炎 48 例[J].中国中医药现代远程教育杂志,2012,10(23):16-17.

［11］刘丹.加味易黄汤治疗排卵期出血 30 例[J].时珍国医国药,2006,17(8):1531.

［12］王小荣,孙昌敏.易黄汤加味治疗阴道炎[J].辽宁中医杂志,2003,30(9):749.

［13］陈萍,李灵芝,李桂华.加味易黄汤治疗慢性盆腔炎疗效观察[J].四川中医,2003,21(7):57-58.

［14］郭红.傅氏易黄汤加减治疗湿热下病 52 例临床疗效观察[J].云南中医中药杂志,2002,23(4):45-46.

［15］郑红.易黄汤加味治疗老年性阴道炎 42 例[J].河北中医,2011,23(11):847.

［16］王泳.易黄汤加减治疗尿路感染临床分析[J].新疆中医药,2001,19(1):20-21.

［17］邓益和.易黄汤加味治带 80 例疗效观察[J].辽宁中医杂志,1986(7):36.

［18］张桂林.易黄汤加减治疗湿热带下证[J].泸州医学院学报,1997,20(4):300.

［19］李建勇,郭梦蓉.易黄汤加味治疗神经性皮炎[J].山西中医,2004,20(6):9-10.

［20］王国莲.易黄汤临床应用举隅［J］.中国民间疗法,2011,19(4)：42.

［21］刘薇,王翠玉.加味易黄汤内服外用治疗黄带 100 例［J］.四川中医,2010,28(10)：95-96.

［22］寇瑞丽.加味易黄汤治疗黄带 155 例［J］.陕西中医,2009,30(7)：779-780.

［23］彭菊萍,王凤林.加味易黄汤治疗黄带过多 50 例疗效观察［J］.社区中医药,2007,9(5)：90.

［24］苏玉梅,张立易,张镇.易黄汤加味内外兼治带下证 236 例［J］.宁夏医学杂志,2006,28(12)：973.

［25］张树琴,李锦鹏,安峥嵘.加减易黄汤治疗带下病 80 例［J］.现代中医药,2005(2)：24-25.

［26］王跟喜.易黄汤加减治疗湿热型带下病 48 例小结［J］.甘肃中医,2003,16(4)：32.

［27］张武,徐如平.易黄汤加减治疗带下病［J］.陕西中医,2001,22(6)：375-376.

［28］魏有福.易黄汤临床应用举隅［J］.青海医药杂志,1997(10)：65.

［29］谢兆丰.易黄汤临床应用举隅［J］.中医杂志,1989(2)：19-20.

［30］李艳君.易黄汤加味治疗带下病 200 例［J］.陕西中医,1997,18(6)：246.

［31］林俊辉.易黄汤加味治疗阴道炎 33 例观察［J］.实用中医杂志,1998(2)：12.

［32］张腊利.易黄汤加减治疗黄带的体会［J］.现代中医药,2005,25(5)：38.

［33］路志正.中医湿病证治学［M］.北京：科学出版社,2010：301.

［34］光辉,秦奇瑞.易黄汤加减治疗细菌性阴道病的理论探讨［J］.中医临床研究,2015,7(33)：78-79.

［35］屈舒信.加减易黄汤治疗慢性盆腔炎［J］.陕西中医,1987,8(11)：512-513.

［36］缪钟丽.易黄汤临床应用举隅［J］.广西中医药,1996,19(2)：30-31.

［37］萧本农.易黄汤新用举隅［J］.浙江中医杂志,1997(4)：175.

［38］武天立.易黄汤消除蛋白尿一得［J］.山西中医,1992(5)：34.

［39］邢益涛,张明强,王定国.林天东主任运用易黄汤治疗慢性前列腺炎经验［J］.云南中医中药杂志,2018,39(2)：3-4.

宣郁通经汤

一、处方来源

《傅青主女科·调经·经水未来腹先疼》

妇人有经前腹疼数日,而后经水行者,其经来多是紫黑块。人以为寒极而然也,谁知是热极而火不化乎。夫肝属木,其中有火,舒则通畅,郁则不扬。经欲行而肝不应,则抑拂其气而疼生。然经满则不能内藏,而肝中之郁火焚烧,内逼经出,则其火亦因之而怒泄。其紫黑者,水火两战之象也;其成块者,火煎成形之状也。经失其为经者,正郁火内夺其权耳。治法似宜大泄肝中之火。然泄肝之火,而不解肝之郁,则热之标可去,而热之本未除也,其何能益!方用宣郁通经汤。

白芍(酒炒)五钱,当归(酒洗)五钱,丹皮五钱,山栀子(炒)三钱,白芥子(炒、研)二钱,柴胡一钱,香附(酒炒)一钱,川郁金(醋炒)一钱,黄芩(酒炒)一钱,生甘草一钱。

水煎。连服四剂,下月断不先腹疼而后行经矣。此方补肝之血而解肝之郁,利肝之气而降肝之火,所以奏功之速。

二、历史沿革考证

宣郁通经汤出自明末清初医家傅山所著《傅青主女科》一书。书成于1673年。现存最早版本为清道光七年丁亥(1827)年太邑友文堂刻本。《傅青主女科》其刊刻时代较晚,古籍较少转载。

三、临床应用研究

(一)药物组成

《傅青主女科》中宣郁通经汤药物组成:白芍,当归,牡丹皮,栀子,白芥子,柴胡,香附,川郁金,黄芩,生甘草。近现代医家所用宣郁通经汤也是在此基础上进行加减变化。

（二）药物剂量

《傅青主女科》宣郁通经汤中药物剂量：白芍（酒炒）五钱，当归（酒洗）五钱，丹皮五钱，栀子（炒）三钱，白芥子（炒、研）二钱，柴胡一钱，香附（酒炒）一钱，川郁金（醋炒）一钱，黄芩（酒炒）一钱，生甘草一钱。

宣郁通经汤创制于清代，明清时期沿用宋制，采用16进位制的"市制"计量方法。根据相关规定，1979年起全国中医处方用药的剂量单位统一采用公制，按规定换算。换算后剂量为：酒炒白芍15g，酒当归15g，牡丹皮15g，炒栀子9g，炒白芥子6g，柴胡3g，炒香附3g，醋郁金3g，炒黄芩3g，生甘草3g。

（三）方义解析

方中当归、白芍柔肝，牡丹皮、栀子清肝，用量均较重，配用柴胡、川郁金、香附疏肝，黄芩降火而助清肝之力，白芥子散结助疏肝之功，则宣郁而通经。全方共奏疏肝柔肝、宣郁通经之效[1]。

（四）治疗范围

宣郁通经汤古代医家主要用于治疗痛经，近现代医家立足于方剂的功能，主治范围有所扩大。有医家将此方加减用于子宫内膜异位症痛经、子宫腺肌病痛经、原发性痛经、不孕、乙型病毒性肝炎后胁痛等。

（五）现代临床应用

临床研究发现，宣郁通经汤治疗子宫内膜异位症引起的痛经、子宫腺肌病引发的痛经、原发性痛经、不孕、乙型病毒性肝炎后胁痛等均有较好疗效。实验研究发现在子宫内膜异位症术后辅以宣郁通经汤加味治疗可进一步提高疗效，改善卵巢功能，抑制血清抗子宫内膜抗体（EMAb）、MMP-9表达，且用药安全性更高。

四、经典文献辑录

（一）现代论述

1. 宣郁通经汤加减治疗子宫内膜异位症痛经的效果研究[2]　韩淑敏运用宣郁通经汤加减治疗子宫内膜异位症痛经。目的：分析宣郁通经汤加减治疗子宫内膜异位症痛经的临床疗效。方法：将2017年6月—2019年6月宜阳县中医院收治的80例子宫内膜异位症痛经患者以随机数字表法分为两组，参照组

40 例患者采用米非司酮治疗,观察组 40 例患者在参照组基础上予以宣郁通经汤治疗,对比两组中医证候积分、临床疗效、血清 CH4、CA125 水平。结果:观察组治疗后腰骶酸痛、经量异常、行经腹痛症状积分均显著比参照组低,观察组临床总有效率(95.00%)显著比参照组(72.50%)高,观察组治疗后血清人附睾蛋白 4(CH4)、CA125 水平均显著比参照组低($P<0.05$)。结论:宣郁通经汤可有效减轻子宫内膜异位症痛经患者临床症状,调节 CH4、CA125 水平,效果显著。

治疗方法:参照组予米非司酮(规格:25 mg/片),口服,每次 12.5 mg,每日 1 次,共计用药 12 周。观察组在参照组给药基础上,予宣郁通经汤:炙甘草 3 g,黄芪 3 g,香附 3 g,柴胡 3 g,徐长卿 5 g,延胡索 5 g,郁金 6 g,吴茱萸 6 g,栀子 6 g,牡丹皮 6 g,川楝子 9 g,白芥子 9 g,酒白芍 15 g,䗪虫 15 g,九香虫 15 g,当归 15 g。月经颜色发紫、经量较少者:加赤芍 15 g、桃仁 10 g。伴血块者:加益母草 20 g。肛门、腰骶部胀痛者:加川牛膝 10 g、制乳香 5 g、没药 5 g。痛经者:加皂角刺 15 g、牛膝 10 g。每日 1 剂,水煎服,分 2 次服用,共计用药 12 周。

2. 宣郁通经汤治疗子宫内膜异位症痛经的临床分析[3]　聂雯雯运用宣郁通经汤治疗子宫内膜异位症痛经。目的:研究宣郁通经汤加减治疗子宫内膜异位症痛经的临床效果。方法:选取佳木斯市妇幼保健院 2018 年 1 月—2019 年 1 月收治的子宫内膜异位症痛经的 82 例患者作为研究对象,在通过随机分组的方法,将 82 例患者分为对照组与观察组 2 组,每组均有 41 例患者,对照组患者采用米非司酮进行治疗,观察组患者则采用宣郁通经汤加减治疗,2 组患者的治疗疗程均为 3 个月,观察比较 2 组患者治疗后的效果以及治疗前后痛经积分的改变情况。结果:观察组患者的治疗效果明显优于对照组患者的治疗效果,组间比较,差异具有统计学意义($P<0.05$);观察组患者治疗前后痛经积分的改善情况明显优于对照组,组间比较,差异具有统计学意义($P<0.05$)。结论:通过宣郁通经汤加减治疗子宫内膜异位症痛经患者的效果十分显著,且治疗效果远优于使用米非司酮单纯治疗的治疗效果,有效地改善了患者的痛经情况,临床效果明显,具有临床意义。

治疗方法:观察组患者采用宣郁通经汤加减治疗方式进行治疗,配方如下:黄芩、栀子、牡丹皮、小茴香、白芥子、䗪虫各 9 g;延胡索、白芍、赤芍、柴胡各 10 g;白花蛇舌草、莪术、半枝莲各 30 g;干姜、五灵脂、蒲黄各 5 g,7 日为 1 个疗程。气虚患者加白术、党参各 15 g,黄芪 20 g;气滞患者加陈皮与青皮各 10 g;血虚患者加入紫河车 3 g,冲服服用;伴有腹泻、恶心、呕吐的患者加陈皮 10 g、半夏 12 g;便秘患者加决明子 15 g、大黄 3 g;肾阴虚患者加女贞子、菟丝子各 15 g,枸杞子、熟地各 12 g;肾阳虚患者加补骨脂 15 g、淫羊藿、仙茅各 12 g;湿热患者加败酱草、薏苡仁各 15 g,红藤 30 g;月经量多患者加马齿苋 30 g、枳壳 12 g;严重痛经患者加延胡索 15 g、醋香附 12 g、白芍 30 g;寒凝患者加吴茱萸 6 g、细辛 3 g、乌药 10 g。

3. 宣郁通经汤与血府逐瘀胶囊治疗子宫内膜异位症痛经疗效观察[4]　魏玲等研究宣郁通经汤与血府逐瘀胶囊治疗子宫内膜异位症痛经疗效。目的:比较宣郁通经汤和血府逐瘀胶囊治疗子宫内膜异位症痛经疗效。方法:选取 2015 年 3 月至 2016 年 9 月我院妇科门诊 98 例子宫内膜异位症痛经患者,随机分为对照组($n=49$)和治疗组($n=49$),对照组采用血府逐瘀胶囊治疗,治疗组给予宣郁通经汤治疗,均治疗 3 个月经周期,比较两组疗效,乳房胀痛、经量多、有块、腰骶、肛门痛,心烦口苦等症状改善情况,视觉模拟评分法(VAS)疼痛评分,子宫体积大小及神经生长因子(NGF)、前列腺素 E_2(PGE_2)和前列腺素 $F_{2\alpha}$($PGF_{2\alpha}$)水平。结果:治疗组治疗总有效率 93.88%,对照组 77.75%,两组差异具有统计学意义($P<0.05$);治疗后治疗组乳房胀痛,经量少,有块,腰骶、肛门痛,心烦口苦症状改善率显著高于对照组,差异具有统计学意义($P<0.05$);治疗后两组 VAS 评分和子宫体积较治疗前均显著下降($P<0.05$),且治疗组下降幅度显著高于对照组($P<0.05$);NGF、PGE_2、$PGF_{2\alpha}$均显著下降($P<0.05$),且治疗组下降幅度显著高于对照组($P<0.05$)。结论:与血府逐瘀胶囊比较,宣郁通经汤改善子宫内膜异位症痛经效果更为显著。

治疗方法:治疗组给予宣郁通经汤口服,具体配方如下。当归 15 g,九香虫 15 g,䗪虫 15 g,酒白芍 15 g,白芥子 9 g,川楝子 9 g,牡丹皮 6 g,栀子 6 g,吴茱萸 6 g,郁金 6 g,延胡索 5 g,徐长卿 5 g,柴胡 3 g,香附 3 g,黄芪 3 g,炙甘草 3 g。辨证加减:月经量少,血液颜色发紫,夹伴血块者,加桃仁 10 g、赤芍 15 g;月经量多,有血块者加益母草 20 g;痛经甚者加川牛膝 10 g、皂角刺 15 g;腰骶、肛门胀痛者加制没药 5 g、制乳香 5 g、川牛膝 10 g。中药免煎颗粒,于月经周期行经前 7 日开始服用,每日 1 剂,分 2 次温服,7 日为 1 个疗程,经期停服,连续治疗 3 个月经周期。

4. 宣郁通经汤治疗子宫腺肌病痛经的效果[5]　王爽等运用宣郁通经汤治疗子宫腺肌病痛经。目的:探讨宣郁通经汤治疗子宫腺肌病痛经的效果。方法:选取 2016 年 1 月—2018 年 1 月我院门诊收治的 88 例子宫腺肌病伴痛经患者作为研究对象,根据随机数字表法将其分为参照组及实验组,每组各 44 例。参照组患者采用孕三烯酮口服治疗,实验组患者则给予宣郁通经汤灌肠治疗,2 组均治疗 3 个月经周期。观察比较 2 组患者的临床疗效、痛经症状改善情况、疼痛程度评分变化以及不良反应发生情况。结果:实验组和参照组的治疗总有效率分别为 90.9%、88.6%,2 组患者的治疗总有效率比较,差异无统计学意义

($P>0.05$)。治疗前 2 组患者的痛经症状积分和 VAS 评分比较，差异无统计学意义($P>0.05$)；治疗后 2 组患者的痛经症状积分和 VAS 评分均低于治疗前，差异有统计学意义($P<0.05$)，实验组患者的痛经症状积分和 VAS 评分均低于参照组，差异有统计学意义($P<0.05$)。实验组患者的不良反应总发生率为4.5%，明显低于参照组的 25.0%，差异有统计学意义($P<0.05$)。结论：宣郁通经汤治疗子宫腺肌病痛经能明显改善患者的痛经症状，减轻疼痛程度，且不良反应少，值得临床进行进一步研究应用。

治疗方法：实验组患者应用宣郁通经汤灌肠治疗，组方为当归 12 g，酒白芍15 g，牡丹皮 12 g，焦栀子 10 g，炒白芥子 3 g，柴胡 6 g，香附 10 g，郁金 10 g，酒黄芩 10 g，甘草 5 g。对于伴恶心、呕吐、腹泻、手足发冷者，去黄芩，加小茴香 10 g、吴茱萸 3 g、乌药 10 g、炮姜 10 g；若是患者伴腰酸者加川续断 15 g；若患者伴月经量少色紫夹有血块，则加赤芍 15 g，益母草 30 g，制乳香、没药各 10 g；若患者伴月经量多色红，则加荆芥穗 10 g、三七末 2 g、生地榆 15 g。加开水熬至200 mL，在低压下进行缓慢灌肠，右侧卧位 20 min，平卧 20 min，灌注时间为月经前 3 日开始至月经干净 3 日，1 个月经周期为 1 个疗程，治疗 3 个疗程。

5. 宣郁通经汤治疗原发性痛经 52 例[6]　张淑萍等运用宣郁通经汤治疗原发性痛经。目的：观察宣郁通经汤治疗原发性痛经的临床疗效。方法：于每个月经周期行经前 5 日服用宣郁通经汤随证加减，每日 1 剂，连服 5 剂，连续服用 3个月经周期，治疗原发性痛经 52 例。结果：治愈 33 例，总有效率 92.3%。结论：宣郁通经汤加减方是治疗原发性痛经的有效方法。

治疗方法：宣郁通经汤由当归 12 g，酒白芍 15 g，牡丹皮 12 g，焦栀子 10 g，炒白芥子 3 g，柴胡 6 g，香附 10 g，郁金 10 g，酒黄芩 10 g，甘草 5 g 组成。每日 1剂，水煎服。加减：伴恶心、呕吐、腹泻、手足发冷者，去黄芩，加小茴香 10 g、吴茱萸 3 g、乌药 10 g、炮姜 10 g；伴腰酸者加川续断 15 g；伴月经量少色紫夹有血块者加赤芍 15 g，益母草 30 g，制乳香、没药各 10 g；伴月经量多色红者加荆芥穗10 g、三七末 2 g(吞)、生地榆 15 g。每个月经周期行经前 5 日开始服药，每日 1剂分 2 次温服，连服 5 日为 1 个疗程。连续服用 3 个月经周期。

6. 宣郁通经汤治疗子宫内膜异位症致不孕症 51 例疗效观察[7]　林英等运用宣郁通经汤治疗子宫内膜异位致不孕症 51 例。治疗后受孕者 41 例，妊娠率约为 80%；无效 10 例，占 20%。原发不孕受孕者 5 例，妊娠率为 50%，继发不孕妊娠者 36 例，妊娠率为 88%。治疗方法如下。药物组成：酒炒白芍 15 g，当归15 g(酒洗)，牡丹皮 15 g，炒栀子 9 g，白芥子 6 g(炒研)，柴胡 3 g，香附 3 g(酒炒)，郁金 3 g(醋炒)，黄芩 3 g(酒炒)，生甘草 3 g。痛经严重者加蒲黄 12 g(冲)、五灵脂 15 g；腰困加菟丝子 15 g、杜仲 15 g；头昏、气短加党参 10 g、黄芪 15 g；便干、咽燥加麦冬 12 g、熟地 15 g；癥瘕为主加海藻 15 g、皂角刺 20 g、穿山甲 15 g。于经前及经期水煎服，每日 1 剂，分早晚温服，连服 7 日，用药 3 个月经周期。

7. 宣郁通经汤加减治疗乙型病毒性肝炎后胁痛[8] 侯公明运用宣郁通经汤加减治疗乙型病毒性肝炎后胁痛 20 例。经治疗后胁痛消失者 14 例，明显减轻者 6 例。服药最多者 40 剂，最少者 10 剂，一般在服药 5～7 剂即显效果。方药组成：柴胡 10 g，香附 10 g，川楝子 10 g，郁金 12 g，丹参 12 g，当归 10 g，白芍 12 g，栀子 10 g，板蓝根 12 g，甘草 6 g。临症加减：胁痛甚者加延胡索；痛如针刺，痛处不移者加重丹参用量；口苦、溺赤、舌苔黄腻加龙胆草；阴虚心烦不寐加生地，重用白芍；头晕乏力，气短加党参、白术；腹胀纳差加神曲、山楂、厚朴。依据辨证加减用药。

8. 宣郁通经汤加味对子宫内膜异位症术后卵巢功能及血清抗子宫内膜抗体（EMAb）、MMP - 9 水平的影响[9] 张先锋等研究宣郁通经汤加味对子宫内膜异位症术后卵巢功能及血清 EMAb、MMP - 9 水平的影响。目的：探究宣郁通经汤加味对子宫内膜异位症术后患者卵巢功能及血清 EMAb、MMP - 9 水平的影响。方法：选择 2018 年 8 月—2019 年 7 月在中国人民解放军联勤保障部队第九六七医院治疗的 EMT 患者 126 例，随机分为 2 组各 63 例，2 组均接受腹腔镜保守手术治疗，对照组于术后接受注射用醋酸曲普瑞林治疗 6 个月，观察组在此基础上辅以宣郁通经汤加味治疗 8 周，比较 2 组治疗 8 周后疗效，检测 2 组患者治疗前及治疗 8 周后性激素（FSH、E_2、LH、EMAb、MMP - 9 水平），观察腹部超声下卵巢表现，记录 2 组不良反应。结果：观察组和对照组总有效率分别为 96.8%（61/63）、84.1%（53/63），观察组疗效优于对照组（$P < 0.05$）。观察组治疗后 FSH、E_2、LH、EMAb、MMP - 9 水平均低于对照组（P 均 < 0.05）。观察组治疗 8 周后排卵前 1 日卵泡直径及黄体期和卵泡期的卵巢基底动脉收缩期最大流速（PSV）均高于对照组（P 均 < 0.05）。观察组药物不良反应率低于对照组（$P < 0.05$）。结论：在子宫内膜异位症术后辅以宣郁通经汤加味治疗可进一步提高疗效，改善卵巢功能，抑制血清 EMAb、MMP - 9 表达，且用药安全性更高。

治疗方法：对照组于术后采用注射用醋酸曲普瑞林（规格：3.75 mg/支）肌内注射，3.75 mg/次，每 28 日 1 次，连续治疗 6 个月。观察组在此基础上辅以宣郁通经汤加味治疗，组方：酒白芍、䗪虫、当归、牡丹皮各 15 g，栀子、炒白芥子、徐长卿、延胡索各 9 g，柴胡、川郁金、黄芩、吴茱萸、香附、炙甘草各 3 g。随证加减：痛经甚者加川牛膝、皂角刺各 10 g；经量多者加益母草、刘寄奴各 12 g；经量少、经色暗夹有血块者加赤芍、桃仁各 8 g；兼有气虚者去柴胡、香附，加党参、炙绵芪各 10 g。水煎取汁，每日 1 剂，分早晚温服，共治疗 8 周。

（二）医案摘录

1. 痛经

案 1[10]　李某,女,26 岁。

初诊（1982 年 9 月 16 日）　经行腹痛 8 年余,经期超前,多紫色有块,少腹胀坠,疼痛难忍。甚则呕吐昏厥。婚后 4 年,迄今未育,经治无效。院外诊断:子宫内膜异位症。脉弦数,舌尖红有瘀点,头晕口苦,尿赤便燥。此症由木郁化火,热伏冲任,炼血成瘀,不通则痛。处方:白芍、当归、牡丹皮、黄芩、川楝子、香附、郁金、白芥子。10 剂,每日 1 剂,水煎服。服药后于 9 月 28 日经来潮,腹疼减轻,经量仍多血块减少,宜衰其大半而止,方酌减,继服 10 剂。上述方药治 3 个月经周期,痛经消失,月经渐正常,观察半年,后来分娩一男婴。

案 2（子宫内膜异位症痛经）[11]　于某,女,28 岁。

初诊（1990 年 5 月 19 日）　痛经,月经失调 2 年,1988 年 12 月 8 日天津中心妇产科医院确诊为子宫内膜异位症。患者每次月经周期提前,约 3 周 1 次。行经 1 周,经血量多,色紫黑黏稠有块,血行不畅。经前小腹部剧痛胀满,腰骶部酸痛,会阴坠痛,疼痛不因血行而缓解。平素腰痛,白带多,经前双乳胀疼,脉弦细,苔薄白。方用宣郁通经汤加减:

当归 10 g,白芍 12 g,香附 12 g,乌药 10 g,牡丹皮 10 g,郁金 10 g,柴胡 6 g,川续断 12 g,青皮 10 g,橘叶 12 g,黄芩 10 g,栀子 10 g。

经 1 个月治疗,月经基本正常,痛经减轻,但血量仍多有血块,脉弦细略数,苔薄白,仍依前方加减治疗。1990 年 8 月 12 日复诊,患者本次月经提前 2 日,血色量均正常,有少量血块,腹疼消失。随诊 1 年无复发。

2. 不孕症[1]　金某,女,26 岁。

初诊　婚后 3 年同居未孕,头晕胸闷,心烦易怒,月经先后不定期,量时多时少,色暗有块。舌质淡红隐青,苔薄黄,脉弦细。妇查:外阴未产式,阴道宫颈正常,宫体前位正常大,附件未触及,分泌物白色,黏稠,少量。婚久不孕,情志不畅,久之肝气郁结,疏泄失常,气血不和,冲任不能相资而致。治宜疏肝理气,和血调经。拟宣郁通经汤加减:

白芍 25 g,柴胡 15 g,牡丹皮 25 g,香附 15 g,郁金 15 g,黄芩 10 g,生地 20 g。

6 剂。

二诊　诸症减轻,月经如期来潮,经净 3 日行输卵管通水术,双侧输卵管通畅,基础体温呈双相型。守原方加菟丝子 30 g、女贞子 20 g、墨旱莲 40 g、淫羊藿 20 g。继服 6 剂,投逍遥丸以巩固疗效。2 个月后受孕。

3. **卵巢囊肿**[1]　患者某,女,30岁。

2002年7月发现左卵巢有4 cm×5 cm囊实性肿物,经期腹痛6年,并渐加重,伴性交痛,小腹冷痛。结婚6年未孕。月经周期规律,量较多,色暗红,有血块,经前心烦易怒,口渴喜冷饮,乳房胀痛。苔薄黄,舌边红,脉弦数。于每次月经前7日服用宣郁通经汤,连服半年。2003年4月复查,卵巢囊肿消失。2004年10月足月分娩一女。

4. **慢性前列腺炎**[11]　王某,男,36岁。

排尿不适,偶有尿频,尿急,尿痛,伴腰部及会阴部不适,阴囊坠疼1年余,曾服前列康、诺氟沙星等药物效果不佳。肛门指检:前列腺稍肿大,质偏硬,中间沟存。前列腺液检查:白细胞(＋～＋＋),红细胞(＋),细菌培养(－)。处方:

柴胡6 g,白芍12 g,当归10 g,香附12 g,川楝子10 g,乌药10 g,栀子10 g,黄芩10 g,牡丹皮10 g,延胡索10 g,郁金10 g。

连服8剂后,排尿不适症状减轻。仍有下腹胀痛,大便干燥,上方加枳实10 g,橘核10 g,服药半个月腰腹诸痛及排尿不适等症消失。嘱每日坐浴,禁烟酒辛辣食物,随访半年余未复发。

5. **睾丸炎**[12]　陶某,男,40岁。

初诊(1980年11月7日)　患者自诉:左侧睾丸处疼痛月余。由于劳累和生气发病,因工作繁忙,延误未医,渐觉睾丸上方肿大疼痛,活动时加重,常常牵扯到左下腹,并伴全身不适,口干发渴,心烦易怒,失眠梦多。既往身体健康,无结核病史和外伤史,平素嗜好烟酒,性情暴躁。查患者肌肤无寒热,阴囊无红肿,两侧睾丸精索未见异常,右侧附睾大小正常,左侧睾丸上方可扪及一个约有1.0 cm×0.6 cm之椭圆形肿物,质硬,按痛明显,无波动感,透光试验(－),血、尿常规检验正常,肺部X线透查无异常,红细胞沉降率2 mm/h。在地区医院,血中也未查出微丝蚴。舌质边尖红赤,苔薄白,脉均弦数有力,诊为急性睾丸炎。证属肝气郁滞,肝血瘀结,肝火旺盛。治以疏肝理气,活血化瘀,清泄肝火。方用傅氏宣郁通经汤加味,处方:

柴胡12 g,白芍18 g,牡丹皮12 g,黄芩12 g,香附18 g,当归15 g,郁金12 g,栀子12 g,白芥子6 g,川楝子12 g,玄参30 g,木香10 g,生牡蛎18 g,连翘60 g。

每日1剂,煎服3次。共服上方24剂,发渴、心烦、失眠等相继消失,睾丸疼痛减轻,肿物变软变小,惟行走时稍觉肿痛,嘱其继用上药,并注意劳逸适度,情志调理,月余后病获痊愈。1984年12月随访,未见复发。

【按】本例肝气郁、肝血瘀、肝火旺,诚如傅山所言:"肝属木,其中有火,舒则通畅,或则不扬……抑拂其气而疼生。"又指出,郁火焚烧,火煎血水,而成形成块,非大泄肝火,解郁散滞而病本不除,适属"宣郁通经汤"主治病机,故虽属男子病证,也奏效确然。

6. 痤疮[13] 逯某,女,23岁。

初诊(2007年7月9日) 颜面粉刺时轻时重6个月余,加重数日。患者于6个月前因工作不顺遂逐渐出现颜面粉刺,时轻时重。曾就诊于多家诊所及皮肤专科门诊,多施以痤疮膏之类外用药,中药亦多属清利湿热兼托表之剂,效不著。数日前患者症状加重且伴少腹隐痛。刻诊:精神抑郁,颜面粉刺呈不均匀分布,红白相间,小如黄米,大如小豆,经期将至,少腹隐痛,舌质淡红,苔薄略黄,脉弦。经前经期腹痛6个月余,经行时有血块。查尿常规及子宫附件B超均未见异常。中医诊断:颜面粉刺伴痛经。治宜疏肝理气,行气止痛佐托表。方用傅山宣郁通经汤加味:

白芍10g,当归10g,牡丹皮6g,白芥子10g,醋柴胡10g,香附10g,郁金10g,栀子6g,黄芩6g,甘草6g,浮萍10g。

3剂。每日1剂,水煎取汁300mL,分早晚2次温服。

二诊(2007年7月12日) 精神好转,痤疮、少腹痛较前明显减轻。正值月经来潮,经行伴血块,舌质黯红少苔,脉弦涩。治以行气活血为主,故以上方去白芍药、黄芩,加赤芍药10g、桃仁10g、红花10g,以增强活血化瘀之功,予4剂,服法同前。

三诊(2007年7月16日) 少腹痛消失,颜面粉刺殆尽。月经已净,舌质淡红少苔,脉细数。经后当以固冲任为主。方以宣郁通经汤去柴胡、香附、黄芩,加阿胶10g(烊化)、山药10g、山茱萸10g,服法同前。并嘱患者每次月经周期按上述3组处方服药,连服3个月。1年后追访粉刺及痛经未复发。

【按】中医学认为,痤疮多是因肺经风热壅滞肌肤;或肠胃湿热结于肠内不能下达,逆而上行壅滞于肌肤而成;或脾失健运,湿热内生壅滞肌肤所致。而本患者有痛经史6个月,且粉刺于经行前数日始加重,本病之因乃由痛经所致,诚如《景岳全书·求本论》提到"起病之因,便是病本"。痛经之病机当属气滞血瘀。肝气郁滞影响肺的宣发功能,一些代谢废物不能随汗液顺利排出体外,壅滞于肌肤而成本病。《素问·阴阳应象大论》曰:"治病必求于本。"故治以调经为主,佐以托表。经前以调气为主,方用傅山宣郁通经汤加浮萍。方中白芍、当归养肝柔肝;醋柴胡、白芥子、郁金、香附疏肝理气;肝郁则易化火,加黄芩、牡丹皮、栀子清肝火;甘草调和诸药,且甘草与白芍相伍有缓急柔肝止痛之用;加浮萍以发散肌肤之邪。而在经期当以活血化瘀为主。故以上方去白芍、黄芩,加赤芍药、桃仁、红花。经后以调养肝肾为主,宣郁通经汤去柴胡、香附、黄芩,加山药、阿胶、山茱萸以固冲。通过调经三部曲,即经前调气、经期调血、经后固冲任,而使经调痛止,气机通畅,肺宣降有职,毒邪得以通过肺的宣发顺利从皮肤排出体外,痤疮得以痊愈。

参考文献

［1］施仁潮.施仁潮说中医经典名方100首［M］.北京：中国医药科技出版社,2019：244-246.

［2］韩淑敏.宣郁通经汤加减治疗子宫内膜异位症痛经的效果研究［J］.临床研究,2020,28(5)：129-130.

［3］聂雯雯.宣郁通经汤治疗子宫内膜异位症痛经的临床分析［J］.深圳中西医结合杂志,2019,29(8)：67-69.

［4］魏玲,王军,张宗敏.宣郁通经汤与血府逐瘀胶囊治疗子宫内膜异位症痛经疗效观察［J］.四川中医,2017,35(12)：173-175.

［5］王爽,罗明燕,袁媛,等.宣郁通经汤治疗子宫腺肌症痛经的效果［J］.中国当代医药,2019,26(1)：190-192.

［6］张淑萍,李旺.宣郁通经汤治疗原发性痛经52例［J］.时珍国医国药,2007(6)：1487.

［7］林英,苗玉平.宣郁通经汤治疗子宫内膜异位致不孕症51例疗效观察［J］.中医药研究,2001(4)：23-24.

［8］侯公明.宣郁通经汤加减治疗乙型肝炎后胁痛［J］.湖南中医学院学报,1988(4)：55-56.

［9］张先锋,黄烁,王岩.宣郁通经汤加味对子宫内膜异位症术后卵巢功能及血清EMAb、MMP-9水平的影响［J］.现代中西医结合杂志,2021,30(17)：1901-1904.

［10］卞兴亚.徐志华老中医运用傅山"宣郁通经汤"治疗痛经［J］.中医药研究杂志,1985,(3)：16.

［11］高秋林,马吉城,黄向群.宣郁通经汤验案2则［J］.山西中医,1994(5)：42-43.

［12］王心东.傅山"宣郁通经汤"治疗睾丸炎［J］.中医药研究杂志,1986(2)：39.

［13］李润生.宣郁通经汤加减治疗痤疮1例［J］.河北中医,2010,32(12)：1816.

完 带 汤

一、处方来源

《傅青主女科·带下·白带下》

妇人有终年累月下流白物,如涕如唾,不能禁止,甚则臭秽者,所谓白带也。夫白带乃湿盛而火衰,肝郁而气弱,则脾土受伤,湿土之气下陷。是以脾精不守,不能化荣血以为经水,反变成白滑之物,由阴门直下,欲自禁而不可得也。治法宜大补脾胃之气,稍佐以疏肝之品,使风木不闭塞于地中,则地气自升腾于天上,脾气健而湿气消,自无白带之患矣。方用完带汤:

白术(土炒)一两,山药(炒)一两,人参二钱,白芍(酒炒)五钱,车前子(酒炒)三钱,苍术(制)三钱,甘草一钱,陈皮五分,黑芥穗五分,柴胡六分。

水煎服。二剂轻,四剂止,六剂则白带全愈。此方脾、胃、肝三经同治之法,寓补于散之中,寄消于升之内。开提肝木之气,则肝血不燥,何至下克脾土。补益脾土之元,则脾气不湿,何难分消水气。至于补脾而兼以补胃者,由里以及表也。脾非胃气之强,则脾之弱不能旺,是补胃正所以补脾耳。

二、历史沿革考证

完带汤出自明末清初医家傅山所著《傅青主女科》一书,书成于 1673 年。现存最早版本为清道光七年丁亥年(1827)太邑友文堂刻本。

有学者认为完带汤的来源可追溯至清代陈士铎《辨证录》。《辨证录》较《傅青主女科》未明确药物的炮制方法,将傅山尤具特色用药黑芥穗改用荆芥,且多半夏一钱。《傅青主女科》其刊刻时代较晚,古籍也较少转载。清代陈莲舫《女科秘诀大全》把完带汤归类为带下病益气之剂,药物组成、炮制同《傅青主女科》保持一致[1]。

《古代经典名方目录(第一批)》中的完带汤出自《傅青主女科》。其中完带汤出自《傅青主女科·带下·白带》下篇中,是治疗带下病白带之专方,受到后世医家的认可和推崇。

三、临床应用研究

（一）药物组成

《傅青主女科》中完带汤药物组成：白术，山药，人参，白芍，车前子，苍术，甘草，陈皮，黑芥穗，柴胡。近现代医家所用完带汤也是在此基础上进行加减变化。

（二）药物剂量

《傅青主女科》完带汤中药物剂量：白术（土炒）一两，山药（炒）一两，人参二钱，白芍（酒炒）五钱，车前子（酒炒）三钱，苍术（制）三钱，甘草一钱，陈皮五分，黑芥穗五分，柴胡六分。

完带汤创制于清代，明清时期沿用宋制，采用 16 进位制的"市制"计量方法。根据相关规定，1979 年起全国中医处方用药的剂量单位统一采用公制，按规定换算。《方剂学》教材据此所载完带汤换算，剂量为白术 30 g，山药 30 g，人参 6 g，白芍 15 g，车前子 9 g，苍术 9 g，甘草 3 g，陈皮 2 g，黑芥穗 2 g，柴胡 2 g[2]。

（三）方义解析

方中重用白术、山药为君，意在补脾祛湿，使脾气健运，湿浊得消，山药并有固肾止带之功。臣以人参补中益气，以助君药补脾之力；苍术燥湿运脾，以增祛湿化浊之力；白芍柔肝理脾，使肝木条达而脾土自强；车前子渗利水湿，令湿浊从小便分利。佐以陈皮理气燥湿，既可使君药补而不滞，又可行气以化湿；辛散之柴胡、芥穗，得白术则升发脾胃清阳，配白芍则疏肝解郁。使以甘草调药和中。诸药相配，使脾气健旺，肝气条达，清阳得升，湿浊得化，则带下自止。全方共奏补脾疏肝、化湿止带之功[2]。

（四）治疗范围

完带汤古代医家主要用于治疗白带，近现代医家立足于方剂的功能，主治范围在不断扩大。王新民等提出完带汤不仅可以治疗妇科病，"只要是脾虚肝郁，水湿下注的病机就可以用此方治疗"[3]。

有医家将此方加减用于带下病、宫颈炎、子宫内膜炎、宫颈环形电切术（LEEP）术后排液过多、HPV 感染、盆腔炎、不孕症、慢性结肠炎、慢性前列腺炎、小儿睾丸鞘膜积液等。

（五）现代临床应用

临床研究发现，完带汤治疗带下病、宫颈炎、子宫内膜炎、LEEP 术后排液过多、HPV感染、盆腔炎、不孕症、慢性结肠炎、慢性前列腺炎、小儿睾丸鞘膜积液等均有较好疗效。动物实验研究发现完带汤对小鼠有抗炎作用。完带汤对肝郁脾虚型慢性宫颈炎模型大鼠可明显改善阴道环境,减轻慢性宫颈炎炎性病变程度。完带汤对肝郁脾虚型慢性宫颈炎模型大鼠可有效改善其表皮生长因子(EGF)以及表皮生长因子受体(EGFR)水平,减少DNA倍体受影响程度,对临床肝郁脾虚型慢性宫颈炎具有十分重要的意义。

四、经典文献辑录

(一)现代论述

1. 带下病

(1)完带汤加减治疗带下病293例[4]:蒋清等运用完带汤加减治疗带下病293例,治愈219例(阴道分泌物之量、色、气味、质均恢复正常,诸症消失),好转67例(阴道分泌物之量、色、气味、质及诸症改善),未愈7例。治愈率74.4%。有效率97.6%。治疗方法:完带汤方。山药18 g,人参18 g,白芍18 g,苍术18 g,白术18 g,甘草6 g,陈皮12 g,黑芥穗12 g,柴胡12 g,车前子12 g(包煎)。加减:若带下色白质黏稠,绵绵不断,四肢不温,精神疲倦,纳少便溏,上方人参易潞党参,加黄芪;肾虚腰酸如折,淋漓不断,白带清冷,小便频数者,加鹿角霜、海螵蛸;带下量多色黄,有秽臭气味,阴中瘙痒者,去山药,加土茯苓、败酱草、龙胆草、炒茜草。煎煮方法:上药加水400 mL,文火煎成200 mL,倒出再加水300 mL煎成200 mL,两次药液混合,分2次饭后温服,每日1剂。

(2)完带汤加减治疗脾虚带下症116例[5]:袁铁珍运用完带汤加减治疗脾虚带下症116例。痊愈109例(治疗1个疗程痊愈者78例,2个疗程痊愈者31例),好转5例,无效2例。方药组成:白术15 g,苍术10 g,党参10 g,山药20 g,陈皮10 g,白芍6 g,柴胡6 g,车前子15 g,白扁豆30 g,黄芪15 g,甘草6 g,白果10 g,薏苡仁20 g。若带下日久量多、滑脱不止者加龙骨、牡蛎、海螵蛸以固涩止带;脾虚及肾腰痛者加川断、杜仲以温补肾阳;四肢不温、畏寒怕冷者加干姜、附子以温阳祛寒;腹中冷痛者加香附、艾叶以温经止痛;若带下色红或有血丝者加黑芥穗、茜草以止血;若带下色微黄,脾虚症状仍存而无湿热征象者,上方稍加黄柏以防湿从热化。每日1剂,10剂为1个疗程。

(3)完带汤加味治疗非炎性带下过多70例[6]:许志芃等运用完带汤加味治疗非炎性带下过多70例。方法:将150例患者随机分为两组,治疗组70例采用完带汤加味治疗,对照组80例采用青柏洁身洗液和保妇康栓治疗。结果:治疗组总有效率84.3%,而对照组总有效率仅为28.8%,两组比较,P<0.01。结

论：完带汤加味治疗非炎性带下过多疗效明显。治疗方法：治疗组采用完带汤加味治疗。处方：党参 30 g，白术 15 g，白芍 15 g，怀山药 20 g，苍术 15 g，陈皮 10 g，柴胡 10 g，黑荆芥 15 g，车前子 15 g，甘草 10 g。如下腹有冷感、腰酸畏寒、小便清长或夜尿多、面色晦黯等肾阳虚症状明显者加肉桂 10 g、黄芪 30 g、鹿角霜 10 g、潼蒺藜 10 g、菟丝子 15 g。每日 1 剂，水煎，分早晚 2 次内服。7 日为 1 个疗程，据病情轻重用药 1～3 个疗程。

2. 宫颈炎

(1) 完带汤加味治疗慢性宫颈炎 98 例[7]：周蓉芳等运用完带汤加味治疗慢性宫颈炎 98 例。全部病例采用完带汤加味治疗：白术 30 g，山药 30 g，人参 6 g（炖服），白芍 15 g，苍术 12 g，陈皮 10 g，车前子 10 g，焦芥穗 6 g，柴胡 6 g，甘草 6 g。每日 1 剂，水煎早晚温服，10 日为 1 个疗程，服药 1～3 个疗程。加减：肾虚腰痛，加杜仲、寄生、菟丝子以固肾气；寒凝腹痛加艾叶、香附以理气散寒；带下日久，滑脱不固加金樱子、芡实、龙骨、牡蛎、海螵蛸以固涩止带。治愈 39 例，显效 31 例，有效 16 例，无效 12 例，总有效率 87.8%。

(2) 完带汤加减治疗慢性宫颈炎 60 例[8]：张团昌等运用完带汤加减治疗慢性宫颈炎 60 例，治疗后临床痊愈 36 例，好转 21 例，无效 3 例，总有效率 95%。治疗方法：所有病例均采用完带汤加减治疗，药物组成：白术、苍术、党参、甘草、车前子各 10 g，柴胡、陈皮各 5 g，茯苓、山药、大枣各 30 g。水煎服，每日 1 剂，分早晚 2 次分服。

3. 子宫内膜炎[9]　杨晓霞等运用完带汤治疗慢性子宫内膜炎 60 例。60 例患者中，经过 7～32 日的治疗，痊愈者 42 例，有效者 13 例，无效者 5 例，总有效率达 91.7%。治疗方法：方用完带汤加减。党参 20 g，白术 20 g，车前子 12 g，苍术 12 g，山药 20 g，炒荆芥穗 12 g，陈皮 10 g，柴胡 12 g，茯苓 12 g，甘草 6 g。水煎服，每日 1 剂。气虚甚者加黄芪 20 g；肾虚加杜仲 15 g、川续断 15 g；湿热重者加黄柏 10 g、苦参 10 g。治疗期间停用一切有关的西药。

4. LEEP 术后排液过多

(1) 完带汤加减治疗 LEEP 术后排液过多 30 例分析[10]：张晓丹等运用完带汤加减治疗 LEEP 术后排液过多 30 例。目的：观察完带汤加减治疗 LEEP 术后（宫颈电热圈环形切除术）排液过多疗效。方法：将 60 例患者随机分为治疗组和对照组。治疗组 30 例于 LEEP 术后当日常规服用抗生素 1 周，同时服用中药完带汤加减。对照组 30 例，LEEP 术后仅服用抗生素 1 周，观察两组术后阴道排液量及排液时间。结果：治疗组术后阴道排液量明显增加者 8 例（26.7%），对照组为 23 例（76.7%）；治疗组术后 15 日阴道排液停止，带下恢复正常 13 例（43.3%），对照组为 5 例（16.7%）；治疗组术后 20 日阴道排液停止者

15例(50%),对照组9例(30%);术后30日治疗组全部患者阴道排液停止,带下恢复正常,对照组30例患者中23例患者阴道排液停止,带下恢复正常。结论:治疗组阴道排液量排液天数明显少于对照组。完带汤加减可明显改善术后水样白带量,缩短排液时间,并提高了治愈率。治疗方法:治疗组LEEP术当日除常规服用抗生素1周外,加用中药完带汤加减治疗。药物组成:白术30g,苍术10g,怀山药30g,党参30g,白芍15g,车前子15g(包煎),甘草3g,柴胡6g,炒芥穗12g,金樱子30g。加减:兼腰痛者,加川续断15g,菟丝子15g;寒凝腹痛者,加香附15g,艾叶10g,乌药15g;带下日久者,加芡实20g;量多色黄者,去怀山药、党参,加土茯苓30g,连翘30g。每日1剂,水煎分2次服用。连用10日。对照组LEEP术后仅常规服用抗生素1周,未服用中药。

(2)完带汤加味治疗宫颈LEEP术后带下病76例疗效观察[11]:冯成云等运用完带汤加味治疗宫颈LEEP术后带下病76例疗效观察。目的:观察完带汤加味治疗宫颈环状电切术(LEEP术)后并发症的临床疗效。方法:将76例宫颈LEEP术后患者随机分为治疗组40例,对照组36例。治疗组:抗生素预防感染的同时予以完带汤加味治疗。对照组:抗生素预防感染的同时予以妇科千金片治疗。结果:治疗组术后阴道排液量、神疲体倦、腹痛情况发生率均低于对照组。结论:LEEP术后辅以完带汤加味治疗可以明显降低LEEP术并发症。

治疗方法:治疗组抗生素预防感染的同时予以完带汤治疗。处方:党参18g,山药10g,焦白术12g,苍术12g,车前子9g,陈皮10g,柴胡12g,荆芥炭9g,海螵蛸10g,延胡索12g,生蒲黄9g,五灵脂9g,血竭3g,白芍10g,白芷3g。LEEP刀术后第2日开始口服,每日1剂,水煎2次,取汁400mL,分2次服,连服5剂。

5. HPV感染[12] 李姣等研究完带汤联合重组人干扰素α-2b治疗持续高危型HPV感染疗效及对淋巴细胞亚群的影响。目的:探究完带汤联合重组人干扰素α-2b治疗持续高危型HPV(HR-HPV)患者的临床疗效及对HR-HPV DNA载量、外周血淋巴细胞亚群的影响。方法:选择2018年1—9月在湖南中医药大学第一附属医院治疗的60例持续性HR-HPV感染患者,随机分为2组各30例,对照组采用重组人干扰素α-2b凝胶治疗,观察组在此基础上联合完带汤治疗,治疗3个月经周期。对比2组治疗效果、HPV转阴率及2组治疗前后HR-HPV DNA载量、中医症状积分、外周血淋巴细胞亚群变化。结果:观察组临床总有效率93.3%(28/30),高于对照组的76.7%(23/30),差异有统计学意义($P<0.05$)。观察组HPV转阴率73.3%(22/30),高于对照组的46.7%(14/30),差异有统计学意义($P<0.05$)。观察组治疗后的HR-HPV病毒载量、中医症状积分均明显低于对照组(P均<0.05)。观察组治疗后的外

周血 CD3$^+$、CD4$^+$、CD4$^+$/CD8$^+$、NK 细胞水平均高于对照组(P 均<0.05)。2 组均未发生严重药物不良反应。结论：持续 HR-HPV 感染患者在重组人干扰素 α-2b 治疗基础上辅以完带汤治疗，可进一步提高临床疗效，改善临床症状，利于 HR-HPV 转阴，促进 HR-HPV DNA 载量降低，并有利于改善外周血淋巴细胞亚群，有助于增强机体抗病毒能力，且治疗安全性较高。治疗方法：对照组予重组人干扰素 α-2b 凝胶[国药准字 S20010054，规格：5 g/支(1.0×10⁵ U/g)]治疗，于经期干净 3 日后开始用药(绝经期及子宫切除患者不受此限制)，于夜间睡前，清洁外阴，取专用妇科一次性推进器，将凝胶滴满推进器上端，取平卧体位，臀部抬高，将推进器置入阴道后穹隆接近宫颈处，隔日用药 1 次，治疗 7 次为 1 个疗程，待下次经期后 3 日进行下一个疗程治疗，共治疗 3 个疗程。观察组在此基础上，于月经干净 3 日后辅以完带汤治疗，基础方：山药 30 g，党参、白术各 15 g，白芍、苍术、车前草、柴胡各 10 g，甘草 6 g，黑芥穗、陈皮各 5 g。随证加减：腰膝酸软者，加续断、杜仲各 15 g；带下量多质稀无味者，加芡实 15 g、金樱子 30 g；带下色黄者，加用土茯苓 20 g、黄柏 15 g；下腹痛者，加川楝子、延胡索各 10 g；阴部瘙痒者，加地肤子 9 g、蝉蜕 6 g。水煎服，每日 1 剂，分早晚各服用 1 次，连续用药 14 日为 1 个疗程，待下次经期后 3 日进行下一个疗程治疗，共治疗 3 个疗程。2 组治疗期间禁止性生活。

6. 盆腔炎

(1) 完带汤加味治疗慢性盆腔炎 48 例[13]：杨光华运用完带汤加味治疗慢性盆腔炎 48 例。经过 2～3 个疗程的治疗，结果治愈 18 例，好转 27 例，无效 3 例，总有效率 93.75%。治疗方法：完带汤。白术、山药各 30 g，人参 6 g(或党参 15 g)，白芍 15 g，车前子 9 g，苍术 12 g，陈皮、柴胡、甘草各 6 g。加减：热毒炽盛者(兼见发热、口干便秘，白带量多质黄稠而臭，舌红苔黄而干，脉数)，加蒲公英、紫花地丁各 30 g，红藤 20 g，金银花、连翘各 18 g，琥珀(冲服或布包煎)6 g；湿热阻滞者(见口干不欲饮，白带多而黄臭，肢体困乏，舌红苔黄腻，脉濡数)，加茵陈、薏苡仁、土茯苓各 30 g，黄柏 12 g；下腹部有包块者，加川楝子、甲珠、生蒲黄、五灵脂各 12 g；阳虚者(见畏寒怕冷，一侧或双侧少腹隐痛发凉，喜按喜暖，腰酸疼，白带量多，质稀色白，小便清长，大便溏或正常，舌暗或有瘀斑，苔白润，脉弦细)，加熟附片(先煎 2 h)24～45 g，桂枝 3 g，肉苁蓉 12 g，肉桂 6 g。每日 1 剂，水煎服。14 日为 1 个疗程。服药 2～3 个疗程后总结疗效。

(2) 完带汤加减治疗慢性盆腔炎 69 例[14]：徐玉倩等运用完带汤加减治疗慢性盆腔炎 69 例。对于中医辨证属脾虚型的慢性盆腔炎患者用完带汤加减。方药组成：白术 12 g，山药 15 g，党参 15 g，炒白芍 10 g，苍术 10 g，柴胡 12 g，车前子 20 g，黑芥穗 9 g，陈皮 10 g，延胡索 15 g，白芷 12 g。带下量多质稀去白芍加薏苡仁 20 g,带下色黄加黄柏 15 g,腰骶部痛加川续断 15 g、狗脊 15 g。每日 1 剂,水煎分 2 次温服,10 剂为 1 个疗程。结果:1 个疗程治愈 40 例,2 个疗程治愈 10 例,2 个疗程显效 16 例,无效 3 例,总有效率为 96%。

7. 不孕症[15] 马曙铮运用完带汤加减治疗不孕症 36 例。其中慢性盆腔炎引起的输卵管不通畅 31 例,排卵功能障碍 5 例。治疗方法:① 对 31 例慢性盆腔炎及输卵管不通畅者,行输卵管通液治疗术,每次月经干净后 3、5、7 日,各 1 次,连续 3 个周期为 1 个疗程。通液用生理盐水 20 mL+庆大霉素 8 U 单位+糜蛋白酶 2 mL+地塞米松 3 mg。视情况注入药液量,推液压力不可太大。术后 2 周禁性交及盆浴,同时给中药完带汤加减。方剂:金银花 30 g,白芍 10 g,蒲公英 30 g,白芷 10 g,苍术 6 g,车前子 10 g,泽泻 10 g,小茴香 5 g,白术 10 g,山药 10 g,茯苓 10 g,柴胡 6 g,续断 6 g。煎汤口服,每日 1 剂,连服 20 日,月经期停用,连服 3 个周期为 1 个疗程,重者可用 2~3 个疗程。② 对排卵障碍者促排卵,用枸橼酸氯米芬 50~150 mg,从月经周期第 5 日开始,每日 1 次,连服 5 日完带汤加减。方剂:党参 12 g,当归 12 g,熟地 10 g,玄参 10 g,丹参 15 g,白芍 10 g,川芎 10 g,黄芪 10 g,紫河车 5 g。煎汤口服,每日 1 剂。从月经周期第 5 日开始连服 10 日,连服 3 个月经周期为 1 个疗程,效果不好者可用 2~3 个疗程,同时配合维生素 E(每日 1 g,分 2 次口服)。B 超监测排卵,指导排卵期性交。结果:受孕 16 例(47.1%),其中盆腔炎患者 14 例,排卵功能障碍者 2 例。

8. 慢性结肠炎[16] 王小燕运用完带汤加味治疗慢性结肠炎 46 例,以完带汤为基础方化裁,药物组成:白术 15 g,党参 15 g,白芍 20 g,山药 15 g,苍术 10 g,车前子 10 g,陈皮 6 g,柴胡 5 g,防风 10 g,薏苡仁 10 g,甘草 6 g。水煎服,每日 1 剂,每日 2 次,4 周为 1 个疗程,治疗 1 个疗程后统计治疗结果。随症加减:有鸡鸣泻者加熟附子 10 g,吴茱萸 4 g;腹痛绵绵者加木香 8 g,延胡索 10 g;泄泻次数多,有滑脱之势者加赤石脂 15 g、诃子 10 g;有脓血者加白头翁 12 g、墨旱莲 12 g;有脱肛者加升麻 6 g、黄芪 12 g;兼湿热者加黄连 9 g、苦参 10 g。痊愈 11 例(23.9%),总有效率 95.7%。

9. 慢性前列腺炎[17] 曾艺文等运用完带汤加减治疗慢性前列腺炎。目的:观察运用完带汤加减治疗慢性前列腺炎的临床疗效。方法:将 90 例慢性前列腺炎患者随机分为 2 组。治疗组 46 例采用完带汤加减治疗,对照组 44 例用左氧氟沙星或阿奇霉素治疗,比较 2 组临床疗效。结果:治疗组总有效率 91.31%,对照组总有效率 70.45%,2 组比较,差异有统计学意义($\chi^2 = 3.532$,$P < 0.05$)。治疗后,2 组卵磷脂及白细胞计数与治疗前比较,差异有统计学意义($P < 0.05$);2 组卵磷脂及白细胞计数治疗后比较,差异有统计学意义($P < 0.05$)。结论:完带汤加减治疗慢性前列腺炎疗效显著,安全可靠。

治疗组治疗方法：给予完带汤加减。山药、红藤、败酱草、丹参各 30 g，白术、党参、萆薢、车前子、薏苡仁、白芍各 15 g，柴胡 10 g，苍术、荆芥穗各 9 g，陈皮、甘草各 6 g。湿热重加龙胆草 9 g，茵陈蒿、滑石各 30 g，佩兰 12 g，石菖蒲 15 g。热重者加金银花、马鞭草、鱼腥草各 30 g；少腹痛甚者加五灵脂、蒲黄各 9 g，延胡索 10 g；小便滴白、会阴及睾丸肿胀者，倍白芍，加乌药、小茴香、川楝子各 9 g；遗精、早泄者，加芡实 30 g，金樱子 15 g；阳痿者，加仙茅、淫羊藿各 10 g，肉苁蓉 15 g；前列腺肥大质硬者，加皂角刺各 10 g、三棱 15 g；失眠多梦者加炒酸枣仁、合欢皮各 15 g。每日 1 剂，水煎取汁约 300 mL，分早晚 2 次温服，30 日为 1 个疗程，治疗 2 个疗程。

10. 小儿睾丸鞘膜积液[18]　梁将宏运用完带汤加味治疗小儿睾丸鞘膜积液 32 例。治疗方法：白术、白芍、橘核、山药各 6 g，人参、车前子、苍术、甘草、陈皮、柴胡、桂枝各 3 g，砂仁 5 g。随症加减：兼有食滞纳呆、大便不调者加神曲、山楂、谷芽、莱菔子等；病程长者加小茴香 6 g。每日 1 剂，水煎分 2 次服。治疗结果：32 例中，痊愈（睾丸鞘膜积液消失，透光试验阴性）26 例，有效（睾丸鞘膜积液减少，透光试验阳性）6 例。

小儿睾丸鞘膜积液是儿科常见病。脾失健运，水湿下溢，停留睾丸鞘膜是其主要病机。用完带汤加味治疗小儿睾丸鞘膜积液，疗效满意，值得推广。

11. 实验研究

（1）完带汤抗炎作用的实验研究[19]：侯涿生等对完带汤抗炎作用进行动物实验研究。给药小鼠每鼠腹腔注射 0.1 mL 完带汤，含生药 0.054 g；对照组每鼠腹腔注射生理盐水 0.1 mL。结果完带汤与对照组相比，鼠耳肿胀程度有非常显著的差异。在完带汤的三批实验中，有 7 只小鼠在用药 3 h 后，鼠耳肿胀完全消失。

（2）完带汤对肝郁脾虚型慢性宫颈炎模型大鼠病理形态及阴道微生态的影响[20]：袁亚美等研究完带汤对肝郁脾虚型慢性宫颈炎模型大鼠病理形态及阴道微生态的影响。方法：将大鼠按照体质量随机分为正常对照组、模型组、奥硝唑组、抗宫炎片组和完带汤中、高剂量组，每组动物 10 只。除正常对照组外，其余各组均参照文献方式，用苯酚胶浆对郁怒饥饿大鼠阴道造模 3 日，构建肝郁脾虚型大鼠慢性宫颈炎模型，造模过后，采用不同剂量药物对模型大鼠进行干预，14 日后测定大鼠肉眼阴道评分及阴道宫颈形态学变化积分、阴道与宫颈苏木晴-伊红（HE）染色。结果：与正常对照组比较，模型组大鼠阴道病理评分，显著增高（$P < 0.05$），同时阴道及宫颈可见明显病理变化；与模型组比较，药物干预的大鼠阴道微生态环境良好，同时阴道及宫颈病变减轻，差异具有统计学意义（$P < 0.05$）；完带汤高中低剂量组阴道病理评分显著降低，差异具有统计学意义

（$P<0.05$）。结论：完带汤可明显改善阴道环境,减轻慢性宫颈炎炎性病变程度。

（3）完带汤对肝郁脾虚型慢性宫颈炎模型大鼠 EGF、EGFR 水平及 DNA 倍体的影响[21]：袁亚美研究完带汤对肝郁脾虚型慢性宫颈炎模型大鼠 EGF、EGFR 水平及 DNA 倍体的影响。方法：选取 SD 大鼠 50 只作为研究对象。将动物随机分成正常对照组（A）、模型对照组（B）、阿奇霉素组（C）、抗宫炎片组（D）、完带汤组（E）,每组动物 10 只。对比研究完带汤对肝郁脾虚型慢性宫颈炎模型大鼠 EGF、EGFR 及 DNA 倍体的效果。结果：不同治疗方式对 E 组二倍体影响例数显著低于其他 4 组大鼠,差异具有统计学意义（$P<0.05$）。E 组患者 EGF 水平（1.009 ± 0.099）ng/mL,显著高于 A、B、C、D 组大鼠,差异有统计学意义（$P<0.05$）。E 组大鼠 EGFR 水平（14.24 ± 1.31）ng/mL,显著低于 B、C、D 组大鼠,差异具有统计学意义（$P<0.05$）；A 组与 E 组大鼠 EGFR 水平比较,差异无统计学意义（$P>0.05$）。结论：完带汤对肝郁脾虚型慢性宫颈炎模型大鼠可有效改善其 EGF 以及 EGFR 水平,减少 DNA 倍体受影响程度,对临床肝郁脾虚型慢性宫颈炎具有十分重要的意义。

（二）医案摘录

1. 带下病[22]

案 1　胡某,34 岁,已婚。

初诊（1978 年 3 月 29 日）　患者月经周期尚属正常,几年来行经之前,感胸乳胀痛。末次月经 3 月 21 日,3 日净。半年前开始白带增多,色白如水状,外阴痒,伴腰痛,小腹下坠,四肢酸软,面足轻度水肿。脉沉软,舌质淡红,舌苔薄。诊断：带下。证属脾失健运,气虚带下。治法：健脾益气,除湿止带。予完带汤加味：

白术 30 g,山药 30 g,党参 9 g,陈皮 6 g,车前 9 g,苍术 9 g,甘草 3 g,白芍 15 g,荆芥 6 g,柴胡 9 g,薏苡仁 15 g,牡蛎 24 g。

4 剂。

外洗药：蛇床子 30 g,地肤子 30 g,赤皮葱 3 支。

二诊（1978 年 4 月 7 日）　患者服药后白带较前减少,四肢酸软减轻。现值经前,感胸乳作胀,腰胀痛,小腹略坠胀,口干便结,外阴略痒,脉沉弦软（每分钟 72 次）,舌质淡红,苔薄黄。此属经前症状,乃肝郁气滞,脾虚湿阻。药宜疏肝扶脾,调理气血。方用八味逍遥散加味：

益母草 15 g,当归 9 g,白芍 9 g,白术 9 g,茯苓 9 g,甘草 3 g,香附 12 g,川芎 9 g,乌药 9 g,牛膝 9 g,炒栀子 9 g,牡丹皮 9 g,柴胡 9 g。

3剂。

三诊(1978年4月14日) 患者服上方后,月经于4月8日来潮。经前症状消失,正常行经3日,现经期已过。查白带未净,色清如涕,腰痛肢软,小腹下坠,面部轻度水肿,大便结,脉沉弦弱,舌质淡红,苔淡黄。证属肝气已舒而脾虚未复,治宜继续健脾除湿止带,继进完带汤。处方:

山药30 g,白术30 g,党参15 g,甘草3 g,陈皮6 g,车前9 g,荆芥6 g,柴胡9 g,苍术9 g,白芍15 g。

4剂。

外洗药:蛇床子30 g,地肤子30 g,赤皮葱3支。

先熏后洗。4剂。随访:患者云服上方后带下渐止,以后没有服过其他药,效果巩固。

【按】肝主疏泄,脾主运化。肝郁脾虚,健运失职,水湿积聚中焦,随脾气下陷则发为带下。本例患者几年来每行经之前感胸乳胀痛,是肝气郁结之候。肝郁木横,克伐脾土,导致脾虚运化失权,水湿下注而为带下。气虚阳陷则小腹下坠,湿阻经络则面足水肿,四肢酸软。故治以健脾益气,佐以疏肝,用完带汤加减。方中白术、山药重用(各30 g),取其健脾燥湿为君,党参、陈皮、甘草健脾益气,苍术、车前燥湿利湿,柴胡、白芍疏肝柔肝,加薏苡仁除经络之湿,以治四肢酸软,配牡蛎之固涩,以止下焦之滑脱。外阴瘙痒,则加用外洗药宣透燥湿,止其瘙痒。用药4剂,白带较前减少,是脾气渐复的效果,理宜按前法继续治疗,然就诊时适值经前,症见胸乳胀,此时治法即应以疏肝为主,扶脾为佐,用八味逍遥散加味。方中柴胡、当归、白芍疏肝开郁,炒栀子、牡丹皮清肝火,香附、乌药理肝气,乌药、牛膝治腰胀痛,川芎、益母草活血调经,服药后肝郁得舒,气火得散,月经来潮,经行正常。但经净后仍白带少量未净,是脾的功能尚未恢复正常,仍宜继续扶脾止带,脾气健运,则白带自止。

案2 陈某,女,25岁。机关干部。

患带下半年余,色白清稀,连绵不断,量多,食少便溏,体倦腹胀,易怒,脉沉缓,左关弦,用傅氏完带汤加减。处方:

党参9 g,白术15 g,生山药30 g,茯苓10 g,白芍10 g,车前子10 g,芥穗炭6 g,杜仲炭8 g,陈皮8 g,苍术9 g,芡实12 g,生牡蛎12 g,柴胡8 g,甘草5 g。

上方连服6剂即愈。

案3 陈某,女,30岁。

初诊(1978年8月4日) 白带较多、大便溏,足跗水肿,苔白脉濡。宜健脾除湿。处方:

党参12 g,炙甘草6 g,柴胡6 g,白芍12 g,车前子9 g,白术30 g,山药30 g,

炒黑荆芥穗 4 g,陈皮 6 g,苍术 6 g。

6 剂。

服后带下明显减少,大便成形,服完 6 剂足肿亦消。本案白术、山药之用量均按傅山原方意,各用一两,故见效颇捷。

2. 崩漏[23] 钱某,女,48 岁。

近 1 年月经紊乱,经行难以自止。本次行经已 21 日,量时多时少,今量多如注,经色淡红,质稀,无血块,小腹隐隐不适,面色淡黄,气短疲乏,烦躁不舒,四肢欠温,纳呆,大便稀,小便清,舌淡、苔薄白,脉细弱。西医诊断:异常子宫出血,轻度贫血。中医诊断:崩漏(脾虚证)。用完带汤加减:

炒白术 10 g,炒山药 10 g,人参 6 g,白芍 10 g,荆芥炭 10 g,当归炭 10 g,艾叶炭 10 g,炒蒲黄 10 g,炮姜 6 g,甘草 3 g,陈皮 5 g,柴胡 3 g。

3. 肠易激综合征案[23] 刘某,女,42 岁。

性情暴躁,多愁善感,7 年前吃饭时与家人发生口角后,左中下腹区反复疼痛,痛时腹泻,泻后痛减,大便日 10 余次,粪便中有大量黏液,常伴胸闷、心悸、失眠、乏力,经治疗症状缓减,但易反复,每因恼怒而加重。半个月前因情志不遂,饮食不节而病情加重,左下腹疼痛,腹泻,日 10 余次,呈水样便,有黏液,肛门滞重,排便后仍有便意,两胁胀痛,嗳气频发,心悸、失眠、倦怠乏力,舌苔白,脉弦细。处方:

白术 30 g,山药 30 g,党参 30 g,白芍 15 g,防风炭 10 g,木香 10 g,柴胡 10 g,车前子 9 g,苍术 9 g,陈皮 6 g,芥穗炭 6 g,甘草 3 g。

服 5 剂,腹痛减轻,腹泻次数减少,呈溏便,每日 3 次,其他症状也有所减轻,继服 5 剂后,症状基本消失、大便次数日 2～3 次,便时稍感腹痛,排便不利,继续上方加枳实 10 g,服用半个月后诸症消失,继服逍遥丸善后。

4. 带状疱疹案[13] 陈某,女,76 岁。

1 个月前病带状疱疹,治疗后遗有局部皮肤疼痛,右胸肋处痛如针刺,入夜尤甚,皮肤色素沉着呈带状分布,局部不肿不热,有酸胀感。治宜益气健脾、化湿通络。用完带汤加味:

苍术 20 g,白术、党参各 12 g,炒山药、车前子、薏苡仁各 15 g,柴胡、桂枝、荆芥各 6 g,丝瓜络 30 g,橘络、陈皮、酒白芍、当归各 10 g,甘草 3 g。

参考文献

[1] 梁宇,刘丽宁,王莎莎,等.经典名方完带汤古今文献分析[J].中国实验方剂学杂志,2021,27(9):40-47.

［2］邓中甲.方剂学［M］.北京：中国中医药出版社,2017：155.

［3］王新民,韩冠先.名方新用［M］.北京：中国中医药出版社,1998：258-262.

［4］蒋清,赵相洪.完带汤加减治疗带下病293例［J］.江西中医药,2002(5)：24-25.

［5］袁铁珍.完带汤加减治疗脾虚带下症116例［J］.中医研究,1999(4)：40-41.

［6］许志芃,黄剑美,张悦,等.完带汤加味治疗非炎性带下过多70例［J］.湖南中医杂志,2008(6)：61-63.

［7］周蓉芳,薛胜莲.完带汤加味治疗慢性宫颈炎98例［J］.内蒙古中医药,2013,32(29)：18-19.

［8］张团昌,张文艳.完带汤加减治疗慢性宫颈炎60例［J］.山西中医学院学报,2008(3)：33.

［9］杨晓霞,崔炜萍,吴桂英.完带汤治疗慢性子宫内膜炎60例［J］.中国社区医师,2001(12)：37.

［10］张晓丹,徐继辉.完带汤加减治疗LEEP术后排液过多30例分析［J］.四川中医,2009,27(7)：89-90.

［11］冯成云,余浩浩.完带汤加味治疗宫颈LEEP术后带下病76例疗效观察［J］.四川中医,2012,30(5)：92-93.

［12］李姣,刘超萍.完带汤联合重组人干扰素α-2b治疗持续高危型HPV感染疗效及对淋巴细胞亚群的影响研究［J］.现代中西医结合杂志,2020,29(14)：1557-1560.

［13］杨光华.完带汤加味治疗慢性盆腔炎48例［J］.四川中医,2001(5)：54-55.

［14］徐玉倩,陶亚丽.完带汤加减治疗慢性盆腔炎69例［J］.中国民康医学,2008(16)：1862.

［15］马曙铮.完带汤加减治疗不孕症36例体会［J］.中国计划生育学杂志,2007(4)：246.

［16］王小燕.完带汤加味治疗慢性结肠炎46例疗效观察［J］.中国社区医师,2006(15)：42.

［17］曾艺文,刘泽军.完带汤加减治疗慢性前列腺炎疗效观察［J］.新中医,2016,48(12)：75-76.

［18］梁将宏.完带汤加味治疗小儿睾丸鞘膜积液32例［J］.新中医,2001(10)：54-55.

［19］侯涿生,石俊哲,王敏玉.生化汤、完带汤抗炎作用的实验研究［J］.辽宁中医杂志,1992(6)：43-44.

［20］袁亚美,朱文莉,施慧.完带汤对肝郁脾虚型慢性宫颈炎模型大鼠病理形态及阴道微生态的影响［J］.陕西中医药大学学报,2018,41(3)：85-88.

［21］袁亚美.完带汤对肝郁脾虚型慢性宫颈炎模型大鼠EGF、EGFR水平及DNA倍体的影响［J］.齐齐哈尔医学院学报,2017,38(7)：756-758.

［22］张煜,王国辰.现代中医名家妇科经验集(二)［M］.北京：中国中医药出版社,2015：1205-1223.

［23］施仁潮.施仁潮说中医经典名方100首［M］.北京：中国医药科技出版社,2019：247-248.

清 经 散

一、处方来源

《傅青主女科·调经》

妇人有先期经来者,其经甚多,人以为血热之极也,谁知是肾中水火太旺乎!夫火太旺则血热,水太旺则血多,此有余之病,非不足之症也,似宜不药有喜。但过于有余,则子宫太热,亦难受孕,更恐有铄干男精之虑,过者损之,谓非既济之道乎!然而火不可任其有余,而水断不可使之不足。治之法但少清其热,不必泄其水也。方用清经散。

丹皮三钱,地骨皮四钱,白芍三钱(酒炒),大熟地三钱(九蒸),青蒿二钱,白茯苓一钱,黄柏五分(盐水浸炒)。

水煎服。二剂而火自平。此方虽是清火之品,然仍是滋水之味,火泄而水不与俱泄,损而益也。

二、历史沿革考证

清经散源于明末清初医家傅山所著之《傅青主女科》一书,此书刊于1827年,其中清经散出于上卷《调经篇》,用来治疗妇人肾中水火太旺之经水先期。清经散的组成包括丹皮三钱,地骨皮四钱,白芍三钱(酒炒),大熟地三钱(九蒸),青蒿二钱,白茯苓一钱,黄柏五分(盐水浸炒)。煎服方法为水煎服。"二剂而火自平"。并指出"此方虽是清火之品,然仍是滋水之味,火泄而水不与俱泄,损而益也"。后世医家多沿用傅山所述清经散的用法,变化不大。比如清代陈士铎所著《辨证奇闻》卷十一《调经篇》所论清经散用法,即是沿用《傅青主女科》所述,几乎没有变化;1931年彭逊之所著《竹泉生女科集要》也沿用了傅山的用法,稍有加减变化:"此方茯苓、芍药,皆经产所忌,以其服之,恒致崩淋滞浊之患也,宜于经净后服之。其多汗者,去丹皮。骨蒸者,以生地黄代熟地。肾元不固者,加金樱子、山萸肉。书中名方,不过以大意备一格而三元生。人不同,气质、七情、兼证,又人人殊,供奉劳逸亦各不同,诸药未必尽宜,故于轻重皆略而不载。"

三、临床应用研究

（一）药物组成

《傅青主女科》清经散组成，总计七味中药：牡丹皮、地骨皮、白芍、大熟地、青蒿、白茯苓、黄柏。之后诸医家所用清经散也均为该七味药组成。现代医家所用清经散也是在《傅青主女科》七味中药基础上进行加减变化应用于临床的。

（二）药物剂量

《傅青主女科》中药物剂量：丹皮三钱，地骨皮五钱，白芍三钱（酒炒），大熟地三钱（九蒸），青蒿二钱，白茯苓一钱，黄柏五分（盐水浸炒）。后历代医籍所记载剂量亦基本相同，或未记载剂量，只有茯苓的用量稍有出入，如清代陈士铎《辨证奇闻》中茯苓的用量为二钱，其余药物用量都相同。现代医家用清经散时，诸药味所用的计量范围如下：牡丹皮9～18 g，地骨皮9～15 g，白芍9～15 g，大熟地9～20 g，青蒿9～15 g，白茯苓3～15 g，黄柏1.5～10 g。

（三）方义解析

方中黄柏、青蒿、牡丹皮清热降火凉血；熟地、地骨皮清血热而滋阴；白芍养血敛阴；茯苓渗水利湿泄热。全方共奏清热降火、凉血养阴之功，使火热降而阴不损，故治水火太旺之经水先期量多每有良效。

（四）治疗范围

清代、民国医家主要运用清经散治疗肾中水亏火旺，经行先期量多者。现代医家应用清经散除治疗月经先期量多者之外，还用于治疗经间期出血、黄体功能不全等疾病，甚至还有将此方用于眼科、五官科来治疗血灌瞳仁，经行鼻衄等疾病，都是利用清经散清热泻火、养阴凉血之效，达到异病同治的效果。

（五）加减变化

清代民国医家应用本方时未见明显的加减变化记载。现代医家根据所致疾病或伴随症状不同而进行加减，如果出血量多如注、色鲜红、质黏稠者，加地榆炭20 g、煅牡蛎30 g（先煎）、龟甲20 g（先煎）清热凉血，固经止血；若口干咽燥、大便秘结者，加知母15 g、沙参20 g、麦冬15 g养阴生津止血，润肠通便；若出血量多质稀、气短懒言者，加鹿衔草20 g，白芍用至40 g（这是宁波奉化一已故老中医治疗崩漏的临床经验方,在临床上治疗月经过多时也常应用并获得良效),炙黄芪30 g,党参30 g以益气升阳,固脱摄血;出血量多,经色紫黯有血块或小腹疼痛拒按者,加生蒲黄12 g(包煎)、五灵脂15 g,益母草30 g散瘀止痛,活血止血;经血量多,腹胀明显者,加木香15 g,乌药12 g以行气活血。

(六)现代临床应用

本方中君药牡丹皮性寒,味苦,具有清热凉血、活血散瘀的作用。牡丹皮含牡丹酚、牡丹酚苷、牡丹酚原苷、牡丹酚新苷,亦含芍药苷、氧化芍药苷、苯甲酰芍药苷、苯甲酰氧化芍药苷、没食子酸等。此外,尚含挥发油、植物甾醇、苯甲酸、蔗糖、葡萄糖等。

现代研究发现,牡丹皮所含牡丹酚及其以外的糖苷类成分均有抗炎作用;牡丹皮的甲醇提取物有抑制血小板作用;牡丹酚有镇静、降温、解热、镇痛、解痉等中枢抑制作用及抗动脉粥样硬化、利尿、抗溃疡等作用。用丹皮酚灌胃,对足跖水肿有抑制作用,并能抑制醋酸或5-羟色胺引起的腹腔或皮肤毛细血管通透性增强,抑制应激性溃疡的发生。牡丹皮水煎剂对角叉菜胶性水肿、佐剂性关节炎等多种炎症反应具有抑制作用,这与其抑制炎症组织的通透性等有关。牡丹皮不能抑制残存肾上腺的代偿性增生,对肾上腺维生素C的代谢也无明显影响,提示它既无类泼尼松样的作用,也无类促肾上腺皮质激素样作用,即其抗炎作用不依赖垂体、肾上腺系统,可能是通过非特异性抗炎机制发挥作用,从而抑制血清补体活性,也就增强了其抗炎效应。牡丹皮不抑制特异性抗体的产生,不影响补体旁路途径的溶血活性,提示牡丹皮在发挥抗炎作用的同时,不抑制正常体液的免疫功能。

牡丹皮煎剂对枯草杆菌、大肠埃希菌、伤寒杆菌、副伤寒杆菌、变形杆菌、铜绿假单胞菌、葡萄球菌、溶血性链球菌、肺炎球菌、霍乱弧菌等均有较强的抗菌作用,牡丹叶煎剂对痢疾杆菌、铜绿假单胞菌和金黄色葡萄球菌有显著抗菌作用,其有效成分为没食子酸。丹皮煎剂对流感病毒有抑制作用。

灌胃牡丹皮、丹皮酚、芍药苷、氧化芍药苷、苯甲酰芍药苷,均能促进静脉注射的碳粒在血中的廓清速度,即使单核巨噬细胞系统功能处于低下状态也有促进作用,显微镜检查见肝巨噬细胞及脾中巨噬细胞吞噬力增强。芍药苷、氧化芍药苷能增强腹腔巨噬细胞对乳液的吞噬功能。丹皮液腹腔注射能使脾脏溶血后斑数增加。用丹皮酚腹腔注射,连用6日,能使脾重明显增加,且可对抗胸腺重量的减轻。可见牡丹皮对体液及细胞免疫均有增强作用。

本方中另一味君药黄柏,为芸香科植物黄皮树或黄檗的干燥树皮。前者习称"川黄柏",后者习称"关黄柏"。性味苦寒,有清热燥湿、泻火除蒸、解毒疗疮的功效。

黄柏树皮的主要成分是小檗碱。另含黄柏碱、木兰花碱、药根碱、掌叶防己碱、N-甲基大麦芽碱、蝙蝠葛碱等多种生物碱。此外,尚含黄柏内酯、黄柏酮、黄柏酮酸以及7-脱氢豆甾醇、B-谷甾醇、菜油甾醇、青荧光酸、白鲜交酯。

黄柏的抗菌有效成分为小檗碱。黄柏煎剂或醇浸剂对金黄色葡萄球菌、白色葡萄球菌、柠檬色葡萄球菌、肺炎双球菌、脑膜炎双球菌、草绿色链球菌、霍乱弧菌、白喉杆菌、痢疾杆菌、铜绿假单胞菌等均有抑制作用。黄柏对结核杆菌也有抑制作用,且对耐链霉素、对氨水杨酸、异烟肼的结核菌株也有效。

黄柏煎剂或浸剂对多种常见的致病性皮肤真菌如堇色毛癣菌、絮状表皮癣菌、犬小芽孢癣菌、许兰毛癣菌、奥杜盎小胞菌等有不同程度的抑制作用。其水煎剂还能杀死钩端螺旋体,在体外对阴道滴虫,也有一定的抑制作用[1]。

四、经典文献辑录

(一)历代论述

1.《辨证奇闻·调经》 经先期来,其经多,人谓血热极,谁知肾中水火旺乎。火旺血热,水旺血多,似勿药有喜。但过于有余,则子宫大热,恐烁干男精。太过损之,既济道也。然火不可任有余,水必不可使不足。宜少清火,不必泄水。用清经散:丹皮、白芍、熟地三钱,骨皮五钱,青蒿、茯苓二钱,黄柏五分。二剂自平。清火仍滋水,火泄水不与俱泄,则两益。

2.《傅青主女科·妇人科·调经门》 妇人有先期经来者,其经水甚多,人以为血热之极也,谁知肾中之水火旺乎。夫火旺则血热,水旺则血多,此有余之病,非不足之症也。似不药有喜,但过于有余,则子宫大热,亦难受孕,恐有烁干男精之虑。太过者损之,亦既济之道也。然而,火不可任其有余,水断不可使之不足。治法但少清其火,不必泻水也。方用:丹皮三钱,地骨皮五钱,白芍三钱,青蒿二钱,黄柏五分,熟地三钱,茯苓二钱。水煎服。此方名为清经散,服二剂自平也。

方中虽是清火之品,然仍是滋水之味,火泻而水不与之俱泻,则两不损而两有益也。

3.《竹泉生女科集要·天癸确论·调经·经水先期》 经水先期,而色紫且多,此乃肾中水火皆太旺,盖有余之病也。然壮年之妇,水则正水,而火则邪火也。邪火不可任其有余,而正水不可使之不足,故治之但少清其热,勿泄其水。

傅山先生清经散:丹皮,白芍(酒炒),地骨皮,大熟地,青蒿,黄柏(盐水炒),白茯苓。

此方茯苓、芍药，皆经产所忌，以其服之，恒致崩淋滞浊之患也，宜于经净后服之。其多汗者，去丹皮。骨蒸者，以生地黄代熟地。肾元不固者，加金樱子、山萸肉。〔批〕书中名方，不过以大意备一格而三元生。人不同，气质、七情、兼证，又人人殊，供奉劳逸亦各不同，诸药未必尽宜，故于轻重皆略而不载。惟有一病而必须用者，则于方论中详议之。

（二）现代论述

1. 加减清经散治疗阴虚型月经先期的临床疗效观察[2]　　叶氏用加减清经散治疗阴虚型月经先期，探讨加减清经散治疗阴虚型月经先期的临床疗效，为临床治疗提供参考依据。选择确诊为阴虚型月经先期的 60 例患者为研究对象，采用数字表法随机分为治疗组（30 例）和对照组（30 例）。治疗组给予加减清经散治疗；对照组给予安宫黄体酮治疗。分析比较两组治疗 3 个月经周期后近期总有效率，分析比较 6 个月随访后 2 组远期总有效率。2 组均以 3 个月经周期为 1 个疗程。结果：治疗组 30 例，治疗组治愈 21 例（70.0%），显效 5 例（16.7%），好转 9 例（10.0%），无效 1 例（3.3%），近期总有效率为 96.7%，远期总有效率为 93.5%；对照组 30 例，治愈 15 例（50.0%），显效 5 例（20.0%），好转 9 例（10.0%），无效 6 例（20.0%），近期总有效率为 80.0%，远期总有效率为 76.7%，2 组比较，差异有统计学意义（$P<0.05$）。治疗后，2 组间在孕酮和催乳素（PRL）比较，治疗组优于对照组，差异有统计学意义（$P<0.05$）。结论：加减清经散能显著改善患者内分泌功能及卵巢黄体功能，治疗阴虚型月经先期患者，能有效提高患者的治愈率，疗效优于安宫黄体酮。

2. 加味清经散联合炔雌醇环丙孕酮片治疗肝经郁热型多囊卵巢综合征的临床研究[3]　　目的：探讨加味清经散治疗肝经郁热型多囊卵巢综合征理论依据，观察加味清经散及联合炔雌醇环丙孕酮片治疗肝经郁热型多囊卵巢综合征有效性及安全性，以期为多囊卵巢综合征多途径及适应不同人群的治疗开拓新的思路，并为本方更好地应用于临床打下坚实基础。方法：将符合入选标准的 90 例肝经郁热型多囊卵巢综合征的受试者，采取随机对照试验方法，分为中药组、西药组、中西药组各 30 例，

分别予加味清经散、炔雌醇环丙孕酮片、加味清经散联合炔雌醇环丙孕酮片治疗，3 组均以 3 个月经周期为 1 个疗程。观察 3 组患者治疗后中医症状积分、性激素水平（FSH、LH、LH/FSH、T）、痤疮的积分的变化，观察各组临床疗效；并随访 3 个月观察 3 组月经来潮情况及中医证候积分。结果：中西药组、中药组、西药组最终完成试验的分别为 29 例、30 例、28 例。① 三种方法均能改善患者中医证候、相关性激素水平（LH、LH/FSH、T）、痤疮，随访期患者的月经周期

均较治疗前改善,中医证候较治疗前好转。②3组在治疗后均能明显改善中医证候积分,治疗后中西药组疗效明显优于中药组及西药组,中药组与西药组疗效差别不明显,但西药组疗效稍优于中药组。③3组在治疗后均能明显降低相关激素 T、LH、LH/FSH 的水平,而对 FSH 值无明显改变。治疗后中西药组对T、LH、LH/FSH 水平下降较中药组及西药组明显,而中药组在降低 LH 水平与西药组疗效相当;中药组与西药组在降低 LH/FSH、T 值疗效差别不明显,而西药组疗效稍优于中药组。④3组治疗后痤疮均较前明显改善,中西药组疗效明显优于中药组及西药组,而中药组与西药组对痤疮的改善差别不明显。⑤3组在随访期中医证候积分较治疗前均有明显下降,但均较治疗后升高,西药组最明显,中西药组次之,中西药组疗效明显优于中药组及西药组,中药组与西药组疗效差别不明显,而中药组疗效稍优于西药组。⑥3组随访期3个月月经来潮次数,中西药组疗效优于中药组及西药组,而中药组与西药组差别不明显,但中药组来潮率高于西药组。⑦3组治疗后的临床综合疗效,中西药组临床痊愈8例,显效11例,有效7例,无效3例,总有效率为89.66%;中药组30例,临床痊愈3例,显效7例,有效13例,无效7例,总有效率为76.66%,西药组28例,临床痊愈3例,显效8例,有效11例,无效6例,总有效率为78.57%。由此可知,中西药组临床综合疗效最佳,中药组与西药组疗效相近,西药组有效率稍高于中药组。⑧3组患者治疗前后行相关安全指标检测,均未见异常。结论:本研究结果表明,加味清经散治疗肝经郁热型多囊卵巢综合征患者疗效确切、安全,能够改善肝经郁热型多囊卵巢综合征中医证候、相关血清性激素、痤疮积分,并且在停药3个月后还能发挥改善中医证候、月经周期的作用,而加味清经散联合西药治疗效果更佳,值得临床推广。

3. 加味清经散预防子宫内膜息肉术后复发的临床观察[4]   选择 2019 年 9 月—2015 年 12 月山西省中医院妇科拟行子宫内膜息肉切除术(TCRP)的 130 例患者,按照临床治疗小组分为对照组、去氧孕烯炔雌醇片组及中药治疗组。完成病例 121 例,剔除 9 例,其中 8 例术后病理不支持子宫内膜息肉(EP),1 例失访。结果:3 组患者 TCRP 术后出血时间比较,差异有统计学意义($P < 0.05$),表明 3 组改善 TCRP 术后出血作用不同。且中药治疗组和去氧孕烯炔雌醇片组作用相似,均能缩短术后近期出血时间,改善术后近期出血。讨论:清经散出自《傅青主女科》:"月经先期量多者,为水火俱旺所致。"遂立清经散治疗肾中水亏火旺,阳盛血热,经行先期量多者。《万全妇人秘科》云:"经水来太多者,不问肥瘦皆属热也。"素体阳盛或感受热邪,热扰胞宫冲任,迫血妄行,胞宫冲任失调,经血失约可见月经先期、月经过多、经期延长,甚则崩漏。清经散全方清热凉血。本观察在原方基础上加墨旱莲、女贞子滋肾阴、益冲任,既防血热伤阴,又有安血

室之要,宗壮水制火之意;茜草根凉血止血;益母草苦泄辛行,入血分,善活血调经,属妇科经产要药,药理研究证实其对离体子宫和在体子宫均有兴奋作用,有利于排出瘀血,使旧血祛而新血生,火热泄而血海宁。失笑散活血止痛,化瘀止血,加强原方养阴清热、活血止血之效。TCRP 是治疗子宫内膜息肉的标准术式,尽管 TCRP 术能清除子宫内膜息肉,但未改变形成子宫内膜息肉的内环境,因此术后极易复发。研究表明,其术后复发率为 1.6%~40%,且随着手术年限的增加,复发率也呈增高趋势。因此,如何降低 TCRP 术后子宫内膜息肉的复发率具有重要的临床价值。多数学者认为 EP 复发与雌激素水平过高有关。长期不排卵和伴发子宫内膜增生症者复发率增加,复发原因可能为息肉本身及周围内膜处于增殖活力异常和过度增生状态。因此 TCRP 术后应用孕激素含量较高的去氧孕烯炔雌醇片可抑制子宫内膜的生长、子宫内膜局部过度增生及残留的基底内膜的增生,从而改善症状并降低 EP 复发率。本研究结果表明,清经散加味与去氧孕烯炔雌醇片同样可预防 EP 复发,降低 TCRP 术后 EP 复发率。然而长期服用孕激素将会增加肝脏等脏器负担,增加肥胖概率,尤其是有生育要求者接受度差,而采用本方进行术后干预,避免了上述风险。中医认为本病的核心病机为血瘀。瘀滞停留胞宫,血不归经,离经之血妄行而成崩漏,此乃邪实而致血瘀,属实证范畴。又因血瘀日久,积而化热,热迫血妄行,致崩漏益甚,故又属热证范畴。因此治疗时应化瘀与清经合用,方能取得应有效果,单用化瘀或清经均有不足。热扰血海,迫血妄行,冲任失固,故月经提前且量多。清经散为清热凉血而不伤阴之剂,加墨旱莲、女贞子滋肾阴、益冲任,加强祛热而不伤阴,血安而经自调。失笑散是治疗血滞腹痛、产后恶露不下的常用方剂,合之可活血止血、化瘀止痛。总之,加味清经散安全有效,可改善 TCRP 术后出血时间,改善月经异常,降低 TCRP 术后患者的复发,避免了口服避孕药的不良反应,充分体现了中医中药治疗本病的优势及特色,值得临床推广。

4. 清经散合二至丸加减治疗经间期出血 30 例[5]　　目的:观察中药治疗经间期出血的临床疗效。方法:收集 2010 年 1 月—2010 年 12 月就诊于天津中医药大学第一附属医院妇科门诊,主诉为行经后 1 周左右出现阴道少量出血,量或多或少,颜色深红,持续 1~5 日,最长 1 周为主要症状的患者 30 例,中医辨证以阳盛实热证为主,运用清经散合二至丸加减治疗。结果:治愈 21 例,有效 6 例,无效 3 例。结论:运用中药治疗经间期出血有良好的疗效。古人对"经间期出血"无专论,散见于"月经先期、月经量少、经漏、赤白带下、一月经再行"等相关记载中。明代袁了凡虽指出"一月经行一度,必有一日蕴育之候,此的候也,顺而施之则成胎",但限于历史条件未能明确论述,就其病因病机而论,现代医学认为经间期出血是因为排卵前体内雌激素不足或排卵期雌激素高峰急速下降,不能维持子宫内膜生长,导致子宫内膜脱落而出血。在治疗上西医多采用补充雌激素,虽可暂时止血,但复发率高。而中医认为,经间期的气血阴阳变化规律,是继经后期由阴转阳,由虚至盛之时期;月经的来潮,标志着一个周期的结束,新的周期的开始,月经排出后,血海空虚,阴精不足,随着月经周期的演变,阴血渐增,经血充盛,阴长至重之时,精化为气,阴转为阳,氤氲之状萌发,标志着"的候"的到来,这是月经周期中的一次重要转化。若体内阴阳调节功能的正常,能迅速适应,无异常表现。倘若素体为阳盛血热之体,当阳气内动之时,阴络受伤,损及冲任,血海固藏失职,血溢于外,酿成经间期出血。夏阳根据多年的临床经验用清经散合二至丸,加减治疗经间期出血效果较好。方中牡丹皮、黄柏清热降火凉血;青蒿、地骨皮清泄血中伏热;生地清热凉血;白芍、女贞子、墨旱莲滋阴养血;茯苓行水泻热,引邪热从小便而解;牡丹皮泻血中伏火;栀子泻火除烦,兼利三焦;棕榈炭、贯众炭、仙鹤草、芥穗炭起止血之效。因热盛伤阴,故加二至丸以滋阴养血,全方合用清热养阴,凉血止血,使热去而不伤阴血,血安而经自调,在临床上每获良效。

5. 清经散加减对月经先期血热型止血调周的临床观察[6]　贵阳中医学院(今贵州中医药大学)第一附属医院妇科于2006年2月—2008年2月应用清代傅山名方清经散治疗月经先期血热型60例,其止血调周效果满意:60例均为本院门诊患者。平均年龄35.57岁,其中18～25岁9例,25～35岁11例,35～40岁40例;已婚47例,未婚13例;平均病程分别为(11.27±5.27)个月,月经量多(>80 mL)者47例。治疗方法:月经先期伴经量多患者先用清经散合四乌鲗骨一芦茹丸加减:牡丹皮10 g,地骨皮10 g,白芍15 g,熟地10 g,青蒿10 g,黄柏10 g,茯苓10 g,海螵蛸30 g,茜草10 g。每日1剂,水煎服,血止后,再用清经散加减,以阴虚火旺为主者酌加墨旱莲、女贞子、枸杞子等;实热为主者重用生地,酌加栀子、泽泻、麦冬等,肝郁血热为主者酌加柴胡、郁金、川楝子、桑叶等。每日1剂,水煎服。14日为1个疗程,连续服用2个疗程,停药后观察3个月经周期。观察月经周期、量、色、质及相关症状和体征的变化,基础体温测定。治疗结果:月经先期疗效痊愈28例,显效10例,有效15例,无效7例,治愈率为46.67%,总有效率88.33%;月经中医症状疗效痊愈31例,显效13例,有效14例,无效2例,治愈率为51.67%,总有效率96.67%。

6. 清经散加减方对月经先期阳盛血热型调周效果的临床观察研究[7]　李氏用清经散加减对阳盛血热型月经先期进行临床疗效观察。目的:观察清经散加减对月经先期阳盛血热型调周的临床效果。方法:2016年1月—2019年1月收治月经先期阳盛血热型患者82例,分为两组,各41例。对照组给予固经丸治疗,研究组给予清经散加减方(组方包括:牡丹皮9 g,白芍9 g大熟地9 g,地骨皮 15 g,青蒿 6 g,白茯苓 3 g,黄柏 3 g。其中阴虚火旺添加墨旱莲、女贞子及生地等;实热添加泽泻、栀子、麦冬等;肝郁血热添加柴胡、川楝子、郁金等)治疗。对比两组的临床疗效。结果:研究组总有效率明显高于对照组,差异有统计学意义。研究组治疗后中医证候积分明显低于对照组,差异有统计学意义。结论:清经散加减方治疗月经先期阳盛血热型,疗效确切,值得推广。

7. 清经散加减治疗放置宫内节育器后血热型经期延长[8]　马氏探讨清经散加减治疗置宫内节育器后血热型经期延长的临床疗效。方法:对符合置环后血热型经期延长的诊断标准和纳入标准的患者例进行了系统的临床观察。观察3 个月经周期,每周期结束均记录治疗效果,第 3 周期结束后评定疗效。结果:① 清经散加减治疗后的症状总积分与治疗前的症状总积分比较,差异有统计学意义($P<0.05$)。清经散加减治疗后的每一单一证候症状积分与治疗前相比较,差异有统计学意义($P<0.05$)。② 清经散加减治疗置后所致经期延长的病情疗效,治愈 9 例(30%),显效 12 例(40%),有效 6 例(20%),无效 3 例(10%),总有效率90%。③ 清经散加减在治疗置宫内节育器后所致经期延长的调经效果上,总有效率83%。④ 本病疗效与年龄、环龄、病情、病程及疗程等相关因素与疗效观察显示,年龄小,环龄短,病情轻,病程短,或疗程长者治疗效果相对较好。结论:清经散加减能够有效地治疗放置后的血热型经期延长,且能明显地改善相关临床症状,具有良好的调经效果,值得推广。

8. 清经散加减治疗黄体功能不全55 例临床研究[9]　钟氏通过临床试验观察清经散加减治疗黄体功能不全的临床疗效。方法:将 109 例患者随机分为 2组,治疗组采用清经散加减治疗(治疗组基本方组成为:牡丹皮、地骨皮、白芍、熟地、青蒿、茯苓、黄柏、女贞子、墨旱莲等。月经量少者加枸杞子、山药,便秘者加玄参、麦冬,经血夹瘀块者加蒲黄、三七。于经净时开始服用,连续服 2 周为1 个疗程,共治疗 2 个月经周期),对照组采用促性腺激素(HCG)治疗。治疗前后 E_2、P,并对证候进行评分。结果:总有效率治疗组 96.37%,对照组 75.96%,2 组疗效比较,差异有显著性意义($P<0.05$)。2 组治疗后 E_2、P 均有明显上升,黄体期和月经周期延长,与治疗前比较,差异有非常显著意义($P<0.01$),2 组治疗后比较,差异有显著性意义($P<0.05$)。2 组证候积分治疗前后比较,差异有非常显著意义($P<0.01$),2 组治疗后积分比较,差异有非常显著意义($P<0.01$)。结论:清经散加减治疗黄体功能不全疗效肯定。

9. 清经散联合黄体酮治疗月经先期32 例[10]　徐氏通过临床试验观察清经散联合黄体酮治疗月经先期的疗效。方法:对月经先期患者随机分为治疗组和对照组,治疗组用清经散加味同时用黄体酮治疗。清经散组成:牡丹皮 12 g,地骨皮 15 g,白芍 15 g,熟地 15 g,茯苓 12 g,青蒿 10 g,黄柏 6 g,女贞子 15 g,墨旱莲 15 g。若经量不多者去茯苓以免渗利伤阴,酌加炒地榆 12 g、炒槐花 15 g、仙鹤草 15 g、马齿苋 15 g 等凉血止血;若经来有块小腹痛拒按,为热邪烁血成瘀,酌加茜草 15 g、益母草 15 g 以活血化瘀。同时自排卵后或预期下次月经来潮前 12~14 日开始口服安宫黄体酮 8 mg,每日 2 次,每次 4 mg,连服 14 日。有生育要求的用黄体酮针 10 mg 或地屈孕酮 10 mg。连用 3 个月经周期。对照组只用黄体酮治疗,观察 2 组用药 3 个周期后有效率及远期有效率。结果:治疗组 32 例,痊愈 15 例(46.87%),显效 11 例(34.37%),有效 5 例(28.13%),无效 1 例(3.12%),总有效率 96.87%。其中远期疗效有效率 81.25%;对照组痊愈 6 例(20%),显效 9 例(30%),有效 12 例(40%),无效 3 例(10%),总有效率 90%,其中远期疗效有效率 50%。经统计学处理,组间比较有显著差异($P<0.05$)。结论:清经散联合黄体酮治疗月经先期能明显提高临床疗效。

10. 清经散联合屈螺酮炔雌醇片治疗功能失调性子宫出血的临床观察[11] 史氏通过临床试验,对清经散联合屈螺酮炔雌醇片治疗功能失调性子宫出血的临床疗效进行观察。选取 2015 年 1 月—2016 年 1 月平遥县计划生育妇幼保健服务中心收治的 60 例功能失调性子宫出血患者,按照随机数字表法分为对照组和观察组,每组 30 例,年龄 22~54 岁,平均 42.5 岁;病程最短 3 个月,最长 6 年,平均 13 个月。两组患者基本资料比较,差异均无统计学意义($P>0.05$)。对所有患者进行妇科检查及影像学检查,行诊断性刮宫。治疗方法:所有患者均给予营养补充,保证患者铁剂、维生素 C 及蛋白质的供给,对于持续出血的患者给予抗生素预防感染。两组患者均以连续治疗 12 周为 1 个疗程。对照组给予屈螺酮炔雌醇 1 片口服,每日 1 次,持续服用 21 日,待撤退性出血 5 日后继续服用 21 日。观察组在对照组治疗的基础上加用清经散治疗。清经散组成:牡丹皮 9 g,地骨皮 9 g,白芍 15 g,青蒿 9 g,黄柏 6 g,熟地 15 g,茯苓 15 g;肾阴虚者加墨旱莲、女贞子各 10 g。每日 1 剂,每剂水煎 2 次,共取汁 400 mL,分早晚 2 次服用。结果:① 血清内分泌指标变化情况比较:治疗后两组患者内分泌指标均低于治疗前($P<0.05$ 或 $P<0.01$),观察组血清内分泌指标下降明显优于对照组($P<0.05$)。② 子宫内膜厚度及血红蛋白水平变化情况比较 2 组患者治疗后子宫内膜厚度显著下降($P<0.05$ 或 $P<0.01$),血红蛋白含量显著上升($P<0.05$ 或 $P<0.01$);观察组改善情况优于对照组($P<0.05$)。观察结果显示,屈螺酮炔雌醇片联合清经散治疗功能失调性子宫出血可使血清内分泌指标下降,子宫内膜厚度变薄,血红蛋白含量上升,且治疗组较对照组降低更明显,提示联合用药可以更好地治疗患者功能失调性子宫出血,具有更高的安全性,值得广泛应用。

11. 清经散治疗血热型月经先期 32 例[12]　陶氏通过临床试验,观察清经散治疗血热型月经先期的临床疗效。方法：52 例确诊的患者随机分为两组，治疗组 32 例，治以《傅青主女科》之清经散加减，药物组成（基本方）：炒牡丹皮 10 g，地骨皮 15 g，白芍 10 g，熟地 10 g，青蒿 6 g，茯苓 3 g，黄柏 2 g。经血量多夹块者加白茅根、藕节，伴乳房胀痛、郁热者加栀子、川楝子，口干舌燥者加玄参、麦冬，腰膝酸软、头晕耳鸣者加菟丝子、续断、枸杞子。水煎服，每日 1 剂，早晚各服 1 次，经期停服，服药期间监测基础体温。对照组 20 例给予黄体酮胶囊，基础体温上升 2 日后开始口服黄体酮胶囊（每粒 50 mg），每日 2 次，每次 2 粒，共 10 日，月经来潮停用药物。治疗 1 个疗程后比较 2 组疗效。结果：治疗组有效 29 例，总有效率 90.6%，对照组有效 19 例，总有效率 95.0%，2 组远期疗效比较有显著性差异（$P < 0.05$）。结论：清经散对血热型月经先期疗效确切，止血调周远期疗效更佳。

12. 清经散治疗月经过多 35 例[7]　邵氏通过临床试验，观察清经散治疗月经过多的临床疗效。35 例均系我院妇科门诊 2003 年 5 月—2005 年 5 月患者。年龄最小者 12 岁，最大者 53 岁，其中 12～20 岁者 3 例、21～30 岁者 6 例、31～35 岁者 10 例、36～40 岁者 9 例、41～53 岁者 7 例；月经先期量多者 19 例，月经后期量多者 6 例，经期延长量多者 10 例；月经量多血热兼见气虚者 12 例，月经量多血热兼见血瘀者 17 例，月经量多血热兼见气阴两虚者 6 例。治疗方法：该病的治疗首先应本着急则治其标的原则予以止血，可以采用多种止血方法和药物，但亦要贯彻辨证施治原则，根据病机采用清热凉血止血或益气止血或活血化瘀止血。平时按虚、实、寒、热以治本。如因中气虚弱者补气升阳，摄血固冲；实热者清热凉血，止血固冲；瘀血阻滞者活血化瘀，安冲止血。以气血安和、阴平阳秘为要，少用温燥动血之品，使"冲气安而血海宁"。所以临证必须随其变化作出相应的处治。清经散方：牡丹皮 10 g，地骨皮 12 g，白芍 12 g，生地 12 g，青蒿 9 g，黄柏 9 g，茯苓 9 g。上方水煎，每日 1 剂，分 2 次服。于月经周期的第 5 日开始连续服 3 剂，然后于月经周期第 14 日开始连服 3 剂，如此调理 3 个月经周期。如果出血量多如注、色鲜红、质黏稠，加地榆炭、煅牡蛎清热凉血、固经止血；若口干咽燥、大便秘结，加知母、沙参、麦冬养阴生津止血、润肠通便；出血量多质稀、气短懒言，加黄芪、党参以益气升阳、固脱摄血；出血量多、经色紫黯有血块或小腹疼痛拒按者加蒲黄、五灵脂、益母草散瘀止痛、活血止血；经血量多、腹胀明显者加木香、乌药以行气活血。治疗结果：经量恢复正常能维持 3 个月以上者 32 例，占 91.4%；经量明显减少或行经期正常，但不能维持 3 个月以上者 2 例；月经周期、经量无变化者 1 例，总有效率达 97%。

13. 朱名宸运用清经散加味治疗月经过多的临床观察[13]　55 例病例均系湖北省十堰市中医医院妇科门诊 2011 年 9 月—2012 年 9 月患者，年龄最小者

12 岁,最大者 53 岁,其中 12～20 岁者 5 例,21～30 岁者 10 例,31～35 岁者 15
例,36～40 岁者 16 例,41～53 岁者 9 例;月经先期量多者 27 例,月经后期量多
者 10 例,经期延长量多者 18 例;月经量多血热兼见气虚者 18 例,月经量多血热
兼见血瘀者 28 例,月经量多血热兼见气阴两虚者 9 例。治疗方法,清经散方:
牡丹皮 18 g,地骨皮 15 g,白芍 12 g,熟地 20 g,青蒿 15 g,黄柏 15 g,茯苓 10 g。
上方水煎,每日 1 剂,分 2 次温服。于月经周期的第 5 日开始连续服 3 剂,然后
于月经周期第 14 日开始连服 3 剂,如此调理 3 个月经周期。若出血量多如注,
色鲜红,质黏稠者,加地榆炭 20 g、煅牡蛎 30 g(先煎)、龟板 20 g(先煎)清热凉
血,固经止血;若口干咽燥,大便秘结者,加知母 15 g,沙参 20 g,麦冬 15 g 养阴
生津止血,润肠通便;若出血量多质稀,气短懒言者,加鹿衔草 20 g,白芍用至
40 g,炙黄芪 30 g,党参 30 g 以益气升阳,固脱摄血;出血量多,经色紫黯有血块
或小腹疼痛拒按者,加生蒲黄 12 g(包煎)、五灵脂 15 g、益母草 30 g 散瘀止痛,
活血止血;经血量多,腹胀明显者,加木香 15 g、乌药 12 g 以行气活血。治疗结
果:经量恢复正常,能维持 3 个月以上者 50 例,占 90.9%;经量明显减少或行经
期正常,但不能维持 3 个月以上者 3 例,占 5.5%;月经周期、经量无变化者 2 例,
占 3.6%。总有效率 96.4%。

(三)医案摘录

1. 月经先期案
案 1[14]　刘某,女,28 岁。

初诊　12 岁月经初潮,潮后月经基本规律。近 4 个月来,月经先期而至,每
次提前 10 余日,行经 4～5 日。诊时为行经第 1 日,量少,色鲜红,质黏稠,腰膝
酸软,潮热盗汗,手足心热,心烦,失眠多梦,咽干口燥,舌质红,苔少,脉细数。诊
断:月经先期(阴虚血热)。治法:养阴清热,固摄冲任。处方:

牡丹皮 10 g,地骨皮 15 g,白芍 15 g,生地 15 g,青蒿 10 g,黄柏 10 g,茯苓
15 g,生牡蛎 10 g,海螵蛸 10 g,甘草 3 g。

15 剂,水煎服,每日 1 剂,于月经干净后,分早、晚 2 次空腹温服。

二诊　服药后月经周期延长至 24 日,经量正常,色暗红,无血块,下腹胀痛,
潮热盗汗症状减轻,纳可眠安,舌质淡,脉弦滑。予疏肝理气,活血化瘀,以桃红
四物汤加减。

案 2[15]　患者,女,23 岁,未婚。

1 年来月经周期每月提前八九日。初期月经先期,量多,色深红,质黏稠,伴
心烦口干,大便干燥,久治未愈。近数月来,患者月经半个月一行,量多,色红质
稠,腰膝酸困,两颧潮红,手足心热,舌红,少苔,脉细而数。证属虚热伤络,法当

养阴、清热、调经。即予加减清经散：

地骨皮15 g,生地20 g,白芍9 g,牡丹皮9 g,女贞子12 g,墨旱莲12 g,玄参20 g,阿胶9 g,黄柏2 g,肉桂1 g。

3剂,水煎服。3剂服完诸症大减,减肉桂又服6剂。次月就诊时,月经周期已恢复正常。但仍觉有些腰膝酸困,两颧潮红,手足心热,舌红,少苔,脉细而数。遂嘱其每晚睡觉前服知柏地黄丸1粒,坚持数月。2年后偶遇,诉病已痊愈,半年后结婚,现有一子。

【按】此患者乃属邪热伏于冲任,迫血妄行,致使月经先期量多。因迁延失治,又致阴血亏虚,而变症纷起。正如傅山所说:"然而火不可任其有余,水断不可使之不足。"故以养阴、清热、调经之法治之。方以地骨皮、生地黄、牡丹皮、玄参清骨中之热,清其骨髓,则肾气自清;以女贞子、墨旱莲、阿胶诸药纯补肾中之水,水盛而火自平。方符其法,故效如桴鼓。

案3[16] 王某,女,26岁。

初诊 结婚1年未孕。半年前在经期时回老家帮忙给苹果套袋后,因天气炎热出现头晕头痛的症状。当时考虑中暑,经降温、补水后头晕头痛的症状好转。此后半年来月经均提前约10日,同时月经来潮第2日量多,色深红伴少量血块,质黏稠。心烦,易怒,头晕,恶心,大便偏干,舌质红,苔微黄腻,脉滑数。因经期过后,如常人。此次因不孕来调理。诊断:月经先期(冲任血热,肝胃不和)。治则:清热凉血,平肝和胃。予清经散合二陈汤加减:

生地20 g,地骨皮15 g,牡丹皮15 g,白芍15 g,青蒿10 g,黄柏10 g,柴胡10 g,黄芩10 g,陈皮10 g,半夏10 g,茯苓15 g,甘草10 g。

7剂。水煎服,每日1剂。

二诊 以上方调理40日后月经不来。后确认怀孕。

案4[16] 李某,女,16岁。

初诊 月经以前正常。近3个月出现半个月来1次,量多,色深红伴血块,质稠,口干,心悸气短,大便干结,舌红,苔黄白而干,脉滑数。本次来诊以9日月经未净。诊断:月经先期(冲任血热,气阴两伤)。治则:清热,滋阴清热,补气摄血。予清经散加减。

生地30 g,地骨皮15 g,牡丹皮15 g,白芍20 g,青蒿20 g,黄柏10 g,黄芩10 g,太子参15 g,麦冬20 g,五味子10 g,玄参20 g,地榆30 g。

7剂。水煎服,每日1剂。

二诊 诉用药2剂后血止。心悸气短症状有所缓解。

原方基础上加黄精续用。经过月经3个周期基本恢复正常。1年后随访月经正常。无其他不适。

案 5[16]　张某,女,15 岁。

初诊　14 岁来潮。周期基本正常。3 个月前在月经来潮时上体育课,当时天气炎热,在室外练队形。当时无明显不适,正常经期。但是在下次月经就提前了 10 余日,同时量少,色深红,质稠,行经时间正常。本次月经仍提前 9 日,但直到现在月经已 20 来日,仍淋漓不尽,手足心热,咽干,心烦,大便干。舌红,少苔,脉细数。诊断:月经先期(阴虚血热,冲任不固)。治则:滋阴清热,凉血固冲。方药:清经散合两地汤加减。

生地 30 g,地骨皮 15 g,玄参 20 g,麦冬 20 g,阿胶 10 g,白芍 20 g,青蒿 20 g,黄柏 10 g,牡丹皮 15 g,熟地 20 g,海螵蛸 15 g,茜草 15 g。

7 剂。水煎服,每日 1 剂。

二诊　诉用药后 4 日月经血停,现无心烦的症状。后有上方加减调整 3 个周期。后未再出现月经淋漓不尽的症状,且月经周期基本正常,无上诉的不适症状。

案 6[17]　刘某,女,28 岁,已婚,职员,无药物过敏史。

初诊(2013 年 11 月 25 日)　主因"月经周期提前 4 个月余"于 2013 年 11 月 25 日初诊。现病史:患者 12 岁月经初潮,潮后月经基本规律。近 4 个月来,月经先期而至,每次提前 10 余日,行经 4~5 日。末次月经 2013 年 11 月 25 日,现为行经第 1 日,量少,色鲜红,质黏稠,腰膝酸软,潮热盗汗,手足心热,心烦,失眠多梦,咽干口燥,舌质红,苔少,脉细数。既往史:无肝炎、结核病史,无手术、外伤、输血史,无药物、食物过敏史。辅助检查:彩超提示:子宫体大小约 62 mm×48 mm×42 mm,肌层回声均匀,宫腔线居中,内膜厚约 6 mm。双侧附件未见明显异常回声。初步诊断:月经先期(阴虚血热)。诊疗措施:治以养阴清热,固摄冲任为法。处方:

牡丹皮 10 g,地骨皮 15 g,白芍 15 g,生地 15 g,青蒿 10 g,黄柏 10 g,茯苓 15 g,生牡蛎 10 g,海螵蛸 10 g,甘草 3 g。

15 剂,水煎服,每日 1 剂,于月经干净后,分早、晚两次空腹温服。

二诊(2013 年 12 月 18 日)　末次月经 2013 年 12 月 18 日。服药后月经周期延长至 24 日,经量正常,色暗红,无血块,下腹胀痛,潮热盗汗症状减轻,纳可眠安,舌质淡,脉弦滑。因见气滞血瘀之征象,拟予疏肝理气、活血化瘀为法,给予桃红四物汤加减:

当归 15 g,川芎 10 g,赤芍 20 g,香附 15 g,郁金 15 g,青皮、陈皮各 10 g,益母草 30 g,川牛膝 30 g,小茴香 6 g,甘草 3 g。

服用上方 5 剂,每日 1 剂,分早、晚两次空腹温服。于月经干净后,继服 11 月 25 日方 15 剂,水煎服,每日 1 剂,分早晚两次空腹温服。

三诊(2014年1月16日) 末次月经2014年1月16日。服药后月经周期正常,量、色、质均正常,行经期间腰微酸困,无下腹胀痛,余无不适。于月经干净后,继服11月25日方15剂,水煎服,每日1剂,分早晚两次空腹温服。连续治疗3个周期后,于2014年3月1日随访,患者已痊愈,月经周期基本正常,行经4~5日,经、量均正常。经期偶有腰酸,小腹微胀,余未见异常。

【按】月经周期提前7日以上,甚至10余日一行,连续两个周期以上者,称为"月经先期",亦称"经期超前""经行先期""经早"等。中医认为本病的病机关键是"气虚"和"血热"。气虚统摄无权,冲任不固;热扰冲任,伤及胞宫,灼伤血络,血海不宁,均可导致月经先期而至。正如《景岳全书·妇人规》云:"若脉证无火而经早不及期者,乃其心脾气虚,不能固摄而然。"清代《傅青主女科·调经》云:"先期而来多者,火热而水有余也;先期而来少者,火热而水不足也。"患者素体阴虚,营阴暗耗,阴虚内热,热扰冲任,冲任不固,不能制约经血,经血妄行,故月经提前;阴虚血少,冲任失养,血海满溢不足,故经量稍少;血为热灼,故经色鲜红而质黏稠;肾虚外府失养,故腰膝酸软;阴血不足,不能上制心火,心神失养则心烦失眠多梦;阴血亏损,阴不敛阳,虚热上浮,故潮热汗出。手足心热,咽干口燥,舌红,苔少,脉细数均为阴虚内热之征。故治以养阴清热,固摄冲任。方用清经散加减,方中生地清血热滋肾水,白芍养血敛阴,地骨皮与白芍清血热而平肝,青蒿养阴清热且能清肝,牡丹皮、黄柏清热,茯苓行水泻热,生牡蛎、海螵蛸固摄冲任。全方主要用于治疗阴虚火旺证,滋阴清热、安神除烦,改善患者失眠多梦、潮热盗汗等症状。二诊服药后月经来潮,又出现气滞血瘀之征象,给予疏肝理气、活血化瘀之桃红四物汤加减,当归补血活血,川芎活血补气,赤芍、川牛膝、益母草活血化瘀,香附、郁金、青皮、陈皮旨在疏肝理气,小茴香温经止痛,用于临床效果显著。

案7[18] 患者某,女,22岁,未婚。

1年来月经周期每月提前八九日。初期月经先期,量多,色深红,质黏稠,伴心烦口干,大便干燥,久治未愈。近数月来,患者月经半个月一行,量多,色红质稠,腰膝酸困,两颧潮红,手足心热,舌红,少苔,脉细而数。证属虚热伤络。法当养阴、清热、调经。即予加减清经散:

牡丹皮15g,地骨皮15g,白芍20g,生地20g,青蒿25g,黄柏15g,炒地榆15g,炒槐花15g,血余炭10g,阿胶15g,焦栀子10g。

每剂煎2次,每日2次,每日1剂,4剂血止。再用清经散3剂,血热去。效不更方,连服上方3个月,每月6剂,服药时间为两次月经中期,经治3个月,周期及量转为正常,随访1年未复发。

2. 月经错后案[18] 患者某,女,26岁,已婚。

初诊(2005年3月24日) 月经延期,经来色紫成块,量少,临期少腹如刀刺,自汗出,经后带下质稠,大便艰,脉沉数有力,舌尖红起刺,苔薄黄。此属血热挟瘀阻气。拟凉血清热,理气活血。方用清经散加减:

丹参 12 g,牡丹皮 10 g,川芎 10 g,香附 10 g,延胡索 10 g,青蒿 10 g,地骨皮 10 g,茯苓 10 g,栀子 10 g,炒赤芍、白芍各 6 g,黄柏 6 g,甘草 6 g,制大黄 5 g。

10 剂后,次月月经来潮腹痛大减,经来渐多,脉象沉数,舌苔微黄。上方去青蒿、地骨皮、栀子、黄柏,加怀牛膝、炒蒲黄、五灵脂、桃仁、制乳香、没药、益母草各 10 g。获愈。

3. 月经过多案　王某,女,36 岁。

初诊(2011 年 10 月 5 日)　主诉:月经量多半年。曾做阴道彩超检查提示:子宫及附件未见明显异常。已排除内分泌腺疾患。曾服用宫血宁、肾上腺色腙片、血平胶囊等药物治疗,疗效欠佳。刻下:月经周期第 6 日量仍多,色黯红、质黏稠,有小血块,小腹胀痛,面红,烦热口渴,大便秘结,小溲短黄,舌质红、苔黄,脉滑数。诊断为月经过多,属血热型。以清经散为主方,清热凉血固经,随证加减服用 3 剂后症状好转,经量减少,于第 8 日经净。后于月经周期第 14 日又续服 3 剂,持续调理 4 个月经周期,诸症消失,月经量、色、质随访至今均正常。

【按】月经过多的患者,临床总以血热的病因占绝大多数,正如《万全妇人秘科》云:"经水来太多者,不问肥瘦皆属热也。"阳盛则热,热伏冲任,迫血妄行,血溢不守,因而月经过多。《证治准绳·女科》云:"若阳气乘阴,则血流散溢,《经》所谓天暑地热,经水沸溢,故令乍多。"症见经来量多如注,色深红、质黏稠,干烦渴喜冷饮,便秘溲黄,舌质红、苔黄,脉数。热扰冲任,血内蕴热,治宜清热、凉血、固冲。遵《傅青主女科》之清经散以祛热而不伤阴。《傅青主女科·调经》曰:"盖妇人之经最难调……先期者火气之冲,多寡者水气之验,故先期而来多者,火热而水有余者……"方中牡丹皮凉血清热,泻血分伏火;黄柏清热泻肾火;青蒿清阴分之热;地骨皮、熟地清血热而滋肾水;白芍养血敛阴;茯苓行水泄热,又可宁心。本方以清热泻火药为主,抑阳以配阴,少佐滋阴药,使火泻而液不伤,用于火热而水有余之实热证,火热泻后血海得以安宁则经自调。

4. 崩漏案[18]　患者某,女,37 岁,已婚。

初诊(2009 年 10 月 18 日)　患者面色潮红,舌质红,苔黄。患者为育龄期妇女,平素脾气急躁,属肝郁化热,蕴伏于血分,热迫血行。治以清热凉血,兼疏肝解郁。处方:

牡丹皮 12 g,黄柏 12 g,青蒿 12 g,生地 20 g,地骨皮 20 g,白芍 30 g,柴胡 15 g,郁金 15 g。

经期过后服逍遥丸。1 个月后月经量趋于正常。

5. 痛经案[14]　方某,女,26 岁。

初诊　月经延期,经来色紫成块,量少,临期少腹如刀刺,自汗出,经后带下质稠,大便艰,舌尖红起刺,苔薄黄,脉沉数有力。此属血热挟瘀阻气。治拟凉血清热,理气活血。清经散加减:

紫丹参 129,牡丹皮 10 g,川芎 10 g,香附 10 g,延胡索 10 g,青蒿 10 g,地骨皮 10 g,茯苓 10 g,栀子 10 g,炒赤芍、炒白芍各 6 g,黄柏 6 g,甘草 6 g,制大黄 5 g。

10 剂。

二诊　10 剂后,次月月经来腹痛大减,经来渐多,脉象沉数,舌苔微黄。

上方去青蒿、地骨皮、栀子、黄柏,加怀牛膝 10 g、炒蒲黄 10 g、五灵脂 10 g、桃仁 10 g、制乳香 10 g、制没药 10 g、益母草 10 g。

6. 经间期出血案[5]　戚某,女,32 岁。

初诊(2010 年 4 月 17 日)　近半年来每于月经干净后 7 日左右,阴道见有少量出血,持续 3～7 日干净,月经周期基本正常,伴烦躁易怒,乳房胀痛,面有痤疮,纳寐可,二便调,舌红,苔薄白,脉弦细,有甲状腺功能亢进史。末次月经 2010 年 4 月 9 日。妇科检查及 B 超示子宫附件未见异常。西医诊断:排卵期出血。中医诊断:经间期出血。中医辨证为阳盛实热证。治宜清热养阴,凉血止血调经。用清经散合二至丸加减:

生地 15 g,青蒿 10 g,黄柏 10 g,茯苓 10 g,地骨皮 15 g,牡丹皮 10 g,白芍 10 g,栀子 10 g,女贞子 15 g,墨旱莲 30 g,棕榈炭 10 g,贯众炭 15 g,仙鹤草 30 g,荆芥穗炭 10 g,柴胡 10 g,蒲公英 30 g,败酱草 20 g。

7 剂,每日 1 剂,水煎服,并嘱其测量基础体温。

二诊(2010 年 4 月 24 日)　末次月经 2010 年 4 月 9 日,基础体温未升,阴道出血未见,心烦减轻,痤疮仍有,舌红苔薄白,脉弦细。

根据现在症状,上方加白芷 10 g,6 剂水煎服,法同上。

三诊(2010 年 4 月 30 日)　末次月经 4 月 9 日,基础体温上升 5 日,未见出血,痤疮减轻,舌淡红苔薄白,脉弦。根据女性月经周期不同阶段的生理变化。

前方减败酱草、黄柏、棕榈炭、贯众炭、仙鹤草、荆芥穗炭,加鸡血藤 30 g、泽兰 20 g、益母草 30 g、丹参 30 g、鹿角霜 10 g。7 剂,水煎服。

月经后继续遵前法加减服用汤剂 1 个月,2 个月后停药未复发。

7. 经期下利脓血案[20]　刘某,34 岁,已婚。

初诊(1979 年 4 月 15 日)　每次经行下痢脓血便 2 年。形体消瘦,面容痛苦。本次正值经期,月经量少、色紫红、质稠黏,阴道有灼热感,口渴思冷饮,下痢日3~4次,脓少血多,里急后重,舌苔黄、舌尖红,脉细数。粪检:红细胞(＋＋＋),脓细胞(＋),白细胞(＋＋)。诊断为慢性菌痢急性发作。多次用抗痢药及香连丸无效。每次经行则痢,两年内体重由65 kg降至45 kg。此症遇经行而发,其经色、量、质及口渴思冷饮等症均为血热之象,诊为热伏冲任致经行痢症。胞宫与大肠并域而居,经行则胞中气血俱盛,引动冲任伏热,迫血妄行走于大肠,与肠中湿热混杂,蕴结腐灼肠道。治拟清热凉血,佐以治痢。

方用清经散,重用生地至30 g,加白头翁30 g、炒地榆20 g、炒蒲黄12 g。3剂。

药后诸症减,经已净,痢渐愈,停药。第2次行经未下痢,经量少,伴心慌、少食。虑其血虚,原方加当归30 g、山楂10 g。服6剂后痊愈,体重增至50 kg。随访10年,体健如昔。

8. 行经前尿频尿痛案[20]　　诸某,30岁,已婚。

初诊(1974年9月25日)　　每逢行经前尿痛、尿频6个月。尿痛、尿频3日后经行,周期22日,经净后仍尿痛、尿频。去妇科就诊,诊断为急性膀胱炎。查舌苔黄舌质红,脉弦数尺滑。此热邪伏于冲任,随经而发。

清经散加萹蓄30 g、椿根白皮12 g、玄参12 g、香附12 g。

服药9剂,月经正常,症状消失。随访4年未发。

9. 血灌瞳仁案[21]　　任某,女,56岁,农民。

初诊(1986年6月)　　主诉:左眼视力下降3个月,加重1个月。患者平素性情暴烈,4个月前突发双目赤痛,左眼视物昏蒙。在当地医疗室给予利福平眼药水滴眼,赤痛好转,然左眼视力大减,眼前红光,不见物体。曾肌内注射氨碘肽、内服肾上腺色腙片、丹参片、维生素C、芸香苷等药月余乏效,要求中医药治疗。症见:眼外观轮廓端好,隐隐透见金井深处呈一点殷红。视力检查:右0.8,左指数/眼前20 cm。裂隙灯显微镜检查:玻璃体团状混浊,颞侧网膜有火焰状出血。自觉眼前黑花渐生,视物如隔绢纱烟雾,舌红、苔黄,脉弦数。证属肝胆火炽,肝火上炎,热入营血,灼伤目中脉络,致血不循经,溢于络外,注入睛内而致血溢金井。治宜清热凉血,降逆止血。处以清经散改汤加味:

牡丹皮、地骨皮各15 g,白芍、生地、青蒿、黄柏各12 g,茯苓、血余炭、茜草、生蒲黄、龙胆草、牛膝各10 g,藕节6段为引。

5剂,口服1剂,水煎分早晚服。

二诊　　上药尽剂后,视力:右眼0.8,左眼提高到0.1。自觉眼前黑花减少,光感增强。裂隙灯检查:玻璃体团状凝血渐散,网膜出血已止,余症亦减,病情稳定,药证合拍,守方继服5剂,服法如上。

三诊　　视力右0.8,左增到0.3,自觉光亮大增。裂隙灯检查:玻璃体团块状混浊物已变成棕黄色颗粒状,网膜出血斑迹已缩小变薄。凉血之剂久服必留瘀,为防微杜渐。

上方加入香附 12 g,再服 5 剂。

四诊 视力:右 0.8,左 0.5^{+2}。自觉症状消失。裂隙灯检查:玻璃体积血大部吸收,网膜出血斑减少。

上方再增鸡内金 10 g、三七 3 g(另包冲服),以达软坚散结、去瘀生新之意。服 5 剂,并要求患者汤剂尽后,改服补中益气丸 1 个月,以善其后。

五诊 1 个月后查视力:右 0.8,右 0.7^{-2}。裂隙灯检查:玻璃体积血全部吸收,网膜残留白色斑痕,病告痊愈,随访 4 年未见复发。

10. 鼻衄案[21] 程某,女,39 岁,干部。

初诊(1986 年 9 月 6 日) 主诉:鼻出血不止 2 日。自 1984 年 10 月始出现鼻孔流血,此后时断时续,不时举发,且每遇情绪激动则出血量增多,长达 2 年之余。1985 年 6 月曾在地区医院诊为"鼻小动脉出血",给予多种止血剂未能收效,后以云南白药塞鼻始止。2 日前旧病再发,出血亦多,遂到地区医院就诊。建议其行"颈外动脉结扎术",患者畏惧,转请中医治疗。症见:鼻出血量多,血色鲜红,头痛头晕,口苦咽干,胸胁苦满,舌质红、苔黄,脉弦数。证属肝火上炽,火迫血溢所致。治宜清热降逆,凉血止血。处以清经散改汤加味:牡丹皮、地骨皮、生地各 10 g,青蒿、黄柏各 12 g,茯苓、怀牛膝、仙鹤草各 10 g,香附、龙胆草各 9 g。每日 1 剂,水煎,早、晚饭后服。

二诊 上药尽剂后,鼻出血量明显减少,头痛头晕转轻,余症均有所改善,药已中病,原方继服 5 剂,服法如上。

三诊 鼻出血止,诸恙已瘥。当以缓调善后,予以逍遥丸调治月余,4 年宿疾告愈。随访至今,未见反复。

【按】鼻衄、血灌瞳仁二病与清经散(汤)主治经行先期一病,虽然二病出血部位各异,但同属血证范畴。同具有阳、实、热的临床症状,诸如出血量多,头痛头晕,胸胁苦满,口苦咽干,舌质红、苔黄,脉弦数,其病机皆为肝火内炽,迫血妄行。然肝之性最急,宜顺而不宜逆,顺则气安,逆则气动,血随气为行止,气安则血安,气动则血动。倘若肝火循经上冲,血随火升,灼伤络脉,热迫血涌,注入睛内则为血灌瞳仁,溢于鼻窍则为衄血。热邪下行,扰动冲任,经血失守,流溢失常,致经血先期而量多。细究清经散(汤)之义,牡丹皮、青蒿、黄柏清热泻火;生地、地骨皮清热凉血;白芍和营敛阴;茯苓善理脾胃以助摄血之力;熟地易生地,则为补肾阴之不足,泻肝火之有余。诸药相合,共奏清热泻火、养阴凉血之效,使热去阴不伤,血安病自愈。药证合拍,切中病机,故以清经散(汤)化裁治疗,每取佳效,此乃"异病同治"之法。

11. 真性红细胞增多症[22]　狄某,男,55 岁。

初诊(2008 年 9 月 28 日)　血常规检查红细胞计数 7.93×10^{12}/L,血红蛋白 204 g/L,血红细胞压积 64.5%,平均血红蛋白宽度 316 g/L,红细胞宽度 20.1%,血小板计数 512×10^9/L。伴心烦易怒,口干不欲饮。舌红、苔薄腻,脉弦滑。证属肾水不足,阴虚火旺。清经散合龙胆泻肝汤加减:

生地、牡丹皮、茯苓、白芍、焦栀子、当归、柴胡、车前子各 10 g,地骨皮 15 g,玄参 12 g,青蒿 6 g,黄柏、龙胆草各 5 g。

每日 1 剂,水煎服。

二诊　血红细胞计数 6.95×10^{12}/L,血红蛋白量 184 g/L,红细胞平均体积 82 fL,红细胞分布宽度 21%,红细胞压积 57%。患者诉症状明显好转,仍以前方出入,续进 3 剂,感冒已除。仍以首诊方治疗,2009 年 1 月 25 日血红蛋白降至 152 g/L,血小板计数 250×10^9/L,至今无复发。

【按】清经散出于《傅青主女科》,原为治疗阴虚火旺经水先期之名方。笔者临床上以本方的病机为据,用治女科以外的病证,亦能获效。如本案用清经散合龙胆泻肝汤加减治疗而取效。方中熟地改为生地,合地骨皮清骨中之热,生地、麦冬、白芍、玄参滋阴补水,龙胆草、焦栀子、青蒿、牡丹皮、黄芩清肝泻火、凉血泄热,茯苓滋水宁心,黄柏、车前子使热从下焦排泄。全方以清火、滋水之药,使火泄而液不伤,而病得愈。

12. 分裂样精神障碍[22]　徐某,男,22 岁,学生。

初诊(2010 年 2 月 23 日)　患者五心烦热,坐立不安,不愿与他人交往,思想不集中,喜冷饮,尿频,冬天棉鞋、拖鞋均用水浸湿后方才穿上。患者曾确诊为分裂样精神障碍。舌质红、苔薄白,脉细弦。治拟健脾化湿,清热通淋。处方:

太子参、白术、茯苓、淡竹叶、瞿麦、车前子、墨旱莲、生地各 10 g,金钱草、地骨皮各 12 g,牡丹皮 6 g。

每日 1 剂,水煎服。

二诊(2010 年 2 月 27 日)　尿常规检查正常,但其仍喜泡水中,五心烦热。舌质红、苔薄白,脉弦。治宜清热泻火,养阴宁心。投清经散加减:

生地、玄参、麦冬、牡丹皮、茯神各 10 g,地骨皮、白芍各 15 g,青蒿、黄柏、黄连、石菖蒲各 5 g,煅牡蛎 30 g(先煎)。

三诊(2010 年 3 月 8 日)　五心烦热、思想不集中较前好转。

依前法,再进 7 剂后病情明显好转,上方加减治疗月余,至今未复发。

【按】本例系肾中火旺,烁干男精之症。火有余而水不足,故方中牡丹皮、青蒿、黄柏清热泻火凉血,生地、地骨皮清血热而生水,白芍敛阴,玄参、麦冬、茯神、黄连滋水宁心,煅牡蛎、石菖蒲通窍宁心安神,全方为清火之品,加滋水之药,使火泄而液不伤,心神得宁而病愈。

13. **更年期功能失调性子宫出血**[22]　李某,女,51岁。

初诊(2010年2月26日)　确诊为更年期功能失调性子宫出血。2月13日月经来潮,量多如注,色红,头晕乏力,时有潮热。B超提示:子宫肌瘤,子宫内膜双层厚13 mm。患者因前次出血过多行诊刮术而血止,患者不愿再次刮宫,而来笔者处求治。患者此次月经开始量多如注,现经量虽较前减少,但仍不止有10余日,伴面色少华,苔薄黄,脉弦。证属热扰冲任,迫血妄行。治拟凉血止血,清经安络。清经散加减治之:

生地、牡丹皮、玄参、麦冬、茯苓各10 g,地骨皮、白芍、马齿苋各15 g,黄柏5 g,仙鹤草12 g,青蒿6 g。

每日1剂,水煎服。药进3剂后,出血量明显减少。上方加阿胶9 g,再服5剂后,潮热好转,出血已止,遂以上方加活血化瘀药加减治疗1个月后,B超复查示:子宫内膜变薄。再治1个月后,上述症状再无复发,半年后自然绝经。

【按】本例正值绝经期,肾阴虚而热扰冲任,冲任不固而经血妄行。因起始出血量多,故投清经散治疗。方中生地、地骨皮、玄参、麦冬清热养阴,黄柏、牡丹皮、青蒿清热凉血,加马齿苋清热凉血止血作,仙鹤草益气止血,茯苓化湿而宁心。

参考文献

［1］袁端红.抗菌消炎方剂速查——不可不知的"复合抗生素"[M].贵阳:贵州科技出版社,2013:10.

［2］叶会苹,陈有明.加减清经散治疗阴虚型月经先期的临床疗效观察[J].国外医学(医学地理分册),2018,39(4):334-336+340.

［3］李新聪.加味清经散联合达英-35治疗肝经郁热型多囊卵巢综合征的临床研究[D].南宁:广西中医药大学,2019.

［4］薛勤梅,张晋峰,赵亚妮.加味清经散预防子宫内膜息肉术后复发的临床观察[J].中国民间疗法,2018,26(9):23-25.

［5］折利娜,夏阳.清经散合二至丸加减治疗经间期出血30例[J].四川中医,2011,29(10):81.

［6］李杏英,王琪.清经散加减对月经先期血热型止血调周的临床观察[J].天津中医药,2009,26(3):204.

［7］李爱茹,孔令颖.清经散加减方对月经先期阳盛血热型调周效果的临床观察研究[J].中国社区医师,2019,35(24):93-94.

［8］马晓欢.清经散加减治疗放置宫内节育器后血热型经期延长［D］.哈尔滨：黑龙江中医药
　　大学,2011.

［9］钟秀驰,张娟,陈秋霞,等.清经散加减治疗黄体功能不全55例临床研究［J］.新中医,
　　2009,41(9)：55-56.

［10］徐继辉.清经散联合黄体酮治疗月经先期32例［J］.四川中医,2008(7)：79-80.

［11］史玉梅.清经散联合屈螺酮炔雌醇片治疗功能失调性子宫出血的临床观察［J］.中国民间
　　疗法,2018,26(9)：68-69.

［12］陶慧娟.清经散治疗血热型月经先期32例［J］.山东中医药大学学报,2012,36(1)：
　　48-49.

［13］夏启之,朱名宸.朱名宸运用清经散加味治疗月经过多的临床观察［J］.湖北中医杂志,
　　2014,36(3)：26-27.

［14］施仁潮.施仁潮说中医经典名方100首［M］.北京：中国医药科技出版社,2019：
　　248-250.

［15］陈有明,李永国.加减清经散治疗月经先期［J］.中国中医药信息杂志,2007(6)：34.

［16］吴桂茹.清经散加减的临床应用心得［J］.临床医药文献电子杂志,2018,5(99)：78.

［17］王伟伟,王丽萍.清经散加减治疗月经先期1例［J］.中国民族民间医药,2014,23
　　(16)：137.

［18］任利军.清经散治疗月经病［J］.中国民间疗法,2011,19(8)：47.

［19］朱名宸.朱名宸妇科经验集［M］.北京：人民军医出版社,2016：217-220.

［20］武兆晓.清经散治疗热伏冲任妇科病18例［J］.上海中医药杂志,1990(4)：11.

［21］张俊庭.中华名医专家创新大典·医学精英与优秀人才科研专卷［M］.北京：中医古籍出
　　版社,1998：1026-1027.

［22］郭菊清,林珍莲.清经散加减验案三则［J］.浙江中医杂志,2013,48(11)：852.

清肝止淋汤

一、处方来源

《傅青主女科·带下》

妇人有带下而色红者，似血非血，淋沥不断，所谓赤带也。夫赤带亦湿病。湿是土之气，宜见黄白之色，今不见黄白而见赤者，火热故也。火色赤，故带下亦赤耳。惟是带脉系于腰脐之间，近乎至阴之地，不宜有火。而今见火症，岂其路通于命门，而命门之火出而烧之耶？不知带脉通于肾，而肾气通于肝。妇人忧思伤脾，又加郁怒伤肝，于是肝经之郁火内炽，下克脾土，脾土不能运化，致湿热之气蕴于带脉之间；而肝不藏血，亦渗于带脉之内。皆由脾气受伤，运化无力，湿热之气，随气下陷，同血俱下，所以似血非血之形象，现于其色也。其实血与湿不能两分，世人以赤带属之心火误矣。治法须清肝火而扶脾气，则庶几可愈。方用清肝止淋汤。

白芍（醋炒）一两，当归（酒洗）一两，生地（酒炒）五钱，阿胶（白面炒）三钱，粉丹皮三钱，黄柏二钱，牛膝二钱，香附（酒炒）一钱，红枣十个，小黑豆一两。

水煎服。一剂少止，二剂又少止，四剂全愈，十剂不再发。此方但主补肝之血，全不利脾之湿者，以赤带之为病，火重而湿轻也。夫火之所以旺者，由于血之衰，补血即足以制火。且水与血合而成赤带之症，竟不能辨其是湿非湿，则湿亦尽化而为血矣，所以治血则湿亦除，又何必利湿之多事哉！此方之妙，妙在纯于治血，少加清火之味，故奏功独奇。倘一利其湿，反引火下行，转难遽效矣。或问曰："先生前言助其脾土之气，今但补其肝木之血何也？"不知用芍药以平肝，则肝气得舒，肝气舒自不克土，脾不受克，则脾土自旺，是平肝正所以扶脾耳，又何必加人参、白术之品，以致累事哉！

二、历史沿革考证

清肝止淋汤源于明末清初医家傅山所著之《傅青主女科》一书，此书刊于1827年，其中清肝止淋汤出于卷上带下篇，用来治疗妇人血虚火旺，带下色红，似血非血,淋沥不断之症。清肝止淋汤的组成包括白芍(醋炒)一两,当归(酒洗)一两,生地(酒炒)五钱,阿胶(白面炒)三钱,粉丹皮三钱,黄柏二钱,牛膝二钱,香附(酒炒)一钱,红枣十个,小黑豆一两。煎服方法为水煎服。一剂少止,二剂又少止,四剂全愈,十剂不再发。后世医家一般沿用傅山所述清肝止淋汤的用法,变化不大。比如清代陈士铎所著《辨证奇闻》卷十一带下篇所论清肝止淋汤的用法,即是沿用《傅青主女科》所述,几乎没有变化。

本方在现代也有应用,多用于治血虚火旺之赤带,也有用于治疗经期延长、经间期出血、崩漏、产后恶露不绝、宫颈糜烂等。当然也有用于治疗湿毒挟热下注,膀胱气化失常之淋证。

三、临床应用研究

(一)药物组成

《傅青主女科》清肝止淋汤组成,总计十味中药:白芍、当归、生地、阿胶、粉丹皮、黄柏、牛膝、香附、红枣、小黑豆。之后诸医家所用清肝止淋汤也均为该十味药组成。现代医家所用清肝止淋汤也是在《傅青主女科》十味中药基础上进行加减变化应用于临床的。

(二)药物剂量

《傅青主女科》中药物剂量:白芍(醋炒)一两,当归(酒洗)一两,生地(酒炒)五钱,阿胶(白面炒)三钱,粉丹皮三钱,黄柏二钱,牛膝二钱,香附(酒炒)一钱,红枣十个,小黑豆一两。后历代医籍所记载剂量相同,或未记载剂量。现代医家本方的常用计量为:白芍15～30 g,当归9～30 g,生地9～15 g,阿胶5～15 g,牡丹皮9～15 g,黄柏6～10 g,牛膝9～15 g,香附6～10 g,红枣(大枣)3～10 枚,黑豆30 g。

(三)方义解析

傅山在书中已有阐述,详见前述,此处不再赘述。

当代韩俊英[1]在文章中也有独到的分析:处方用药,必解其性味及阴阳升降浮沉之理,才能发挥最大的功能,取得预期的效果。清肝止淋汤中药物的选择和配制都有细究。一是醋制和酒制。方中十味药,经醋制的有白芍一味。以酒制的有当归、生地、香附三味。阿胶白面炒制。《内经》云:"酸苦涌泄为阴,辛甘发散为阳。"白芍苦酸寒,入肝脾血分,经醋炒引入阴分,更加强其敛阴作用。当归辛甘温,和血散寒,气味俱厚,经酒洗引入阳分,与白芍相伍,一走一守,动静相制;生地甘寒,酒炒滋中有散,使不致碍胃;香附味辛苦微甘,血中气药,能散、能降、能和,经酒炒少杀其燥性并引入三焦;阿胶甘平,经面炒入胃,与生地相伍凉血和营。总之,这五味药经炮制配伍所发挥的协同作用,可遂肝体曲直之性,使之达到修复。正如黄绳武评议的:"醋炒、酒炒,有收有散,一开一阖,一和一守,以共奏调养肝血生生之机。"二是用红枣和小黑豆。脾气受伤,运化无力,亦赤带证因之一端,傅山舍白术、山药不用,而取红枣、小黑豆益脾和营。此二味一果一谷,一脾一肾,一甘温一甘寒,相伍为用,正宜于血亏火旺脾虚之体。血证中用之确有功。近年小黑豆难得,可用赤小豆代替。

（四）治疗范围

古代医家主要运用清肝止淋汤治疗妇人血虚火旺,带下色红,似血非血,淋沥不断之症。现代医家除了用此方治疗妇人赤带之外,还用于治疗经期延长、经间期出血、崩漏、产后恶露不绝、宫颈糜烂等,也有医家用清肝止淋汤治疗湿毒夹热下注,膀胱气化失常之淋证。

（五）加减变化

清代民国医家应用本方时未见明显的加减变化记载。现代医家根据所致疾病或伴随症状不同而进行加减。

（六）现代临床应用

清肝止淋汤目前临床相关研究较少,查阅文献资料仅见于湿热型崩漏、先兆流产、放环后经期延长等疾病的临床观察。

四、经典文献辑录

（一）历代论述

1.《辨证录妇人科·带门》 妇人有带下色红者,似血非血,所谓赤带也。赤带亦湿病,火热之故也。惟是带脉系于腰脐之间,近于至阴之地,不宜有火。不知带脉不通肾而通肝,妇人忧思以伤脾,又加郁怒以伤肝,于是肝火内炽,下克脾土。而脾土不能运化,湿热之气,蕴结于带脉之间,肝火焚烧,肝血不藏,亦渗入于带脉之内,带脉因脾气之伤,约束无力,湿热之气,随气下陷,同血俱下。观其形象,似血非血,其实血与湿俱不能两分之也。世人以赤带属之心火者,误耳。治法清肝中之火,扶其脾气,则赤淋庶几少愈乎。方用清肝止淋汤:芍药一两,当归一两,阿胶三钱,生地五钱,牡丹皮三钱,黄柏一钱,牛膝二钱,黑豆一两,香附一钱,红枣十枚,水煎服。一剂少止,二剂又少止,四剂全止,十剂不再发。

此方但去补肝之血,全不利脾之湿者,以赤带之病,火重而湿轻也。夫火之所以旺者,由于血之衰也。补血足以制火矣!且水与血合成赤带,竟不能辨其是湿而非湿,则湿尽化为血矣,所以治血可也,何必利湿哉。此方纯治血,少加清火之味,故奏功独奇。倘一利其湿,反引火下行,转难遽效耳!或问:先前言助其脾土,今但补肝木之血,绝不补脾土之气何也?不知用芍药以平肝,则肝气得舒,自不去克脾土,是补肝正所以扶脾,何必加人参、白术之多事故。

此症用黄白牛车散亦效。

牛膝一两,车前子三钱,黄柏二钱,白芍一两,水煎服。四剂愈。

2.《辨证奇闻·妇人科·带门》 一带下色红,似血非血,赤带也。赤带亦湿病,湿亦现黄白色,不现黄白现赤者,火热也。火色赤,故带下亦赤。但带脉系腰脐间,近至阴地,不宜有火。岂路通命门,肾火出乎。不知带脉不通肾而通肝,忧思伤脾,又郁怒伤肝,肝火内炽,下克脾土。脾土不能运化,湿热蕴结于带脉,肝火焚烧,肝血不藏,亦渗于带脉内,带脉又因脾气伤,约束无力,湿热随气下陷,同血而俱下。观其形象,似血而非血,其实血与湿俱不能两分。世以赤带属心火,误耳。宜清肝火,扶脾气,赤淋庶可愈。方用清肝止淋汤:归、芍、黑豆一两,阿胶、牡丹皮三钱,生地五钱,牛膝二钱,黄柏、香附一钱,红枣十枚。十剂不发。此补肝血,不利脾湿者,以赤带火重湿轻也。火旺由于血衰,补血足以制火矣。但水与血合成赤带,竟不能辨其是湿非湿,则湿尽化为血矣,故治血可也,何必利湿。方妙在纯治血,少加清火,故独奇。倘利湿,反引火下行,转难遽效。或问:前言助脾土,今何补肝,绝不补脾?不知芍药平肝,肝舒自不克脾,是补肝正所以扶脾,又何必加参、术哉。

(二)现代论述

1. 清肝止淋汤加减治疗湿热型崩漏62例[2] 张氏采用清肝止淋汤加减治疗湿热型崩漏62例,组成:牡丹皮12 g,黄柏、香附、当归各10 g,黑小豆30 g,炒白芍、仙鹤草各20 g,生地、怀牛膝、小蓟各15 g,三七粉6 g(冲服),生麦芽40 g。每日1剂,水煎,分早、中、晚3次,于饭后0.5 h服下,7剂。随证加减:血块较多,且淋沥时间较长及舌质紫黯,上方加炒蒲黄10 g;舌苔黄、厚腻,加薏苡仁30 g,茯苓15 g。若夏季,大便泄泻者,加佩兰15 g,白扁豆30 g;若腰酸乏力,舌质鲜红、苔少者,加女贞子、墨旱莲各15 g;若血量较多,上方去牛膝、当归,加侧柏叶15 g,荆芥炭6 g;若带下量多、色黄,上方加马齿苋20 g,椿根白皮15 g。治疗7日为1个疗程,共治疗3个疗程。62例患者,经中药治疗后,痊愈50例,好转10例,无效2例,总有效率96.8%。

2. 清肝止淋汤结合黄体酮治疗先兆流产 40 例临床观察[3]　姜氏运用清肝止淋汤结合黄体酮治疗先兆流产 40 例,纳入 2014 年 1 月—2017 年 5 月浙江省衢州市中医医院收治的 80 例肝郁脾虚型先兆流产患者,随机分为两组,各 40 例。对照组平均年龄 29.15±5.93 岁,治疗组 30.15±6.71 岁;对照组平均孕龄 51.05±11.84 日,治疗组为 48.9±8.35 日;对照组平均流产次数 1.45±1.57 次,治疗组为 1.55±1.46 次。两组比较,差异均无统计学意义。对照组给予肌内注射黄体酮注射液每日 1 次,每次 20 mg。治疗组在上述基础上加用中医辨证施治。以清肝止淋汤加减:炒白芍 30 g,当归、生地、阿胶各 9 g,黄柏 10 g,红枣 3 枚,黑豆、桑寄生各 20 g,紫苏梗、菟丝子各 15 g。阴道流血严重者,加仙鹤草 15 g,血余炭、白及各 10 g;腰酸明显,加杜仲 20 g,川续断 15 g;大便溏,加山药 30 g,炒白术、党参各 15 g;下血异味,加椿根白皮 15 g,白头翁 10 g。每日 1 剂,水煎早晚分服。7 剂为 1 个疗程。结果:治疗组总有效率 95%,对照组总有效率 80%,治疗组与对照组疗效比较,差别具有统计学意义。

3. 清肝止淋汤治疗放环后经期延长 56 例[4]　李氏用清肝止淋汤治疗放环后经期延长,56 例均为本院妇科门诊患者,均为育龄期妇女,年龄 24～40 岁,放环 3 个月～10 年,所放环型有效期为 15 年。病程最短 4 个月,最长 2 年余。典型症状为月经先点滴而行 2～3 日方来潮,后又淋漓不尽 10 余日,色黯红,黏稠,时有异味或伴腰腹疼痛。妇检血均来自宫腔,子宫大小正常,活动可,无压痛或有轻压痛;附件未发现异常。B 超检查环位正常,子宫附件正常,血常规正常。治疗方法:清肝止淋汤加减。当归、阿胶、牛膝各 10 g,白芍、黑豆各 20 g,生地 30 g,黄柏、牡丹皮、炒地榆、续断、白及、炒茜草各 15 g。腰痛者加桑寄生,经血臭秽者加败酱、土茯苓,心烦、口干苦者加墨旱莲、麦冬,神疲乏力、头晕者加党参、何首乌。每日 1 剂,加水煎 3 次,分 3 次温服,于月经第 5 日服药至经净。若经前服用,则上方减炒地榆、炒茜草。治疗结果临床治愈 26 例,显效 27 例,无效 3 例,有效率 94.6%。

（三）医案摘录

1. 赤带案[1]　赵某,女,33 岁。

初诊（1990 年 3 月 20 日）　患赤带 4 年余,水血杂下,淋漓不绝,每当小便时并下红津。月经基本正常,某院查为宫颈糜烂Ⅱ度。除时有恶心外,饮食、二便调,舌边红,苔薄燥少津,脉细数而关弦。属肝经郁热,湿从火化,水血并下,合而为赤带之证。先拟丹栀逍遥散去术,加生地、橘皮、竹茹水煎服。

二诊　症情小有改善,改用傅氏清肝止淋汤原剂进服。服此方后,赤带减少,思其久治不愈,盖因阴络受损,瘀滞不清之故,随加丝瓜络、桑叶、竹茹轻泄通络之品,10 剂而愈。

2. 经间期出血

案1[5]　许某,女24岁,已婚半年。

初诊(1990年3月20日)　患者素体消瘦,婚前月经基本正常,自结婚以来,月经过后12日左右,即见少腹、乳房憋胀,烦热,阴道有少量血流出色深红,持续3~4日即止,伴头晕口苦,烦热善怒,就诊时正值经期刚过。患者曾在别处就诊,持已服过的处方,系《医学衷中参西录》的"安冲汤",效果不佳。查:颜面潮红,时欲太息,舌质赤,苔白略黄,脉弦略数,右关稍细。诊断经间期出血(阴虚肝热、脾虚气陷),治法为滋阴清肝、健脾止血。予清肝止淋汤加减:

白芍30g,当归15g,生地20g,牡丹皮10g,黄柏10g,肾形小黑豆30g,阿胶10g(烊化),墨旱莲15g,女贞子15g,焦荆芥穗10g,大蓟、小蓟各10g,大枣9枚。

水煎服,每日1剂。在行经后期,连服8剂停药,未见经间期出血,且下次月经未至,于月经净后56日尿妊娠试验(+)。

案2[6]　赵某,女,42岁,干部。

初诊(1995年7月12日)　患者5个月前,值经间期与人发生口角,后出现阴道出血,量较少,色鲜红,持续1日。以后每逢经间期出血,且血量渐多,持续2~3日,并伴有少腹坠胀疼痛、腰酸、口渴、急躁易怒、纳呆。此次出血量多,伴随症加重,月经量多色红,夹杂少量血块,经前乳胀,少腹痛,白带多、无臭味,孕4产2,末次月经6月29日,查舌质淡红微暗、苔薄黄,脉弦滑。证属肾虚肝郁,冲任失和。治以滋肾清肝、调和冲任。方用清肝止淋汤加味:

香附10g,白芍15g,生地12g,川续断12g,菟丝子15g,阿胶9g(烊化),怀牛膝12g,牡丹皮15g,黄柏10g,黑豆15g,大枣6枚。

每日1剂,水煎服。服药1剂后,血少;2剂尽血止,4剂后伴随症状消失。嘱每次经净后服药4剂,注意调节情绪,随访5年未复发。

【按】经间期是女性肾气充足,气血调和,阴阳平衡时期。本例患者由于平素经量较多,导致血虚不足,加之情绪波动,肝失条达,气郁化火,下扰冲任则经间期出血;"腰为肾之府",肾虚不足,则腰酸腿困;肝火上炎则口渴,急躁易怒;肝郁犯脾,脾运不健则纳呆;带脉不固则带下量多;气滞湿阻于少腹,经脉不通则少腹坠胀疼痛。故治以当归、白芍、生地、阿胶养血填精;黄柏、牡丹皮清肝凉血;香附理气解郁,活血祛瘀止痛;怀牛膝、川断、菟丝子、黑豆益肾固本,调和冲任;全方标本兼顾,使其郁火除,气血和;精血充足而诸症除。

3. 崩漏案

案1[1]　李某,女,35岁。

初诊(1990年10月25日)　产后月经失调3年,3个月来出血加重,周期紊乱,量多如注,色鲜红或有块,伴腹痛头晕,口渴心悸,纳食及二便尚好。B超查宫腔未见异常。查血小板及凝血机制正常,血红蛋白 70～80 g/L。舌色淡无苔,脉细数。诊为功能失调性子宫出血,曾用调整周期疗法,未获效,而来诊。辨证为肝血不足而火炽,血热妄行致崩,拟清肝止淋汤去牛膝,加地榆、茜草炭、川续断,服 4 剂出血明显减轻,继用 4 剂而血止。予清海丸善后调理而病愈。

案 2[5] 褚某,女,35 岁,已婚。

初诊(1988 年 5 月 20 日) 患者素有月经不调病史。因其母患重病,思想负担过重,而致饮食乏味,四肢无力,加之经期复遇恼怒之事烦扰,逐致月经不断,渐至量多,现已持续 40 余日。西医诊断为功能失调性子宫出血,曾用三合激素等,用时减少,停药血复增多。继以人工清宫,亦不能止血。血红蛋白已降至 50 g/L,妇科认为只有摘除子宫,才可以根除出血之源。本人要求以中药治疗,外院以人参归脾汤加止血药治疗,进药 6 剂,出血量不见减少,近 3 日血量复又增多,色深红,烦热,胸胁憋胀,纳食甚少,口苦略干。查颜面微红,表情抑郁,喜太息,舌质淡白不润,苔薄黄而燥,脉弦,右关略细。少腹按之胀而不痛。诊断崩漏(肝热脾虚型)。治法为清肝健脾,养血止血。予清肝止淋汤加减:

白芍 30 g,当归 15 g,生地 20 g,阿胶 10 g(烊化),山茱萸 12 g,牡丹皮 10 g,黄柏 8 g,香附 6 g,肾形小黑豆 30 g,焦栀子 10 g,焦芥穗 10 g,海螵蛸 15 g,红枣 10 枚。

水煎服,每日 1 剂,服 2 剂后血即见少,烦热憋胀症亦见好转。效不更方,再进 4 剂,已无血。以后经至转为正常,2 年后随访,再无复发。

案 3[7] 张某,女,36 岁。

初诊(1999 年 5 月 16 日) 近半年来月经时常 1 个月 2 次,每次行经 3～5 日,继则淋漓不断,色黑而稠,兼有血块,并伴腰腿酸困,心胸烦闷,易怒,白带量多,有时黄带。舌质暗红,舌苔根部见黄,中前部无苔,脉弦细滑。西医诊断:月经失调。证属阴虚内热,冲任失调。方用清肝止淋汤:

白芍、当归各 30 g,阿胶、生地、牛膝、丹参 15 g,牡丹皮 12 g,黄柏、香附各 10 g,红枣 7 枚。

煎服 4 剂,诸症见好,经血停止。为巩固计,原方去丹参加墨旱莲、女贞子各 15 g 继服,随访临床治愈。

案 4[8]

马某,女,23 岁,已婚未育,广东人。

初诊(2014 年 1 月 18 日) 主诉:阴道出血伴下腹隐痛 10 余日。平素月经周期 30 日,经行 5 日,血量中等,无痛经、血块。末次月经为 2013 年 12 月 25 日。曾于 2014 年 1 月 3 日口服紧急避孕药,1 月 5 日开始少量阴道出血,淋漓不尽,持续至今。刻见:下腹隐痛,阴道出血,需用普通日用卫生巾,已湿1/4,心烦易怒,口苦咽干,大便干结,尿黄,舌质淡红、苔薄黄、脉弦数。消毒下妇检:外阴已婚型,阴道见少量血污,宫颈光滑,子宫前位,宫体大小正常,质中,活动可,无压痛,双侧附件未及增厚、包块、压痛。查尿妊娠试验阴性。诊断为崩漏。证属肝经湿热型。处方:

酒白芍15 g,当归15 g,香附10 g,牡丹皮10 g,酒川牛膝10 g,生地10 g,阿胶10 g(烊服),红枣10 g,海螵蛸10 g,金樱子10 g,侧柏炭10 g,炒黄柏5 g。

嘱每剂以10粒黑豆入药,共3剂,水煎服。

二诊(2014年1月25日) 服药1日后血止,诸证皆有显著改善,现月经未来潮。刻见:头痛,以太阳穴为主,口干口苦,带下量多,黄白相兼,质黏,无异味,舌淡红、苔薄黄、脉细。调方为小柴胡汤加减。处方:

柴胡15 g,党参15 g,炒薏苡仁15 g,茯苓15 g,黄芩10 g,法半夏10 g,浙贝母10 g,天花粉10 g,防风10 g,陈皮5 g,枳壳5 g,紫苏梗5 g。

4剂,水煎服。

4. 经期延长案

案1[9] 曾某,女,32岁。

初诊 平素月经28~33日,经行9~12日,血量中等,第1~第4日少量黑褐色出血,后量增多,夹少许血块,经行第1~第2日下腹坠胀疼痛,经前1周及经期乳房胀痛。诊见乳房胀痛,口苦无口干,胃纳一般,舌暗红,苔黄厚腻,脉弦滑。诊断为经期延长,辨证为肝经湿热型。处方:

当归15 g,白芍15 g,益母草15 g,炒黄柏10 g,酒川牛膝10 g,生地10 g,香附10 g,牡丹皮10 g,红枣10 g,苍术10 g,炒薏苡仁30 g,刘寄奴10 g,阿胶5 g。

每剂加10粒黑豆共煎,共5剂。嘱患者经期继续服药。

二诊 服药后月经来潮,经行7日,经量中等,经期腹痛有所减轻,余证皆改善。

案2[5] 刘某,女,22岁,未婚。

初诊(1989年8月20日) 该患者素体娇弱,因情志不遂,致经期延长半个月,色深红,量中等,伴胸闷口苦,五心烦热,眠差梦多,乳房憋胀,胃纳不馨。查颜面潮红,表情抑郁,时见太息,舌赤,苔薄黄,脉弦略细,右关较弱。诊断经期延长(肝热脾虚)。治拟清肝健脾,养血止血。予清肝止淋汤加减:

当归15 g,白芍30 g,生地15 g,阿胶10 g(烊化),牡丹皮10 g,黄柏8 g,香附5 g,肾形小黑豆30 g,红枣10枚,女贞子15 g,墨旱莲15 g,焦荆芥穗10 g,海螵蛸15 g。

水煎服,每日1剂。服2剂后已无血,嘱下次行经第5日再服2剂。以后经至转为正常。

案 3[4] 王某,女,38 岁。

初诊(2001 年 6 月) 放环 5 年余,近 1 年多来每月经行 11～13 日,量少,色暗,伴腰痛、神疲、舌淡红苔白,脉细。用清肝止淋汤加减治疗 2 个周期,月经正常。

【按】 妇女放环后,环卧于胞宫,气机不畅,气滞血瘀,久而化热,热伤脉络,加之有宫腔操作史,湿邪入侵,使湿热瘀滞而致经期延长。本方具有清热利湿、祛瘀止血之功效,方中生地、白芍、当归、黑豆、阿胶、续断补肾养血柔肝,即补血以制火;牡丹皮清热凉血,活血散瘀;黄柏清热燥湿;香附行滞;地榆、白及收敛止血。全方切中病机,从而治疗放环后经期延长,疗效较好。

案 4[10] 库某,42 岁,已婚。

剖宫产(G1P1),有子宫肌瘤病史,经常饮酒。

初诊(2017 年 10 月 28 日) 主诉:经期延长反复发作 1 年余。既往月经经期腹痛、腰痛、血块多或排卵期出血或月经淋漓不尽。2014 年 7 月行宫腔镜检查:子宫内膜增生。行诊刮治疗后 3 个月经期正常(30 日一潮,7 日干净,无血块,色鲜红)。之后又出现月经经期延长、经期紊乱、经行腹痛。2015 年下半年开始出现经行延长,曾出现 1 次 1 个月不尽。曾经期第 3 日腹痛明显,2017 年 5 月自行服用宫血宁、妇炎康后症状缓解,9 月停药,停药后经期仍有延长,但腹痛明显减轻,外阴瘙痒减轻。既往饮酒较多,2017 年 9 月未饮酒,经期 9 日。末次月经 2017 年 10 月 13 日—19 日,少量血块,色鲜红,无明显经期不适,21 日至今极少咖啡色分泌物,外阴瘙痒,宫底坠痛感。近 2 年矢气增多,不臭秽,声音响;头发油,掉发,白发较多。理化检查:2017 年 10 月 28 日 B 超示子宫大小约 69 mm×63 mm×52 mm,肌层回声欠均匀,基层内见低回声光团(20 mm×13 mm、12 mm×12 mm);子宫内膜 8.6 mm,回声欠均匀;左卵巢 26 mm×23 mm,右卵巢 28 mm×19 mm,内见大小约 15 mm×13 mm 液暗区(卵泡?),考虑子宫肌瘤,子宫内膜回声欠均匀。尿 HCG(一)。查体:手心热。窥诊:外阴已婚未产式,阴道畅,阴道见少量血性分泌物。舌脉:舌质暗红,苔淡黄满布,舌体较胖,边有齿痕。脉较弦,欠流利,尺沉。诊断:西医诊断:经间期出血;经期延长;子宫肌瘤。中医诊断:漏下;经期延长。证候:肝郁血瘀,风湿热扰于血分。处方:

丹参 15 g,醋香附 10 g,黄柏 10 g,三七 3 g,川牛膝 8 g,薏苡仁 15 g,炒苍术 7 g,牡丹皮 7 g,川楝子 10 g,延胡索 12 g,野菊花 12 g,蒲公英 12 g,夏枯草 15 g。

12 剂,水煎服,每日 1 剂,饭后温服。服药 4 剂后血止,随访半年,经期正常,30 日一潮,7 日干净,无血块,色鲜红。

【按】本例患者月经经期延长反复发作，曾多次服用止血剂或行诊刮术止血，症状稍有缓解，但仍反复发作。月经经期有少量血块，色鲜红，经后仍有极少咖啡色分泌物，外阴瘙痒，宫底坠痛感；头发油，掉发，白发较多；舌质暗红，苔淡黄满布，舌体较胖，边有齿痕；脉较弦，欠流利，尺沉，均为风湿热扰于血分，肝郁血瘀之象。姚芷龄以清肝止淋汤合四妙散加减变化治疗，方中以丹参易归、芍、胶、枣，加川楝子、延胡索疏肝理气止痛；野菊花、夏枯草、蒲公英清热疏风，泻火利湿，兼以消瘀散结；三七粉活血化瘀，诸药配伍，共奏疏风泻热、清热利湿、疏肝理气、活血化瘀之效。问曰："原方中白芍、当归、阿胶、红枣养血补肝柔肝，何以独用丹参？"姚芷龄答曰："一味丹参，功同四物。丹参与四物汤均具有补血活血之效，丹参活血之效优于四物，四物养血之功强于丹参，取舍之间，应据病情，有所侧重，今风湿热扰于血分，病情较复杂，未见明显血虚症状，故以丹参易四物，精简药物，以使药效精专；阿胶滋腻润燥，湿重者去阿胶，以免碍湿助邪。方中合四妙散清热燥湿，引火下行；痛经者可加川楝子、延胡索疏肝理气止痛；脉弦者，重在疏肝；脉细者，可辅予红景天益气养血；脉欠流利者，加益母草或三七粉，活血调经兼以利湿，经期加量服用，顺势利导，具体用量依脉象流利程度而定。"姚芷龄常以脉象的流利程度判断疾病的预后，脉象流利者预后善，秉承其父姚荷生的思想，将涩脉分为"往来难"和"去速"两种，湿邪所致的涩脉多为前者，主要表现为脉来之势不流畅；后者多指脉搏收得快，临床上需结合问诊及舌诊等四诊合参仔细辨别，其中将"往来难"的涩脉分为三种程度：欠流利、稍欠流利、涩，湿滞气机者，脉多现欠流利或稍欠流利，即轻度的涩脉。

5. 月经先期案[5]　郭某，女，39岁，已婚。

初诊(1990年1月12日)　患者素来月经前七八日而至，近2个月每次提前10余日，现在正值经期第5日，经色深红，量多，口苦唇燥，心烦易怒，胸胁憋胀，饮食衰少，身软无力，并伴有小溲涩赤而频。检查：表情抑郁，舌质赤，苔薄黄，脉弦，但右关稍细。此证系肾阴虚，肝火亢，脾虚气陷所致。诊断：月经先期（阴虚肝热、脾气下陷型）。治疗原则：滋肾养血，清肝健脾。处方：清肝止淋汤加减。

生地20 g，当归15 g，白芍20 g，山药12 g，牡丹皮10 g，地黄10 g，女贞子12 g，香附6 g，小黑豆30 g，阿胶10 g，墨旱莲12 g，红枣6枚，竹叶6 g，灯心3 g。

水煎服，每日1剂。服2剂经尽，曾服7剂停药。月经周期恢复正常，1年后随访，未见异常。

6. 恶露不绝案

案1[8]　范某，女，31岁。

顺产后2个月，恶露未干净。2周前血量增多如经量，后血净5日。昨又见

少量阴道出血,暗红色,心烦易怒,腰酸,口干,大便干,小便黄,舌红,苔黄,脉弦细。诊断为恶露不绝。证属肝经湿热型。处方:

当归15 g,酒白芍15 g,阿胶10 g,生地10 g,红枣10 g,香附10 g,牡丹皮10 g,酒川牛膝10 g,金樱子10 g,茜草10 g,炒黄柏5 g,五味子5 g,黑豆10粒。

3剂,水煎服。

案2[7] 冯某,女,25岁。

初诊(1998年10月20日) 产后40余日,恶露不绝,小腹不时疼痛,起初时下淡红色血液,后渐渐转为红黄相兼之黏液,并伴有胁痛。经某医院妇科检查诊为:子宫收缩不良。服西药效果不佳,来本院治疗。查:面色白,舌质红苔黄腻,脉濡数。诊为产后体虚,气血不足,兼肝郁化火,致使湿热下注,蕴蓄胞宫,恶露不绝。投丹栀逍遥散:

柴胡10 g,当归、牡丹皮各12 g,白芍、茯苓、炒白术、栀子各15 g,薄荷、甘草各6 g。

3剂后黄腻苔退,但主症仍在,遂改用清肝止淋汤加益母草30 g,煎服4剂。三诊时恶露已止,但仍少有黄带,原方继进4剂而愈。

7. 淋证案[6] 史某,女,45岁。

初诊(2000年3月16日) 连日来午后自觉发热,时伴腰及小腹胀痛,小便不畅,缠绵达半个月之久,继则出现小便频数、短涩、刺痛。经化验,小便中可见脓细胞及红白细胞。诊断为泌尿系感染。查脉弦细数,舌红苔薄黄。证属精血不足,肝火偏旺,久则湿毒挟热下注,膀胱气化失常,致成淋证。处方:

白芍、当归、小黑豆各30 g,阿胶、生地、牛膝、木通、蒲公英各15 g,牡丹皮12 g,黄柏、香附各10 g,红枣7个。

煎服4剂,诸症大减。原方继进4剂,后家人持化验单告知,诸症消除,尿常规正常。

【按】关于清肝止淋汤,傅山自评:"此方单主补肝之血,全不利脾之湿者,以赤带之为病,火重而湿轻,夫火之所以旺者,由于血之衰,补血即足以制火……不知用芍药以平肝,则肝气得舒,肝气舒则自不克土,脾不受克,则脾土自旺,是平肝正所以扶脾耳。"可见此方的病机指征,在于血虚不能养肝,也具水不涵木之意,致使龙雷火动,木火旺,则脾土受制,土受制则湿生,湿热下注,病即由生。故本人据此辨证用之,虽异病而可共用其一方,但临证不可过于胶柱鼓瑟,随症稍事变通,古方即有新用。

8. 宫颈糜烂出血案[6] 张某,女,31岁,教师。

初诊(1996年3月15日) 近2个月出现同床后出血,量不多,伴有小腹坠痛,阴道不适。平素性情急躁,工作繁忙,喜食辛辣,纳好,大便偏干,2~3

日一行,月经量中等色暗,带多色黄稠,有时夹有血丝,味臭,孕2产1。妇科检查:宫颈重度糜烂,曾做冷冻治疗。查舌质红,苔薄黄,根部黄腻,脉沉弦。证属肝脾不和,湿热交织,灼伤血络。治以清热利湿,疏肝理脾。方用清肝止淋汤加味:

黄柏15 g,牡丹皮15 g,鱼腥草15 g,车前子15 g(包煎),红藤15 g,当归15 g,白芍10 g,生地10 g,香附12 g,怀牛膝12 g,黑豆15 g,大枣3枚。

每日1剂,水煎服,嘱服药期间禁同房半个月。服上方4剂后,带下色淡黄,味不臭,未见血丝,效不更方,再进5剂,诸症悉除。

【按】本例患者平素情绪急躁,肝郁乘脾,脾失运化,湿聚化热,加之经期不注意卫生,致湿毒侵袭胞宫,冲任湿热则交接出血;湿热下注,带脉失约,则带多色黄、味臭;湿阻气机,湿热阻于下焦,故感下腹坠痛。方中牡丹皮、黄柏、鱼腥草、红藤、车前子,清热泻火,利湿解毒;当归、白芍、生地养血柔肝;香附疏肝理气,活血止痛,使肝血足,气机条达而不犯脾;怀牛膝、黑豆益肾固本,健脾利湿。全方共奏调和肝脾,安宁冲任之功。

9. 性交后出血案[10]　宋某,女,33岁,已婚。

初诊(2016年10月30日)　怀孕1次,分娩1次,子宫息肉病史(于2013年行宫腔镜治疗)。主诉:同房后阴道不规则出血反复发作4月余。于2016年10月25日同房后,阴道少量出血,色淡红,量逐渐增多,稍感外阴灼热,自述近4个月出现同房后阴道少量出血,量色质同前,稍感外阴灼热,自行口服止血药物(具体不详),未见明显疗效,需至下次月经来潮后血止。患者平素月经规则,14岁初潮,经期5日,周期25~27日,量中,色淡红,质黏,偶拉丝,夹少量血块,经前稍有小腹坠胀疼痛,经行则缓。末次月经2016年10月17日,5日净,量色质同前。平素带下量中,色白,质清,无异味,无瘙痒。现患者阴道少量流血,色淡红,无血块,稍感外阴灼热,腰腹无所苦,纳食可,食欲佳,寐安,大便日一行,质软成形,色正黄,挂厕,小便色淡黄,自利。咽弓红,舌质暗,细小裂纹较多,苔淡黄较厚,手较潮,脉细,欠流利,尺沉。妇科彩超:子宫内膜7.6 mm,子宫大小41 mm×36 mm×35 mm,宫颈多发囊肿,最大约10 mm×7 mm,子宫内膜回声欠均匀,双侧附件区未见明显异常。妇检示:宫颈轻度潮红,炎性改变,多发性纳氏囊肿,未见宫颈息肉,无接触性出血,血液来自宫腔。白带常规:清洁度Ⅱ度,H_2O_2(+)。已行HPV、宫颈脱落细胞学检查(TCT)、宫颈活检排外宫颈癌。建议适时行分段诊刮术,排除子宫内膜病变。诊断:性交后阴道不规则出血,脾虚湿滞、气血两虚证。处方:

当归15 g,白芍10 g,生地10 g,香附10 g,黄柏10 g,海螵蛸10 g,太子参15 g,茯苓10 g,白术10 g,炙甘草6 g,红景天6 g。

12剂,水煎服。

二诊(2016年12月2日) 服上方4剂后血止,服药期间未同房,停药后随访1年未出现同房后出血。

【按】性交后出血是妇科的常见疾病之一,常见病因主要有:宫颈炎性疾病、宫颈癌、宫颈息肉、子宫黏膜下肌瘤等。本例患者性交后阴道出血来自宫腔,病因尚不明确,因患者拒行分段诊刮术,不排除子宫内膜病变,暂予中药治疗。本例患者主要表现为脾虚,气血不足,运化无力,水湿内停,久病伤及营阴,尚未入血分。脾胃乃后天之本,气血生化之源,脾气虚,气血生化不足,则经色淡红,带下质清,舌质暗,脉细尺沉;脾虚运化无力,水湿内停,表现为经质黏呈拉丝、夹血块、咽弓红、手心潮、苔较厚、脉欠流利;气不摄血,则阴道不规则出血,淋漓不尽,同房后精血愈虚,久病伤及营阴,虚热内生,故可见阴道稍有灼热感、舌质细小裂纹、苔淡黄。姚芷龄用清肝止淋汤为基础方,加减变化,将原方中牡丹皮、牛膝等清热凉血、入血分的药物删减,方中当归、白芍、生地滋阴养血,加四君子益气健脾,黄柏清虚热、燥湿,香附理气行血,辅予海螵蛸收敛止血,红景天益气养血,诸药配伍,共奏健脾益气养血之效,气血调和则血自止,脾气健运则湿自除。问曰:"原方主治肝经湿热、肝郁克脾之实证,今用以治脾胃虚弱、气血不足之虚证,何故也?"姚芷龄答曰:"妇科血证常有缠绵不愈者,应注意湿邪为患,然二者同为湿邪,需辨其虚实,辨证论治,今患者脾胃虚弱,气血运化不足,故致水湿内停,治病求本,故加四君子,仿八珍汤以补养脾胃、益气养血;原方中阿胶虽为养血之佳品,但性滋腻润燥,今患者虚不受补,虚热内生,故弃之。临床中病证千万,当在不改变原方主要配伍前提下,取原方之所长,补原方之不足,稍作变化,起到四两拨千斤之效。"

参考文献

[1] 韩俊英,马建中.清肝止淋汤方证剖析[J].山西中医,1993(4):11-12.
[2] 张帆.清肝止淋汤加减治疗湿热型崩漏62例[J].浙江中医杂志,2014,49(12):881.
[3] 姜云,王红卫.清肝止淋汤结合黄体酮治疗先兆流产40例临床观察[J].浙江中医杂志,2017,52(12):893.
[4] 李萍,郑秋萍.清肝止淋汤治疗放环后经期延长56例[J].实用中医药杂志,2003(3):133.
[5] 李玉兰.清肝止淋汤在妇科血证中的应用[J].内蒙古中医药,1991(3):12-13.
[6] 武风莲.清肝止淋汤临床应用举隅[J].山西中医,2000(6):33.
[7] 苗超荣,路翠云.清肝止淋汤临床新用[J].四川中医,2001(1):77.
[8] 何才燕,冉青珍.冉青珍主任医师清肝止淋汤治疗妇科出血性疾病验案举隅[J].光明中

医,2017,32(24)：3542-3543.

［9］施仁潮.施仁潮说中医经典名方100首［M］.北京：中国医药科技出版社,2019：251-253.

［10］叶华,胡樱.姚芷龄运用清肝止淋汤治疗妇科血证案例分析［J］.江西中医药,2019,50(9)：29-31.

两 地 汤

一、处方来源

《傅青主女科·经水先期》

又有先期经来只一二点者，人以为血热之极也，谁知肾中火旺而阴水亏乎！夫同是先期之来，何以分虚实之异？盖妇人之经最难调，苟不分别细微，用药鲜克有效。先期者火气之冲，多寡者水气之验，故先期而来多者，火热而水有余也；先期而来少者，火热而水不足也。倘一见先期之来，俱以为有余之热，但泄火而不补水，或水火两泄之，有不更增其病者乎！治之法不必泄火，只专补水，水既足而火自消矣，亦既济之道也。方用两地汤。

大生地（酒炒）一两，玄参一两，白芍药（酒炒）五钱，麦冬肉五钱，地骨皮三钱，阿胶三钱。

水煎服。四剂而经调矣。此方之用地骨、生地，能清骨中之热。骨中之热，由于肾经之热，清其骨髓，则肾气自清，而又不损伤胃气，此治之巧也。况所用诸药，又纯是补水之味，水盛而火自平理也。此条与上条参观，断无误治先期之病矣。

二、历史沿革考证

两地汤源于明末清初医家傅山所著之《傅青主女科》一书上卷，此书刊于1827年，受历代妇产医家推崇。书中论述"带下""血崩""妊娠""产后"等妇产科常见疾病，运用中医理论对病因病机进行分析，见解独特，分析精辟，遣方用药上善变通，灵活多变。所选药物，药性纯和，看似简单，疗效卓著。两地汤出于该书上卷调经篇的经水先期十五，用来治疗妇人肾中火旺而阴水亏之经水先期。两地汤的组成包括大生地（酒炒）一两，玄参一两，白芍药（酒炒）五钱，麦冬肉五钱，地骨皮三钱，阿胶三钱。水煎服。可"四剂而经调矣"。并指出："此方之用地骨、生地，能清骨中之热。骨中之热，由于肾经之热，清其骨髓，则肾气自清，而又不损伤胃气，此治之巧也。况所用诸药，又纯是补水之味，水盛而火自平理也。此条与上条参观,断无误治先期之病矣。"后世医家多沿用傅山所述两地汤的用法,变化不大。清代陈士铎所著《辨证奇闻》卷十一调经篇所论两地汤用法,几乎完全沿用《傅青主女科》之论述,《妇科不谢方》调经门提到"两地汤(傅青主方)治先期而经血涩少者。酒炒生地、玄参各一两,地骨皮、阿胶各三钱,酒炒白芍、麦冬各五钱"遵傅氏原意,后人多将两地汤用于治疗妇人月经先期、经期延长等。经查阅多种清代以来重要文献,鲜有记录应用两地汤治疗内伤杂病之例。

三、临床应用研究

(一)药物组成

《傅青主女科》所录两地汤由六味药组成:大生地(酒炒)、玄参、白芍药(酒炒)、麦冬肉、地骨皮、阿胶。之后诸医家所用该方基本也均为该六味药。现代医家所用两地汤是在《傅青主女科》基础上加减化裁后广泛应用于临床的。

(二)药物剂量

《傅青主女科》原书记载剂量为:大生地(酒炒)一两,玄参一两,白芍药(酒炒)五钱,麦冬肉五钱,地骨皮三钱,阿胶三钱。后世多沿用原剂量或略有出入。

(三)方义解析

月经先期量少,此非实热,而是阴水不足、虚热内生,治则不必用泻火药,而是用滋水药,即亦"壮水之主,以制阳光"之意。两地汤由大生地、玄参、白芍、麦冬、地骨皮、阿胶组成。方中生地、地骨皮能清骨中之热,骨中之热由于肾经之热而发,清其骨髓则肾气自清而又不损伤胃气。生地滋阴清热而不腻,玄参补肾水、降虚火,二者可补肾经,"壮水之主,以制阳光",为方中主药;地骨皮清骨中之热,固肾生髓,为臣药;麦冬养阴增液,清心除烦;白芍养血敛阴,阿胶补血滋阴,三药共为佐药,可滋阴清热,以达到培本清源之目的。诸药合用,共奏滋阴清热,凉血调经之功。此方专为阴虚血热的月经先期量少而设。重在壮水制火,使水足而火自平。加之地骨皮能清骨中潮热,又能入血分,清血分热,玄参、生地均能清血分热而养阴生津,故此方专为阴虚血热的月经先期而设。主要适应证为经行提前,量少或可见多,色鲜红,质黏稠,舌红苔少或薄,脉细数无力,伴有两颧潮红,手足心热,或午后夜间潮热,夜寐梦扰,口干等症。

(四)治疗范围

清代及民国代医家多运用两地汤治疗肾阴亏损、虚火内炽所致的经行先期。

现代医家应用两地汤除治疗崩漏、月经先期外,还用来治疗经行先期量少、经期延长、复发性流产、绝经前后诸证、经间期出血、产后或经行或术后的发热、青春期功能失调性子宫出血等,少数用于汗证、鼻衄、不寐、精液量少等内科、男科疾病。都遵循"水盛而火自平"的基本病机,以达到异病同治之效果。

(五)加减变化

若午后及夜间潮热、颧红、手足心热等症状明显,加白薇、生鳖甲、牡丹皮等以增加滋阴凉血清虚热的作用;若见肾阴亏虚、腰酸、头昏宜加桑寄生、杜仲、菟丝子、枸杞子、女贞子以补肾强腰;若挟有经行腹痛的加川楝子、延胡索理气行血止痛;若有纳谷不香的可加焦山楂、炒谷麦芽、怀山药以健运脾胃;若出血量偏多的可加黄芩炭、茜草炭、黑蒲黄等以凉血收敛止血;若夜寐欠佳的加酸枣仁、夜交藤、合欢皮等以安神;若口干的加天花粉、川石斛以生津;还可加制香附、台乌药等以理气调经,益母草、月季花以活血调经,祛瘀生新。还应在经行后适当服用一些养血滋阴之品,以巩固疗效。

(六)现代临床应用

当代妇科临床对该方应用广泛。如在月经不调、绝经前后诸证、复发性流产、经行或产后发热等系列妇科病治疗中均可根据病机应用两地汤化裁加减。

如月经不调,主要表现为经量减少或增多,经色异常,五心烦热、周期延长或缩短,常伴有腹痛、腰酸等表现。阴虚血热型是其主要类型,目前有部分研究应用加味两地汤治疗阴虚内热型月经失调,取得显著疗效。加味两地汤方中诸药合用使热得清、肾得补、冲任得固、气血调和。不仅可以改善月经失调患者的临床症状,对月经周期、经量、经色、经质、五心烦热、口干咽燥、大便干结等均具有显著改善效果。同时,药理学研究显示,加味两地汤对下丘脑—垂体—卵巢轴具有一定的调节作用,可提高 E_2 和 P 的分泌,改善月经失调症状,且安全无毒副作用。

如治疗经断前后诸症,一般女子年届绝经,常肾阴虚少,冲任脉虚,使阴阳失去平衡;且妇女一生因经、孕、产、乳数伤于血,又因工作学习压力较大等,易致心火独亢,精血暗耗,肾阴益亏,因而出现诸多症状。部分临床研究采用两地汤加减治疗该病,共奏滋肾壮水、清热泻火之功。

如治疗复发性流产。现代医学领域,血栓前状态和免疫学异常是复发性流产研究的热点。中医角度,复发性流产患者多营阴暗耗,阴虚血少,脉络涩涩,瘀血内阻,与血栓前状态有一定的相关性。免疫学异常是引起复发性流产的又一主要因素。得到相关专家共识的免疫学异常的相关症状：口眼干燥，口腔和外阴溃疡，肌痛和肌无力，脱发，不明原因长期发热等，都可以用肾阴亏虚、虚热内炽来解释，故根据异病同治理论，滋阴清热、养血润燥的两地汤可治疗免疫学异常的复发性流产患者。

另外两地汤还部分应用于内科、男科杂病。如治疗不寐、消渴、鼻衄、精液不液化、低热、汗症等也有临床研究报道。消渴病机以阴虚为本，燥热为标，根据"异病同治"的原则，以肾阴虚为著，可加减两地汤联合基础治疗。另外用两地汤加减治疗因阴虚血热而致的各类血证，如齿衄、肌衄、便血、咳血等症。还可以用两地汤化裁治疗顽固性皮肤病、心悸等，用加味两地汤治疗精液不液化症也要临床报道。通过现代诸医者对两地汤应用的拓展，在临床中被广泛用于诸多慢性疾病及疑难杂病中，均获满意疗效。凡属肾虚内热，阴虚火旺之病理病机，都可尝试本方。

有关两地汤的实验研究较少。张丽萍等在对两地汤的实验研究中，采用大鼠去一侧卵巢并灌服热性中药的方法模拟人类更年期阴虚内热证，结果可见大鼠造模后阴道上皮角化细胞明显减少，未角化细胞增多，肛温增高，血清中 E_2 水平明显降低，LH、FSH、PRL 水平明显增高，子宫质量减轻；表明血清性激素水平已明显紊乱，拟更年期阴虚内热模型已明显形成。实验研究示，两地汤煎剂可有效降低模型大鼠血清中的促性腺激素 FSH、LH、RPL 水平，增高其血清 E_2 水平；并能明显增加其子宫质量、阴道上皮细胞角化程度；还可降低其升高的肛温；表明两地汤煎剂对模拟更年期阴虚内热大鼠紊乱的生殖、内分泌系统具有明显的正向调节作用，可有效缓解阴虚内热症状[1]。

张仲一等实验表明，两地汤能明显降低糖尿病小鼠血糖，但对正常动物的血糖水平没有影响。其降糖机制与直接刺激胰岛 β 细胞分泌胰岛素的作用无关，可能与其减轻胰岛 β 细胞的损伤、恢复胰岛受损的结构和功能以及通过对糖代谢的调节有关。同时也能降低外周血清胰岛素水平，改善胰岛素抵抗这—2 型糖尿病普遍存在的特征。此外，两地汤能够减轻 2 型糖尿病大鼠的体重，抑阻肥胖的发生，使体重可以控制在正常的范围内，降低了糖尿病所伴发的高脂血症[2]。

现代中药药理学已证实方剂中的玄参、麦冬、生地、地骨皮有一定的降糖或降脂作用，虽然方剂药效学的成分目前尚不清楚，但两地汤的降糖降脂作用不容忽视，有较好的物质基础。本方对糖尿病发生的实质——阴虚的改善作用确实从消渴病阴亏燥热的病机到滋阴清热的辨证施治与中医药理论比较相符，其作用机制有待今后深入研究。

四、经典文献辑录

（一）历代论述

1.《辨证奇闻·调经》 经先期来甚少,人亦谓血热极。谁知肾火旺、水虚乎?女子经最难调,不细辨,必鲜效。先期者,火气冲;多寡者,水气验。前来多,火有余,此来少,水不足。倘俱谓有余,泄火不补水,或水火两泄,必加病。法不必泄火,但补水,水足火自消。用两地汤:玄参、生地一两,白芍、麦冬五钱,阿胶、骨皮三钱,四剂经调。骨中热由肾宫热,骨皮、生地俱凉骨中热,则肾气自寒,又不损胃气。况药纯补水,水盛火安得不平?

2.《傅青主女科歌括·卷上·调经十五》 眉批:妇科调经尤难,盖经调则无病,不调则百病丛生。治法宜详察其病源,细审其所以不调之故,然后用药,始能见效。此书虽有先期、后期、先后无定期之分,然须与种子、带下门参看,临症时自有进见。歌括:经水先期量甚多,肾中太旺水与火。有余之水勿药喜,有余之火清其热。清经散用大熟地,白芍茯苓地骨皮。青蒿丹皮炒盐柏,滋水泄火损而益。经水先期量甚少,肾中水亏火来灼。治法当宜专补水,肾水充足火自消。两地汤中用生地,玄参麦冬地骨皮。阿胶白芍用酒炒,补水泄火服之宜。

3.《女科不谢方》 两地汤(傅青主方)治先期而经血涩少者。酒炒生地、玄参各一两,地骨皮、阿胶各三钱,酒炒白芍、麦冬各五钱。

4.《女科证治约旨》 两地汤(傅青主):治经水先期属一二点者。生地,地骨皮,白芍,玄参,麦冬,阿胶。

5.《书种室歌诀二种》 先期来少一二滴,太旺水太亏也。

两地汤中大麦冬,阿胶生地与白芍,地骨玄参壮水功。水既足则火自平,壮水之主以制阳光法也。

（二）现代论述

1. 两地汤加减治疗中老年女性阴道干涩的临床疗效研究[3] 高氏选择2016年6月—2019年1月淮安市中医院妇科门诊就诊的阴道干涩病例100例,采用随机数字表法,分为治疗组和对照组。治疗组50例,年龄35～60岁,平均(45.4±3.3)岁,病程6～75个月,平均年龄(28.4±3.5)个月;对照组50例,年龄35～60岁,平均(44.5±3.4)岁,病程5～74个月,平均(27.2±2.8)个月。两组患者的年龄、病程等一般资料无显著差异,治疗方法:治疗组用两地汤加减煎剂,煎服,每日2次。组方为生地(酒炒)一两(30 g),地骨皮三钱(9 g),玄参一两(30 g),麦冬五钱(15 g),白芍(酒炒)五钱(15 g),阿胶三钱(9 g),丹参30 g,苦参

15 g。对照组:戊酸雌二醇 1 片纳阴,每晚 1 次。两组经期均停药,连服 2 个月,治疗期间禁辛辣刺激饮食,生活规律,23 时前入睡。结果:两组有效率比较,$P<0.01$,治疗组疗效明显优于对照组,差异有统计学意义。两组患者的阴道健康指数评分(平均值)比较,两组组内比较,治疗前后 $P<0.01$,差异有统计学意义。治疗后组间比较,$P<0.01$,差异有明显统计学意义,说明两组治疗后阴道健康指数评分均好转,但治疗组明显优于对照组。两组患者的阴道萎缩指数评分,治疗后比较,$P<0.05$,差异有统计学意义,组内比较,治疗组治疗前后 $P<0.01$,差异有统计学意义,对照组治疗前后差异无统计学意义,可见治疗组对阴道萎缩有很好疗效,对照组无效。两组患者的 E_2 比较,组内比较,治疗前后 $P<0.01$,差异有统计学意义;治疗后两组比较无统计学意义,说明两组对体内 E_2 的增加疗效相当。结论:本研究中,治疗组总有效率明显高于对照组,阴道干涩症状基本消失,阴道健康指数评分、阴道萎缩指数评分明显高于西药组,两组血清 E_2 结果相当,可见两地汤加减具有明显雌激素作用。现代药理研究表明,补肾药物具有类雌激素作用,地骨皮有抑菌抗病毒、免疫调节、延缓衰老等;生地、麦冬可提高激素水平、影响酶活性和抗氧化延缓衰老,白芍有类雌激素样作用。现代药理研究,苦参、丹参有增强免疫、促进血液循环等功能。综上所述,两地汤加减治疗中老年女性阴道干涩临床效果显著,有效提高患者生活质量,具有简便、安全等优势,值得临床推广应用。

2. 加味两地汤治疗复发性自然流产临床观察[4]   苗氏为探讨加味两地汤治疗复发性自然流产的疗效及可能机制。选取大连市妇女儿童医疗中心中医门诊及生殖门诊就诊患者 40 例,年龄 20～40 岁女性,既往连续发生 2 次或 2 次以上的自然流产者,中医辨证属肾阴亏耗、瘀血内阻型。治疗方法:将其随机分为对照组和治疗组,对照组备孕前口服阿司匹林肠溶片 50 mg,每日 1 片,连服 3 个月。治疗组备孕前口服两地汤:生地、地骨皮、玄参、麦冬各 15 g,白芍 20 g,阿胶 10 g(烊化),加味丹参 20 mg。结果:妊娠率对照组高于治疗组,组间比较差异无统计学意义;妊娠 12 周成功率治疗组高于对照组,组间比较差异有统计学意义($P<0.05$);活产率治疗组高于对照组,组间比较差异有统计学意义($P<0.05$)。对照组抗核抗体、抗心磷脂抗体转阴率 41.67%(5/12);治疗组转阴率 53.85%(7/13)。2 组比较差异有统计学意义($P<0.05$)。结论:加味两地汤可以治疗肾阴亏耗、瘀血内阻型复发性流产,可提高患者的妊娠率、妊娠 12 周成功率及活产率,且活产率显著高于治疗组。结论:本研究在两地汤的基础上,加丹参养血行气活血,达到瘀去血行的目的。现代药理研究提示,丹参可改变血液流变性,抑制凝血,激活纤溶,抑制血小板功能和血栓形成,消炎、抗菌并有中枢镇静作用,能使抗心磷脂抗体急速下降,直到抗体转阴。故本研究采用滋阴清

热、养阴降火的两地汤加行气活血的丹参治疗肾阴亏耗、瘀血内阻之复发性流产安全有效。加味两地汤治疗复发性流产有效,可能是通过调节患者血栓前状态及免疫因素有关,安全性好,避免了阿司匹林药物对胃肠道刺激症状。

3. 奥美昔芬联合两地汤对更年期功能失调性子宫出血患者 ER、PR 和 VEGF 表达的影响[5] 李氏探讨盐酸奥美昔芬联合两地汤对围绝经期功能失调性子宫出血患者孕激素受体(PR)、雌激素受体(ER)及血管内皮生长因子(VEGF)表达的影响。方法:将 64 例更年期功能失调性子宫出血患者随机分成研究组 32 例与对照组 32 例。对照组患者口服盐酸奥美昔芬片(规格:60 mg),每次 60 mg,每周 2 次,持续口服 12 周,随后改为每次 60 mg,每周 1 次,持续口服 12 周。研究组患者在口服盐酸奥美昔芬片基础上加服两地汤,处方:玄参 15 g,生地 30 g,地骨皮 20 g,麦冬 15 g,白芍 10 g,阿胶 10 g;对于出血量较多者可加地榆炭与茜草各 15 g,墨旱莲、女贞子、海螵蛸各 30 g,蒲黄与血余炭各 10 g;若出血量较少可适当减少药量。每日 1 剂,水煎分早晚 2 次服,连服 12 周。结果:治疗后,2 组患者的 ER、PR 阳性表达率及各项中医症状评分均显著下降且研究组显著低于对照组(P 均$<$0.05),2 组患者的 VEGF 阳性表达率显著升高且研究组显著高于对照组($P<$0.05);研究组患者不良反应发生率明显低于对照组($P<$0.05)。结论:奥美昔芬联合两地汤治疗更年期功能失调性子宫出血,能够明显下调 PR、ER 阳性表达,上调 VEGF 阳性表达,同时可明显缓解症状。

4. 两地汤联合子午流注低频治疗仪治疗阴虚血热型月经先期的临床疗效观察[6] 吴氏为了探讨两地汤联合子午流注低频治疗仪治疗阴虚血热型月经先期的临床疗效。选择 2014 年 5 月—2018 年 10 月到我院妇科就诊的 48 例阴虚血热型月经先期患者。48 例患者随机分为对照组和治疗组,各 24 例。对照组年龄 20～32 岁,平均年龄(26.04±3.45)岁;病程 1～3 年,平均病程(2.54±0.37)年。治疗组年龄 19～33 岁,平均年龄(25.94±3.05)岁;病程 1～3 年,平均病程(2.41±0.42)年。两组患者的一般资料比较无显著差异($P>$0.05),具有可比性。治疗方法:对照组患者于月经第 11 日口服地屈孕酮,每次 10 mg,每日 2 次,每个月经周期持续治疗 14 日,连续治疗 3 个月经周期。治疗组在对照组治疗基础上加以下药《傅青主女科》之两地汤及子午流注低频治疗仪联合治疗。两地汤的药物组成(基本方):生地 12 g,玄参 10 g,白芍 10 g,麦冬 10 g,阿胶 12 g(烊化),地骨皮 12 g,龟甲 15 g(先煎),根据体质辨证随症加减。子午流注低频治疗仪治疗方法:嘱患者取侧卧位,逢时开穴。仪器所显示治疗时刻子午流注的穴位。固定取穴:三阴交、足三里。每 1 个穴位为一组贴电极片,用乙醇消毒局部皮肤,将电极片贴在选取的穴位处轻轻按压,使之与皮肤贴紧,电极强度以患者能耐受为度,治疗时间一般 20～30 min,7 日为 1 个疗程。结果:治疗组的治疗总有效率 91.67%,显著高于对照组的 66.67%($P<0.05$)。治疗后,治疗组的各项中医证候评分显著低于对照组($P<0.05$)。结论:两地汤联合子午流注低频治疗仪治疗阴虚血热型月经先期的临床疗效显著,可有效改善患者的临床症状,值得临床推广。

5. **两地汤加减治疗置环后经期延长临床研究**[7]   初氏选取 2013 年 1 月—2014 年 4 月收治的置环后经期延长患者 80 例作为研究对象,按照单双号将其随机分为对照组和观察组各 40 例。观察组患者 28～46 岁,平均年龄(34.64±3.65)岁;怀孕次数:1 次 17 例,2 次 18 例,3 次 5 例。对照组患者 26～48 岁,平均年龄(34.12±4.78)岁;怀孕次数:1 次 16 例,2 次 20 例,3 次 4 例。2 组患者年龄、怀孕次数等资料比较差异无统计学意义($P>0.05$),具有可比性。治疗方法:对照组采取肾上腺色腙片进行单一用药治疗,每日口服 3 次,每次 10 mg,连续服用 7 日为 1 个疗程,共治疗 3 个疗程。观察组采用两地汤加减治疗,药物组成:大生地 30 g,玄参 30 g,白芍 15 g,麦冬 15 g,地骨皮 9 g,阿胶 9 g。血瘀严重者加五灵脂、蒲黄;便秘者加郁李仁。以上所有中药均取水煎服,每剂煎至450 mL,于患者经期第 3 日开始服用,每日 1 剂,分 3 次口服,连续治疗 7 日为 1个疗程,共治疗 3 个疗程。结果:观察组患者治疗总有效率 97.5%,明显高于对照组的 80.0%,差异有统计学意义($P<0.05$)。结论:两地汤属于中医类药剂,该药主要治疗虚热内炽、月经先期、量少色红、质稠黏等月经不调症状。该药中含有地骨皮、阿胶、白芍、生地、玄参及麦冬等中草药,具有清经凉血、滋阴补血的效果,不仅可以改善患者的月经不调状况,还可避免西药治疗引起的副作用大的现象,且费用低、疗效好。本研究表明,两地汤加减治疗置环后经期延长临床疗效显著,且复发率低,值得临床推广应用。

6. **两地汤加味治疗月经先期量少 106 例临床观察**[8]   张氏选择 106 例门诊病例,年龄范围为 16～44 岁;病程最短 3 个月,最长 9 年;已婚 67 例,未婚 39例;有人流或药流 4 次以上者 10 人,3 次以上者 13 人,2 次者 19 人,1 次者 32人,无人流、药流史者 32 人。治疗方法:生地、地骨皮、玄参、麦冬各 15 g,白芍20 g,阿胶 10 g(烊化)。加减:方中酌加山药 30 g,枸杞子 20 g,何首乌 30 g,滋肾以生精血。手足心热加白薇 15 g,鳖甲 30 g;眠差加夜交藤 30 g;口干渴加石斛 15 g;腰酸加杜仲、续断各 30 g。服法:每日 1 剂,煎服 2 次,每次取汁 150～200 mL,经净后即服 12 剂,再加仙茅 10 g,淫羊藿 30 g,服 5～7 剂至月经来潮,月经期改用桃红四物汤加川牛膝 10 g、鸡血藤 15 g 引血下行,每日 1 剂,连服 4剂。结果:① 治愈(月经周期恢复正常,量较前明显增多)41 例。② 好转(月经周期恢复正常,但量仍少,或量较前增多,但月经周期仍然提前)56 例。③ 未愈

（月经周期、经量无改变）9例，总有效率达91.51%。结论：方中地骨皮、玄参、麦冬养阴清热，生地滋阴清热凉血，白芍和血敛阴，阿胶滋阴养血。经净后血海空虚，故方中可加入滋补精血的何首乌、枸杞子、山药填补精血；经前期加淫羊藿、菟丝子、鹿角胶，温肾而不燥，以补肾阳而助阴长，使周期延长，经量增加。经期加川牛膝、鸡血藤，既能补益肝肾，又能活血通经，引血下行。如此周期用药，使肾得补，热得清，气血调和，冲任得固，经水如期常量而至。

7. 归肾两地汤加减治疗肝肾阴虚型绝经前后诸证疗效观察[9]　邱氏观察病例均为2013年3月—2014年9月在本院门诊治的患者共60例，按就诊顺序随机分为2组。治疗组31例，年龄（50.42±0.62）岁；病程平均2.05年。对照组29例，年龄（50.86±0.67）岁；病程平均2.16年。2组一般资料比较，差异无统计学意义（$P>0.05$），具有可比性。治疗方法：治疗组用归肾两地汤加减治疗。处方：熟地30 g，山茱萸、枸杞子、女贞子、菟丝子、茯苓、白芍各15 g，山药20 g，杜仲、麦冬、玄参、地骨皮各10 g。加减：烘热、汗出甚者加牡蛎、浮小麦；头晕、眩晕甚者加钩藤、石决明、龙骨；烦躁易怒甚者加郁金、合欢皮、百合；心悸、失眠多梦加龙骨、珍珠母、酸枣仁；皮肤蚁行感明显加白蒺藜、地肤子；月经崩中或漏下者加生地炭、地榆、海螵蛸。每日1剂，水煎2次，各取150 mL，药汁混合，分2次早晚服。连服21日。1个月为1个疗程，连续观察3个疗程。对照组予戊酸雌二醇片/雌二醇环丙孕酮片治疗，月经第5日起服用，每日1片，连用21日。1个月为1个疗程，连续观察3个疗程。结果：总有效率治疗组为72.41%，对照组为67.74%，2组比较，差异无统计学意义（$P>0.05$）。治疗1、3个疗程时，对照组症状总分均较治疗前显著下降（$P<0.05$）；治疗组仅在治疗3个疗程后症状总分较治疗前下降（$P<0.05$）。提示治疗组的疗效随着疗程的延长，逐渐增强，3个疗程后与对照组疗效相当。治疗后2组患者烘热汗出、五心烦热、烦躁易怒（对照组除外）、心悸、失眠、膝酸软、头晕耳鸣等症状评分均较治疗前降低，差异有统计学意义（$P<0.05$），提示2组对患者临床症状的改善均有较好疗效。结论：归肾丸为《景岳全书》之名方，其功效为滋肾益肝、填精养血。两地汤出自《傅青主女科》，所用之药亦为纯补水之味，其方义素有"水盛则火自平"之寓意。两方加减合用，取补水之法，水足而火自消，所谓"壮水之主，以制阳光"，合平病机，标本兼治。全方不仅固本而且治标，临证可依据症状的侧重，随症变通，在改善本病的主要症状上效果明显。

8. 两地汤加减治疗阴虚血热型月经先期临床观察[10]　孙氏观察治疗92例门诊患者，92例患者均表现为月经周期提前，其中月经周期最短14日，最长21日，伴咽干口燥，手足心热或大便干结，小便短赤或伴潮热，颧红，舌红，苔少或无苔，脉细数。按初诊次序将入选患者随机分为治疗组和对照组各46例。治疗组

年龄 12~43 岁,平均(23.12±10.23)岁;病程 2~12 个月;已婚 27 例,未婚 19
例。对照组年龄 13~47 岁,平均(24.06±10.81)岁;病程 2~12 个月;已婚 29
例,未婚 17 例。2 组之间在年龄和病程方面均无显著性差异($P>0.05$),具有可
比性。治疗方法:治疗组予口服中药配合饮食疗法,方药以《傅青主女科》之两
地汤加减,药物组成(基本方):生地 12 g,玄参、白芍、麦冬各 10 g,阿胶(烊化)
12 g,地骨皮 12 g,龟甲 15 g(先煎)。加减:手足心热甚者,加白薇 12 g、地骨皮
增加至 20 g;月经量少者加山药 15 g,何首乌 12 g。服药方法:每日 1 剂,水煎
服。冷水泡药 30 min 后,第 1 煎 30 min 取汁 200 mL,第 2 煎 30 min 取汁
200 mL,两煎混合,早、晚各服 1 次,3 个月为 1 个疗程。对照组:口服知柏地黄
丸,每日 3 次,每次 1 丸,治疗方法同治疗组,3 个月为 1 个疗程。结果:治疗组
总有效率 89.13%,治疗组总有效率 84.78%,与对照组比较,$P<0.05$。结论:
中医学认为,月经先期的主要病因病机是冲任不固,经血失于制约,月经提前到
来。临床分型为血热和气虚,亦可见肾虚、肝郁、血瘀。血热者可因热扰血海,迫
血妄行,使月经先期而至;也可因素体阴虚,或大病久病,失血伤阴,阴虚内热而
迫血先期而下。治法不必泻火,而专补水,水既足而火自灭,也是"壮水之主,以
制阳光"的体现。方用两地汤,由生地、玄参、地骨皮、麦冬、阿胶、白芍组成。生
地、地骨皮清骨中之热,滋肾阴,地骨皮还能入血分,清血分热;玄参壮肾水,麦冬
润肺清心,滋水之上源,使得水火既济,而火不上炎;配阿胶、白芍滋阴养血;方中
生地、白芍均用酒炒,清热而不腻。诸药同用,养阴清热,固冲任,全方重在甘寒
养阴,育阴潜阳,皆"纯补水之味,水盛而火自平也",阴生而阳自秘,则经行如期。

9. **两地汤加减治疗虚热型崩漏 80 例临床观察**[11]　郜氏选取长春市中医院
2006 年 9 月—2009 年 9 月妇科门诊就诊虚热型崩漏患者 80 例,采用两地汤加
减治疗,疗效较好。80 例患者年龄 14~55 岁,平均年龄 35.8 岁;病程 3~24 个
月,平均 6.3 个月;阴道流血天数 16~60 日,平均 37.5 日。治疗方法:口服两
地汤加减,药物组成:生地,地骨皮,玄参,白芍,阿胶(烊化),麦冬,女贞子,墨旱
莲,海螵蛸,茜草,仙鹤草,地榆炭,侧柏炭,炙甘草。水煎服,每日 1 剂,分 2 次
早、晚服用,7 日为 1 个疗程,若 1 个疗程后仍未止血,继续服用 1 个疗程。结
果:2 个疗程治疗后,痊愈 40 例,显效 19 例,好转 14 例,无效 7 例,总有效率
91.25%。结论:治疗阴虚血热型崩漏采用两地汤加减,方中主用生地,取其滋
阴清热之功,因性味上较熟地更甘,故其滋阴清热之力更好;地骨皮可泻阴分之
虚热;女贞子的药性平和,墨旱莲性味酸甘,均可凉血止血,但后者又可补肝肾之
阴,两者共奏养阴清热止血之功;地榆炭、侧柏炭因炭类有止血作用,故起到凉血
止血之用。海螵蛸可固摄冲任而起收敛止血之功;玄参、麦冬养阴清热;白芍养
血敛阴滋阴;茜草凉血化瘀而止血;阿胶滋阴养血补血,炙甘草可调和诸药。全

方重在滋水阴而止血,使水盛而火自然平,阴得生而阳自秘,则月经如期而至。

10. **两地汤加减治疗经行口糜的临床观察**[12]　沈氏观察的 36 例均为我院门诊病例。年龄 18～45 岁;病程 1～6 年。口腔溃疡的发生均与经期有关,伴随月经周期反复发作,服用维生素治疗无效。治疗方法:采用两地汤加减治疗。生地 10 g,地骨皮 10 g,玄参 10 g,白芍 10 g,麦冬 10 g,牡丹皮 10 g,淡竹叶 10 g,炒蒲黄 10 g,田七 3 g。虚火偏旺者加泽泻 10 g、知母 10 g、黄柏 10 g,气阴不足者加黄芪 15 g,大便秘结者加何首乌 10 g。每日 1 剂,每剂药水煎 2 次,取药液 200 mL,分 2 次服。于每次月经前 7 日开始服用,连续服用 10 剂。治疗结果:痊愈 20 例,占 55.6%;有效 14 例,占 38.8%;无效 2 例,占 5.6%。总有效率 94.4%。结论:本病虽病变部位主要在口、舌,但其发病与脏腑经络密切相关。源脾开窍于口,口为胃之门户,两颊及齿龈属胃与大肠经;心开窍于舌,舌为心之苗;肾脉连咽系舌本。因素体禀赋不足、饮食不调、情志劳倦所伤等,均可致脏腑功能失调而发本病,而女子以血为用,经、孕、产、乳均伤精耗血而致精亏血少,故临床上以阴虚火旺为主。经行口糜乃妇人之病,与肾和冲脉尤为密切相关。每遇经行之际,阴血下聚冲任而更显不足,不能上济于心,心火上炎;阴虚不能敛阳,虚火随冲脉之气上逆而发病。两地汤首见于《傅青主女科》一书,具有滋肾壮水,凉血清热之功,主治阴虚火旺诸症。原方中生地、地骨皮、玄参养阴清冲热,白芍养血滋阴益冲,麦冬养阴增液、清心除烦。去阿胶黏腻之品,加牡丹皮、知母、黄柏以清肾中之火;泽泻、淡竹叶利尿导热下行,且淡竹叶归心经清心火,入胃经泄胃火。全方重在壮水制火,即"壮水之主,以制阳光",水盛而火自平。配合炒蒲黄、田七化瘀止痛。因病与月经周期相关,还需有养血和血之品以使血气平和,方中白芍、田七具养血和血之效。诸药合用,共奏滋肾壮水、化瘀止痛之功,标本兼治,故用之有效。

11. **两地汤治疗青春期功能失调型子宫出血 60 例疗效观察**[13]　冯氏观察病例来源于 2007 年 12 月—2012 年 1 月,共 120 例。按就诊顺序,能否坚持服中药治疗随机分组,治疗组 60 例:年龄 11～20 岁,平均 15.8 岁,其中 11～15 岁 39 例,15＋～18 岁 22 例。18＋～20 岁 19 例。病程最短 1 个月,最长 2 年余,平均 6.4 个月,其中 1～3 个月 43 例,3 月余～8 个月 26 例,8 月余～2 年 16 例。观察组 60 例:年龄 11～21 岁,平均 16.4 岁,其中 12～15 岁 29 例,15＋～18 岁 20 例,18＋～21 岁 11 例。病程最短 1 个月,最长 2 年,平均 6.5 月,其中 1～3 个月 28 例,3 月余～8 个月 25 例,8 月余～2 年 7 例。两组患者年龄病程、症状等均经统计学检验,差异无显著性($P > 0.05$),具有可比性。治疗方法:治疗组出血期用两地汤,组成为生地炭 20 g,地骨皮 9 g,玄参 12 g,白芍炭 12 g,麦冬 10 g,阿胶 12 g,墨旱莲 30 g,山药 20 g,仙鹤草 18 g,田三七 6 g,甘草 6 g,太子参

15 g,黄芪 20 g。自就诊时服,每日 1 剂,服至血止。第 2～第 3 个月经期第 3 日开始服用至血止。调经期:血止后服两地汤加味。生地 15 g,白芍 12 g,地骨皮 12 g,玄参 9 g,麦冬 9 g,阿胶 10 g,山茱萸 18 g,菟丝子 30 g,山药 20 g,黄芪 20 g,白术 12 g,甘草 6 g。血止后开始服用,隔日 1 剂,共 7 剂。此两方在出血期,调经期交替服用 3 个月经周期为 1 个疗程。所有病例疗程结束半年后判断疗效。观察组在出血期用结合雌激素片 1.25 mg,每 6 h 1 次,血止后每 3 日减 1/3 量,直至维持量 1.25 mg,每日 1 次。至 22 日停药,在血止 18 日时加服安宫黄体酮 4 mg,每日 2 次,连服 5 日。与结合雌激素片同时停药。待撤退性出血。调经期:待撤退性出血第 5 日开始服结合雌激素片 1.25 mg,每日 1 次,共 22 日。在服药至 18 日时加服安宫黄体酮 4 mg,每日 2 次,共 5 日。两药同时停服,待月经来潮,反复 3 个月经周期停药观察。在人工周期治疗时,若月经量多给予一般止血剂,必要时输血,此时不必再加性激素治疗。治疗结果:治疗组痊愈 27 例(45%),显效 15 例(25%),有效 10 例(16.7%),无效 8 例(13.3%),总有效率达 86.7%。观察组痊愈 14 例(23.3%),显效 16 例(26.7%),有效 13 例(21.7%),无效 17 例(28.3%),总有效率达 71.7%。随访结果:半年后通过门诊或电话进行随访,治疗组中:取得痊愈及显效 55 例患者中,其中 8 例在停药后月经周期紊乱或经量增多或经期延长,再予上法治疗均痊愈,复发率为 14.6%。在显效、有效 35 例患者中,月经逐渐趋于正常者 11 例。观察组中取得痊愈、显效 30 例中,其中 8 例在停药后,月经周期紊乱或经量多或经期延长,复发率为 26.6%。在显效、有效 29 例中,月经逐渐正常者 3 例。统计学表明中药治疗效果明显,复发率低,远期效果亦明显。结论:全方共奏滋肾阴、清热止血之效。在调经期仍以两地汤去炭加菟丝子、山药、山茱萸以补肾水抑制君相之火,平沸溢不安之血,此方滋阴壮水,水足则火自干,阴复则阳自秘,而病可愈矣。在治疗此病时应注意患者的年龄,若 11～14 岁的患者正在生长发育期,肾气未盛,慎用补肾阳之品。对 18 岁以上的患者,则在调经期可加巴戟天、肉苁蓉、覆盆子补肾阳以促排卵,调整月经周期以防复发。

12. **两地汤加减治疗产后阴虚发热 28 例**[14] 邵氏选择 30 例患者,年龄在 21～38 岁,平均年龄 26 岁,发热时间持续 2 日以上,体温 37.5～38.5℃,其中足月顺产 9 例,剖宫产 21 例。主要表现:产后低热,午后尤甚,心烦,口干,以夜间为甚,伴或不伴头晕耳鸣,手足心热,腰膝酸楚,大便干结,解时困难,舌质偏红或干红,舌苔薄白或少苔,脉细弦略数。治疗方法:生地 15 g,地骨 10 g,白芍 15 g,玄参 12 g,麦冬 5 g,金银花 12 g,当归 15 g,桃仁 12 g,知母 10 g,青蒿 20 g。随证加减:伴口苦,纳差,脉弦,加柴胡 12 g、黄芩 10 g;伴乳房胀痛,乳汁不下者,加路路通 15 g、王不留行 12 g;伴外感风寒,头痛无汗者,加荆芥 6 g、防风

6 g；伴恶露不下，腹痛拒按者，加炮姜 6 g、益母草 30 g。每日 1 剂，水煎，2 次分服，3 日为 1 个疗程。结果：30 例患者治疗 3 日内体温均降至正常，其中 12 h 内热退 9 例，24 h 内热退 25 例。有效率为 100%。结论：两地汤出自《傅青主女科》，原方治月经先期、量少，属火热而水不足者。今用于治疗产后阴虚发热，虽病不同，然病机均为阴虚内热，属异病同治之法。妇人产后，阴血骤虚，阴不制阳，阳浮越于外，故而发热，方中生地、玄参，滋阴凉血以清热；地骨皮、青蒿，清退骨蒸之虚热；麦冬、知母，养阴滋水以制虚火；当归、白芍，养血生血；金银花辛凉透表，使邪从表出，防传变入里；产后多虚多瘀，桃仁配当归，活血化瘀、和营退热。综观全方，重用甘寒养阴之品，未用苦寒清热之药，育阴以潜阳，补阴以配阳，从而水足则火自平，故临床应用，每获良效。

13. 加减两地汤联合炔诺酮治疗肾阴虚型崩漏 30 例疗效观察[15]　郑氏观察加减两地汤联合炔诺酮对肾阴虚型崩漏的治疗效果。本研究 60 例均为门诊病例，年龄 20～45 岁，病程 1～8 个月，随机分为 2 组各 30 例。治疗组平均年龄（30.25±6.35）岁，平均病程（5.36±1.35）个月；对照组平均年龄（31.36±5.82）岁，平均病程（4.98±1.72）个月。2 组一般资料经统计学处理，差异均无显著性意义（$P>0.05$），具有可比性。治疗方法：对照组采用西药性激素调整月经周期，口服炔诺酮片，首剂量每次 5 mg（8 片），每 8 h 服 1 次，2～3 日血止后每隔 3 日递减 1/3 剂量，直至维持量每日 2.5～5 mg，持续用药到血止后 20 日停药，停药后 3～7 日发生撤药性出血。出血第 5 日起再次服用炔诺酮，每日 2.5～5 mg，持续 20 日后停药。连续治疗 3 个月经周期。治疗组在对照组治疗基础上予加减两地汤口服。处方：生地 30 g，玄参、麦冬各 15 g，地骨皮 20 g，白芍、阿胶（烊化）各 10 g。出血（月经）期：出血量多者，加用茜草、地榆炭各 15 g，女贞子、墨旱莲、海螵蛸各 30 g，血余炭、蒲黄各 10 g；如出血量不多，可适当减少药味药量。每日 1 剂，水煎取 150 mL，分 2 次服用。非出血（非月经）期：加用当归 10 g，熟地 20 g，党参 15 g，女贞子、墨旱莲各 30 g，调整月经周期。连续治疗 3 个月经周期。结果：治疗组痊愈 7 例，显效 17 例，有效 4 例，无效 2 例，总有效率 93.3%；对照组痊愈 6 例，显效 8 例，有效 12 例，无效 4 例，总有效率 86.7%。2 组总有效率比较，差异有显著性意义（$P<0.05$）。治疗组治疗后腰膝酸软、手足心热、潮热、便干尿黄等症状积分较治疗前明显改善，差异均有显著性意义（$P<0.05$），与对照组治疗后比较，差异也有显著性意义（$P<0.05$）。结论：崩漏治法，笔者认为总以止血为务，其属于虚热者，则当以养阴清热止血为主，药如生地、女贞子、墨旱莲等，并酌加炭类药，如《证治准绳》所云："凡治崩中，多用烧灰黑药。黑色如通于肾，血见黑则止者，由肾水制心火故也。"滋肝肾，清虚热，同时少佐通络活血之味，如茜草、海螵蛸、蒲黄之类，其目的在于无留瘀之弊。待虚热

已消,阴血得滋,再予当归、党参、熟地之类补益心血,滋其生化之源,补充和完善了中医治疗崩漏"塞流、澄源、复旧"之理论。运用加减两地汤联合炔诺酮治疗肾阴虚型崩漏,更切合临床实际。

14. **两地汤治疗虚热型经期延长的临床疗效观察**[16] 李氏多年来采用两地汤治疗肾阴亏虚、阴虚内热而致的虚热型经期延长,取得满意疗效。本观察选取60例患者均为门诊患者,年龄在18~45岁,病程最短的1个月经周期,最长为6个月经周期。随机分为实验组和对照组,每组30例。两组患者在性别、年龄、病程等方面比较差异无统计学意义($P>0.05$),具有可比性。治疗方法:治疗组用两地汤(生地30 g,玄参30 g,白芍20 g,麦冬15 g,地骨皮20 g,阿胶15 g),月经第3日开始用药,每次150 mL,每日2次,每日1剂,连服5日,连服3个月经周期,3个月经周期为1个疗程。对照组服用醋酸甲羟孕酮,月经第16日开始用药,每日10 mg口服,共10日,连服3个月经周期。结果:两组疗效差异有统计学意义($P<0.05$),治疗组总有效率明显优于对照组。其复发性与对照组比较,有明显优势。经随访,60例虚热型经期延长患者在临床治疗观察期间未出现不良反应;3个月随访治疗组患者中有4人已孕。结论:经期延长是妇科的常见病,西医治疗对其主要采用以补充孕激素为主,对合并经量过多或经期延长者对症止血,往往存在副作用大、复发率高等问题。本病的治疗应以滋肾阴、清血热为主。故治疗上选《傅青主女科》之两地汤滋养肾阴,清热调经,特别适用于青少年女性肾阴未盛、虚火内扰之证。现代药理学研究表明:生地有抗炎利尿、促进血液凝固、缩短出血时间的作用,并可提高机体的免疫功能;地骨皮对子宫有明显的兴奋作用,可使其收缩增强;阿胶止血作用与其能改善体内钙的平衡、促进钙的吸收、使血清钙增高有关;白芍对中枢神经系统、子宫平滑肌有抑制作用。综合而论,两地汤对虚热性经期延长有标本兼治之效果。

15. **两地汤加减治疗更年期综合征85例**[17] 170例均为本院门诊患者,随机分为两组,治疗组85例中,年龄41~58岁,病程1~8年。对照组85例中,年龄41~59岁,病程1~8年。两组患者年龄、病程等比较无显著性差异($P>0.05$)。治疗方法:治疗组用两地汤加减,炒生地、地骨皮、墨旱莲、女贞子各15 g,白芍12 g,麦冬、玄参各10 g。加减:汗多者加浮小麦、牡蛎各15 g;烦躁易怒者加生龟甲15 g;心悸者加磁石、夜交藤各20 g,远志12 g;头痛、高血压者加天麻、白蒺藜、珍珠母各15 g;皮肤蚁走感加赤芍12 g,防风、蝉蜕各10 g。每日1剂,水煎服。对照组:给予谷维素片10 mg,每日3次。两组均以连续治疗3个月为1个疗程。在药物治疗的同时配合心理疏导治疗。经治疗1个疗程后,治疗组85例,痊愈35例,显效31例,有效13例,无效6例,总有效率92.94%;对照组85例,痊愈15例,显效17例,有效31例,无效22例,总有效率74.12%。

两组总有效率比较有显著性差异($P<0.05$),治疗组优于对照组。结论:更年期综合征属中医经断前后诸症的范畴。女子年界绝经之期,常为肾阴虚,冲任脉虚,使阴阳失去平衡;且妇女一生因经、孕、产、乳,数伤于血,又因工作学习压力较大等,易致心火独亢,精血暗耗,肾阴益亏,因而在绝经前后出现诸多症状。故笔者采用两地汤加减治之,方中生地滋阴清热而不腻;玄参补肾水、降虚火;地骨皮清虚热;白芍和血敛阴;麦冬养阴增液、清心除烦;女贞子、墨旱莲补肝肾之阴。诸药同用,共奏滋肾壮水、清热泻火之功,正与更年期综合征病机相吻合,故用之有效。

16. 两地汤联合氯米芬治疗经间期出血 30 例[18]　60 例患者均为 2006 年 6 月—2007 年 11 月河南中医学院(今河南中医药大学)妇科门诊患者。随机分为两组,年龄 22~43 岁。治疗组 30 例,年龄 22~30 岁 12 例,31~43 岁 18 例;病程 3~6 个月 11 例,7~24 个月 12 例,24 个月以上 7 例。对照组 30 例,年龄 23~30 岁 13 例,31~43 岁 17 例;病程 3~6 个月 13 例,7~24 个月 11 例,24 个月以上 6 例。两组患者年龄、病程比较差异无统计学意义($P>0.05$),具有可比性。治疗方法:治疗组于月经第 5 日开始服氯米芬 50~100 mg,每日 1 次,连服 5 日。月经第 7 日开始服中药两地汤加味:生地 12 g,玄参 12 g,地骨皮 30 g,麦冬 12 g,阿胶 10 g,白芍 15 g,菟丝子 20 g。腰痛者加桑寄生 15 g、川续断 15 g;量少淋漓不尽加海螵蛸 30 g;出血较多者加地榆炭 10 g、杜仲炭 10 g;伴有小腹胀痛者加制香附 6 g、川楝子 9 g;兼气虚者加党参 15 g、黄芪 30 g、炒升麻 6 g;伴湿热加大黄炭 6 g,连服 10 剂,用药 3 个月经周期为 1 个疗程,对照组于月经第 7 日开始服己烯雌酚,每次 0.25 mg,每日 1 次,连服 7~10 日,出血多时,给予维生素 K 4 mg,每日 3 次。以连续治疗 1 个疗程(3 个月经周期)后,停药观察 3 个月经周期的结果评定。结果:治疗组 30 例,痊愈 17 例,显效 9 例;有效 3 例,无效 1 例,总有效率 96.67%。对照组 30 例,痊愈 4 例,显效 6 例,有效 9 例,无效 11 例,总有效率 63.33%。经统计学处理,两组疗效差异有统计学意义($P<0.01$)。治疗组总有效率明显优于对照组。结论:两地汤治疗经间期出血有标本兼治之效果。

17. 两地汤加减治疗妇科术后发热 126 例[19]　1996 年以来运用两地汤加减治疗妇科术后发热 126 例,取得满意效果。126 例患者均为住院会诊患者。年龄最大的 74 岁,最小的 20 岁,20~29 岁 13 例,30~39 岁 18 例,40~59 岁 80 例,60 岁以上 15 例;子宫全切除术后 98 例;子宫次全切除术后 17 例;宫外孕术后 6 例;葡萄胎清宫术后 3 例。其中患良性肿瘤者 104 例;恶性肿瘤者 13 例;9 例进行了化疗;体温 37.5~38℃占 109 例;38℃以上 17 例;血常规检查:白细胞计数 $10×10^9$/L 以上者 28 例;中性粒细胞百分率 80% 以上者 32 例;血红蛋白

10 g/L 以上者 82 例,8 g/L 以下者 25 例。B超检查提示:盆腔包块 3 例。应用中药前均经 3 种以上抗生素治疗,平均治疗 5～7 日。治疗方法:基本药物为生地、金银花各 15 g,地骨皮、白芍、麦冬、玄参、牡丹皮、当归、炙鸡内金各 10 g,太子参 20～30 g,连翘 12 g。加减:血象高者加蒲公英、紫花地丁各 15 g,紫草、白花蛇舌草各 10 g,去当归;胃脘胀,食纳差,苔白腻者去生地、麦冬,加陈皮、六神曲各 10 g,砂仁 4 g,紫苏梗 6 g;兼鼻塞、咳嗽者去牡丹皮、生地、地骨皮,加荆芥、防风、桔梗、杏仁各 10 g;大便干结者难解加制大黄 3～5 g,火麻仁 10 g,枳壳 5 g;失眠多梦者加夜交藤 15 g,柏仁、酸枣仁各 10 g;盆腔包块者去麦冬、生地、地骨皮,加丹参、桃仁、穿山甲各 10 g,生大黄 3～5 g;贫血者,食纳尚佳可加桑椹 20 g,阿胶 10 g。每日 1 剂,水煎温服,每日 2～3 次,连服 3～7 日。结果:显效 96 例,有效 27 例,无效 3 例,总有效率 97.6%。体会:妇科术后发热不退的患者,大部分术前有较长时间的不规则阴道出血史。出现阴血亏损,手术的创伤损耗元气、术中失血耗伤阴津,以致气阴两伤,加上禁食、禁水更加重了阴液的不足,虚热内生,发热不退。此时用两地汤加减清热养阴凉血,重在壮水制火,使水盛而火自平,阴生而阳自秘。方中生地清热滋血,地骨皮直清骨中之热,而又不伤胃气;玄参、麦冬滋阴壮水;白芍养血柔阴;太子参、当归益气养阴;金银花、连翘清热凉血解毒,故对发热患者有非常显著的疗效。术后患者因手术的创伤及术后卧床等影响肠胃的蠕动,故多数患者脾胃功能虚弱。我们用药时不能过于苦寒或滋腻,以防伤津败胃,而当兼顾调理脾胃以提高机体的抗病能力。肿瘤术后进行化疗的患者因肠胃道反应较重,食欲差,尤要注意养阴和胃。用药时要适当减少清热解毒之品,加用补益之品以扶正。盆腔包块者,清热解毒药的用量可加大,另要加用活血化瘀、软坚散结之类药物。据报道,丹参活血化瘀,亦能抑菌。大黄对多种细菌均有不同程度的抑制作用,能促使肾上腺皮质激素分泌增加,有利于机体感染后抗炎抗毒的应激反应。通过临床实践,证实小剂量的大黄配合丹参使用,能改善盆腔的血液循环,促进渗出物的吸收,使患者尽快痊愈。

18. 两地汤加味治疗精液量少 37 例[20]　张氏应用两地汤加味治疗精液量少 37 例,疗效较好。37 例均为男科门诊患者,皆经过连续 3 次精液常规检查,精液量均少于 1.5 mL。年龄 20～25 岁 18 例,26～30 岁 12 例,30 岁以上者 7 例。其中结婚 1 年以上者 12 例,2 年以上者 10 例,3 年以上者 9 例,5 年以上者 6 例。治疗方法:生地、熟地、阿胶、玄参、麦冬各 15 g,白芍 20 g,地骨皮、白薇、山茱萸、淫羊藿各 10 g。水煎服,每日 1 剂。服药 30 日为 1 个疗程,1 个疗程复查精液 1 次,连续服用 3 个疗程精液无变化者停止服药。结果:治愈 21 例,占 56.8%;有效 9 例,占 24.3%;无效 7 例,占 18.9%;总有效率 81.1%。结论:正常男性一次排精的精液量一般为 2～6 mL,如果 1 次排精量不足 1.5 mL,或仅有数滴者称为精液量过少。本症病机以肾精亏虚、热扰精室居多,故以两地汤滋阴以清热,熟地、枸杞、山茱萸、淫羊藿填补肾精,意收"阴得阳升,泉源不竭"之功。两地汤出自明末清初医家傅山所著《傅青主女科》,原用来治疗月经先期而少者,笔者根据其主治病机为"肾中火旺而阴水亏"的特点,加味用于男科疾病,每获良效。

19. **两地汤治疗虚热型黄体功能不全 48 例临床观察**[21]　刘氏 1989 年 12 月—1996 年 2 月共诊治虚热型黄体功能不全 48 例。其中 20～25 岁 12 例,26～30 岁 18 例,31～35 岁 8 例;36～40 岁 10 例。均为月经周期<28 日并连续超过 3 个周期;基础体温是双相型,黄体期较短。其临床特征为月经先期,经色鲜红、量少,潮热颧红、口干,舌红少津,脉细数。治疗方法:生地、玄参、麦冬各 15 g,地骨皮、白芍、阿胶(烊化)各 12 g。头昏耳鸣者,加生龙骨、生牡蛎;心烦不寐者,加柏子仁、女贞子、墨旱莲。月经第 16～第 25 日,每日 1 剂水煎,分 2 次口服。口服 3 个周期,停药后经期正常>3 个周期,兼症消除者为痊愈;口服 3 个周期,停药后经期正常 1～2 个周期,兼症好转者为好转;口服 3 个周期,停药后月经周期无改善,兼症未见好转者为无效。结果:48 例中,痊愈 36 例(75%)、好转 8 例(16.1%)、无效 4 例(8.3%),总有效率 91.7%。结论:本方所主之证皆阴虚内热、迫血妄行、冲任不固所致。方用增液汤滋阴生津清热,白芍、阿胶养血,地骨皮退虚热,共奏养阴清热之功。调经用药除辨证论治外,用药的时机很重要,本病治疗的重点则是月经第 16 日开始用药,过早则浪费药物、影响排卵,过晚则治疗效果不佳。

20. **两地汤治疗脑动脉硬化症 12 例**[22]　近半年来运用两地汤加减治疗脑动脉硬化症 12 例,疗效满意。本组 12 例中,住院患者 8 例,门诊患者 4 例;其中男 9 例,女 3 例;年龄 50 岁以下者 2 例,70 岁以上者 1 例,平均年龄为 56.83 岁;病程最短者 2 个月,最长者 20 年,多数为 4～5 年。治疗方法:全部采用滋阴清热法为主治疗,以两地汤为基本方:生地、玄参、白芍各 15 g,麦冬、阿胶(烊化)、地骨皮各 10 g。临证加减:头晕甚者加天麻、钩藤、蔓荆子;头痛甚者加川芎、葛根;伴心悸者加酸枣仁、远志;心前区憋闷不适或疼痛者加瓜蒌壳、丹参;夜卧不安者加夜交藤;四肢麻木或疼痛者加鸡血藤、桑寄生;胆固醇或三酰甘油高者加山楂、决明子;血压偏高者加夏枯草。每日 1 剂,水煎分 2 次服。本组病例服药时间最长者 65 日,最短者 10 日。治疗结果:临床治愈(自觉症状全部消失者)5 例,好转(自觉症状有不同程度减轻者)1 例,无效(服药 10 剂以上症状无明显改善者)6 例。结论:脑动脉硬化症多见于 50 岁以上的老年人,笔者认为本病的病因病机主要为年高体弱,阴精亏损,虚热内生,清窍失荣,故治疗上应以滋阴清热为主。运用两地汤治疗阴虚内热所致的眩晕、头痛亦切中病机。此乃"异病同治"之意。方中生地滋阴清热,玄参、麦冬滋阴壮水,阿胶滋阴补血,白芍敛阴止痛,地骨皮清泄虚热。全方重在滋养阴液,兼清虚热,待阴精充,虚热退而诸症自消。两地汤中药物多属滋腻之品,有碍胃之弊,临证中可适当配伍消食化滞之品,以防其弊。

(三)医案摘录

1. 月经先期

案 1[23]　患者张某,女,36 岁,已婚。

以"月经提前、量少 3 年,加重 2 个月"为主诉就诊,自诉 3 年前行剖宫产术后 10 个月,月经始恢复来潮,后月经周期常提前 1 周,经量明显减少,血红质稠,偶伴小血块,易劳累,面色少华,腰背酸软,伴头晕、心悸,舌质淡红,苔薄白,脉沉细。B 超及妇科检查均未发现异常。中医诊断:月经先期量少(阴虚火旺)。治以滋阴清热,养血调经。方用两地汤加减:

生地 10 g,地骨皮 10 g,麦冬 20 g,白芍 20 g,当归 15 g,川芎 15 g,熟地 25 g,炒白术 20 g,党参 20 g,山药 25 g,枸杞子 20 g,何首乌 30 g,黄芩 15 g,黄柏 15 g,仙茅 10 g,川牛膝 10 g,鸡血藤 15 g,杜仲 15 g。

治疗 3 个月后患者月经量明显增多。继续治疗 1 个月后,月经周期恢复正常,停药后随访 2 个月未复发。

案 2[24]　杨某,女,25 岁。

初诊　既往月经正常,近半年来无明显诱因出现月经 1 个月二至,经量不足以往一半,3 日自净,色鲜红或暗红或有小血块,余无不适。平时口干,偶有耳鸣。初诊时经净 2 日,口干明显,舌质红,苔薄白,脉细数。治拟滋肾养阴两地汤加味:

生地 20 g,地骨皮 10 g,炒白芍 20 g,阿胶珠 10 g,玄参 10 g,肥麦冬 10 g,山茱萸 10 g,熟地 20 g,怀山药 10 g,炒牡丹皮 10 g,云茯苓 10 g,福泽泻 10 g。

14 剂。

二诊　服药以来口干明显减轻,耳鸣消失,舌红有减,苔薄白,脉细,治拟滋阴助阳。处方:

生地 20 g,炒白芍 20 g,地骨皮 10 g,阿胶珠 10 g,玄参 10 g,肥麦冬 10 g,山茱萸 10 g,怀山药 10 g,云茯苓 10 g,川断肉 15 g,菟丝子 15 g,醋柴胡 6 g。

连服 7 剂。停药 2 日后月经来潮,经量较前增多,色红无块,3 日净无不适。经净后按上法服药 2 周期后,周期 26～28 日月经来潮,经量恢复正常,经行无不适。

【按】患者为典型的月经先期量少，按《傅青主女科》月经先期辨治，以两地汤为主方加味。患者肾阴不足，阴津不能上承而致口干，肾气亏虚则见耳鸣，舌质红、脉细均为肾之阴水不足、虚热内生之象。结合夏桂成的调周理论，初诊时患者正值经后期，以滋肾养阴为主，在两地汤滋补肾水的基础上，合归芍地黄汤加强滋阴补肾之力。服药后患者口干较前明显减轻，耳鸣也较前缓解，可知肾虚津亏症状得到减轻，而此时患者已至经前期，当以补肾助阳为主。但考虑患者肾阴不足为本，治以滋阴助阳，仍以两地汤为基础方，并合毓麟珠加减，给予温补肾阳之菟丝子、川续断以温煦胞宫，稍加醋柴胡疏肝行气。按此法调治2个周期后，患者月经周期、经量均恢复至正常，体现出傅山对月经先期量少的治则治法确有佳效，临床结合夏桂成调周法分期论治疗效显著。

案3[25]　患者刘某，女，28岁，职员。

以"月经提前、量少1年"为主诉就诊。诉1年来工作压力过大，平素月经先期，行经5日，经量偏少，色暗红，伴口干、手足心热、心烦眠差，舌质红，质干，苔薄黄，脉细数。中医诊断：月经先期量少（阴虚火旺）。治以滋阴清热，养血调经。方用两地汤和滋血汤加减：

生地20g，地骨皮25g，玄参15g，麦冬20g，白芍20g，当归10g，川芎15g，熟地25g，山药25g，枸杞子20g，何首乌30g，黄芩15g，黄柏15g，鸡血藤15g，天花粉15g，夜交藤20g。

治疗1个月后患者诉口干、心烦失眠缓解、未有手足心热症状，继续治疗2个月后月经量明显增多，经期正常，诸症告愈。

案4[26]　王某，女，32岁。

初诊（2006年8月19日）　子宫不规则出血4月余，月经周期紊乱，经期长短不一，出血量时多时少。2006年5月10日，经某院B超检查子宫无异常，诊断为功能失调性子宫出血。用维生素C、酚磺乙胺等治疗无效。现症：近4个月来月经均提前10日来潮，量少，色红，质稠，两颧潮红，手足心热，咽干口燥。舌质红、苔少，脉细数。诊断为阴虚血热型月经先期。治宜养阴清热调经。处方：

生地15g，地骨皮9g，玄参、阿胶、墨旱莲、海螵蛸各12g，麦冬、白芍各10g。

7剂，每日1剂，水煎服。

二诊（2006年9月28日）　药后月经周期正常。今日月经来潮，下腹胀痛。兼见气滞。

原方加柴胡、木香各10g，香附9g。5剂。

三诊（2006年9月26日）　药后月经基本正常，上述症状消失。

【按】功能失调性子宫出血为妇科常见病。该病可发生于有月经女子的任何年龄。该患者月经先期是因阴血不足,进而阴不制阳,虚阳化火,扰动血海,以致经血非时而下,即临床表现为阴虚血热证。故用两地汤加减,养阴清热调经。药证相合,月经如期而来。

案5[27] 张某,女,26岁,工人,已婚。

初诊(1979年10月20日) 近4个月来,月经每月提前9～15日,经血鲜红、量少,经行手足心热,两颧潮红,入睡后时有噩梦,亦常汗出,二便如常,舌红苔干,脉弦细数。诊为肝肾不足,阴虚内热。治以养阴清热调经。方用两地汤加减:

生地20 g,玄参10 g,麦冬10 g,白芍10 g,阿胶10 g(烊化,冲服),地骨皮10 g,远志10 g,酸枣仁6 g,生龙骨15 g,生牡蛎15 g。

5剂,水煎服。嘱其每次月经前告之。1周服药,3个周期后来告,月经已恢复正常。

案6[28] 金某,女,21岁,漂染厂。

初诊(1979年10月17日) 阴虚内热,月事提前1个月再行,量少色鲜红,少腹隐痛,腰酸,五心烦热,舌质红苔少,脉细略数。治拟养阴凉血调经,方用两地汤加味:

生地12 g,赤芍、白芍各10 g,麦冬10 g,玄参10 g,阿胶12 g(黄明胶代),桑寄生10 g,地骨皮10 g,益母草12 g,台乌药10 g,菟丝子10 g,黑蒲黄10 g,炙甘草3 g。

4剂。

二诊(1979年11月9日) 服药后,本次月经时间比以往有延迟,今起小腹隐痛,以往经前均有此感觉,故复来求诊,诉仍感腰酸低热,手足心低热感,口干喜热饮,舌红苔薄。

复以原方去黑蒲黄、生地、熟地,加制黄精10 g。5剂。

三诊(1979年11月14日) 服药第2剂时,月经已行,腰酸、腹隐痛、五心烦热已瘥。

拟原方去益母草再服5剂。

2. 复发性流产[29]

案1 付某,女,34岁。

初诊(2018年5月10日) 结婚6年,婚后先后2次早期胚亡,形体消瘦,平素工作压力大,加之生育压力,时感情绪压抑,午后潮热,夜间盗汗,每于孕后症状加重,舌红少苔,脉细涩。初诊予两地汤加减。处方:

生地15 g,玄参15 g,地骨皮15 g,麦冬15 g,阿胶10 g(烊化),白芍20 g,丹参20 g。

二诊(2018年5月17日) 患者诸症皆有好转,前法继进,经3个月中汤药滋肾清热,养血活血之法调理治疗,患者8月31日就诊时,妊娠试验(+),末次月经7月30日,本次妊娠,患者自诉基本无潮热盗汗情况出现,激素水平正常,常规孕检,孕期顺利,次年3月28日顺产一健康男婴。

案2 林某,女,32岁。

2015年10月23日因复发性流产病史,再次妊娠寻求中医保胎治疗而就诊。以寿胎丸为基础方加减治疗,11月26日,彩超示胎停育,几日后自然流产。该患者结婚6年,婚后先后3次早期胚亡,平素生育压力大,心理负担重,面色晦暗,皮肤干燥,夜寐不实,多梦易醒,五心烦热,心烦不宁,腰膝酸软,舌红少苔,脉细数。12月28日始予两地汤加减治疗3个月。2016年5月9日,妊娠试验阳性,孕期顺利,2017年1月18日顺产一健康女婴。两地汤出自《傅青主女科》,又名《女科》《傅氏女科》《女科摘要》《女科仙方》,两地汤是该书中治疗月经先期量少的名方,方中生地、玄参、麦冬养阴滋液,凉血清热;阿胶、白芍养血益阴;地骨皮泻肾火,除骨蒸;加丹参养血活血,共奏滋阴清热、益肾活血之功。丹参活血调经,凉血消痈,安神,能改善血液循环、抗菌和抗炎,具有抗氧化、抗凝血、抗血栓形成、调血脂和细胞保护的作用。

3. 经期延长

案1[26] 刘某,女,26岁。

初诊(2008年5月4日) 经期延长超过10日已3个月。曾于3月20日月经来时伴下腹部疼痛,寒战高热,食欲不振,恶心呕吐。在某院做妇科检查未见异常,诊断为急性盆腔炎。用青霉素、阿米卡星、甲硝唑等药治疗,症状减轻,之后每次月经来潮时仍有腹痛等症。现症:月经来潮10余日,量少色红质稠,腹痛,咽干口燥,手心灼热。舌质红、少津、少苔,脉细数。证属阴虚血热型经期延长。治宜养阴清热止血。处方:

生地15 g,地骨皮9 g,玄参、阿胶各12 g,麦冬、白芍、茜草各10 g。

10剂,每日1剂,水煎服。

二诊(2008年5月20日) 药后经行腹痛已减;遂以原方加女贞子、墨旱莲、海螵蛸各9 g,益母草15 g。续服10剂以巩固。

三诊(2008年6月10日) 月经来潮5日已净,余症基本消失。效不更方,再进10剂。7月8日随访,月经正常,诸症悉除。

【按】中医认为,经期延长的发病机制多由气虚冲任失约,或阴虚内热扰动血海,或瘀阻冲任,血不循经所致。该患者表现为阴虚血热型经期延长。故用两地汤加减养阴清热止血,切中病机,故获良效。

案2[27] 吴某,女,32岁,教师,已婚。

初诊(1983 年 4 月 9 日) 经期延长。已半年,每次行经持续 10 余日,淋漓不净,量少,色红,面色潮红,夜寐不安,口唇干裂,纳食尚可,大便偏干,舌尖红,苔薄而干,脉细滑数。诊断为阴虚内热,经期延长。治以滋阴清热,凉血固冲。方用两地汤加减:

生地 20 g,玄参 10 g,麦冬 10 g,白芍 10 g,阿胶 15 g(烊化,冲服),女贞子 15 g,墨旱莲 10 g,柏子仁 10 g,龟板 15 g。

5 剂,水煎服。嘱于下次月经前 1 周服药。2 个月经周期后来告,月经已正常。再服六味地黄丸 20 丸。每日早晚各 1 丸,以巩固疗效。

4. 过早绝经[30] 患者某,女,34 岁,农民。

初诊(2001 年 12 月 2 日) 患者 22 岁生产一女。1998 年初取环后,月经开始紊乱,或先期半个月或迟行半个月,逐渐稀发至闭经,最长闭经半年。曾去多家医院诊治,诊断为卵巢功能早衰,过早绝经,继发不孕。刻诊:停经近 3 个月,自觉烘热出汗,心烦少寐,腰酸膝软,毛发易脱,阴道干涩。舌淡红、苔少,脉细弦。FSH 86.9 mIU/mL,LH 75.2 mIU/mL,E_2 56 pmol/L,P 0.17 nmol/L。B 超:子宫内膜 2 mm,两侧卵巢偏小。证属肝肾不足,冲任亏虚。治拟滋肾养肝,调补冲任。两地汤合五子衍宗汤加味:

大生地、玄参、覆盆子、枸杞子、菟丝子、炒白芍、鹿角霜、龟甲、阿胶(烊入)各 15 g,山楂、丹参各 30 g,鸡内金 20 g,车前子、麦冬、地骨皮、陈皮各 10 g,五味子、紫河车(另吞)、炙甘草各 6 g。

服药 3 个月后,诸症明显改善。2002 年 3 月 8 日月经来潮,量明显增多,挟小血块。复查血性激素:FSH 8.8 mIU/mL,LH 5.6 mIU/mL,E_2 215 pmol/L。继续上述治疗,6 月 5 日确诊为宫内妊娠 2 个月。后产一男孩,母子平安。

【按】 过早绝经是指女性 40 岁以前,由于卵巢功能衰退而出现的闭经、性器官萎缩和不孕。本病属中医闭经、不孕等范畴。多系肾精匮乏、肾气不足,故治疗上应以益肾填精、调补冲任为主。投五子衍宗汤合两地汤滋肾益肝、调冲填精、养血种子,再加上入冲、任、督三经的鹿角霜、龟甲、紫河车血肉有情之品,佐以丹参、山楂、陈皮理气活血,动静结合,故取佳效。

5. 青春期功能失调性子宫出血[30] 某女,12 岁,学生。

初诊(2008 年 6 月 3 日) 患者 2007 年 2 月月经初潮,同年 5 月经期时参加学校运动会,致经量时多时少,淋漓不绝 1 月余。经某医院检查诊为青春期功能失调性子宫出血,激素治疗 7 月余无效。刻诊:阴道出血 1 年,量或多或少,淋漓不净,色黯红,时而挟瘀块,伴心烦易怒,头昏乏力,失眠健忘,口干咽燥,面色少华,纳食不馨,大便干结。舌质红、苔黄,脉细数。B 超:子宫内膜 8 mm,回声欠均,两侧卵巢大小正常。血红蛋白 9 g/L。证属肾阴亏虚,虚火扰动,冲任失

固。治拟滋阴降火,固冲止血。两地汤合自拟涩宫止血方:

生地炭、女贞子各 20 g,地骨皮、玄参、阿胶珠(烊入)各 15 g,炒白芍 50 g,麦冬、五味子、焦栀子、蒲黄炭(包煎)各 10 g,桑寄生、山茱萸、海螵蛸、马齿苋、墨旱莲、炒麦芽各 30 g。

3 剂。

二诊 3 剂后漏下已止,余症明显改善。

上方去蒲黄炭,白芍减至 30 g,山茱萸减至 10 g,加红枣 6 枚,再服 5 剂巩固。随访 10 个月未复发。

【按】本例乃肾气未充,加上多种因素损伤冲任二脉,冲任失调,经血蓄溢无以制约,发为崩漏。且病久又致气血两亏。故用两地汤滋阴壮水,自拟涩宫止血方涩宫固肾、凉血止血。笔者常用此两方加减治疗妇科非时出血,或月经过多,或经期延长,无不取效。

6. **经前期失眠**[30] 某女,28 岁,干部。

初诊(2007 年 10 月 5 日) 近半年来,每逢经前 7～10 日,莫名难以入睡,易惊醒,且乱梦纷纭,晚上仅睡 4～5 h,月经来潮 2～3 日后自行缓解。伴月经先期,经量减少,心烦易怒,头痛头晕,健忘消瘦,口干口苦,大便干结,精神不振,近 2 日来竟彻夜不寐。舌边尖红、边有齿印,脉弦细小数。末次月经 9 月 12 日。证属肾水不足,心肾不交,扰动心神。治拟滋阴养心,降火安神。两地汤合甘麦大枣汤加味:

大生地、酸枣仁、何首乌、阿胶(烊入)各 15 g,玄参、白芍各 30 g,麦冬、栀子、地骨皮各 10 g,炙甘草 6 g,大枣 10 枚,浮小麦 60 g,黄连 5 g。

药后当夜睡眠即好转,3 剂后能睡七八个小时,乱梦减少,精神好转。10 月 9 日月经来潮,经量有所增加,但觉头晕,胃纳欠佳。守原方 10 剂而愈。随访半年未复发。

【按】本例患者之失眠多责之阴血不足,心脾两虚,故血不养心,神失所养。两地汤甘润滋养、平躁缓急,合甘麦大枣汤养心气而安心神,佐以何首乌、酸枣仁补肾宁心;黄连、栀子泻火清心,共奏奇效。

7. **经间期出血**[27] 黄某,女,29 岁,职员,未婚。

初诊(1985 年 8 月 26 日) 2 年来每于月经过后 10 日左右,阴道即见少量出血,持续 4 日左右,量少、色红,伴带下量多,腰酸乏力,纳食尚可,少寐多梦,二便如常,舌红少苔,脉细滑略数。诊断为肾阴不足,虚热内扰。治以滋阴清热止血。方用两地汤加减:

生地 15 g,玄参 15 g,麦冬 12 g,白芍 15 g,阿胶 10 g(烊化冲),女贞子 10 g,墨旱莲 15 g,栀子 10 g,地榆 12 g,炒槐花 10 g。

7剂,水煎服。每月发病时服药7剂,连服2个月,经间期出血停止。效后以原方配丸剂,每于月经后服药1周,调理4个月,未再见经间期出血,月经亦正常。

8. 经行发热[27]　肖某,女,35岁,干部,已婚。

初诊(1992年9月14日)　1年来每次经期提前10日左右,月经色红、量少,经行则发热(体温37.2~37.5℃),夜重昼轻,夜寐不安,五心烦热,鼻干口渴,时有口舌生疮,纳呆食少,舌边尖红,苔薄黄而干,脉细数。诊断为肝肾不足,阴虚内热。治以养阴清热。方用两地汤加减:

生地15 g,地骨皮10 g,白芍10 g,玄参20 g,麦冬10 g,阿胶10 g(烊化,冲服),白薇9 g,龟甲25 g,炒栀子10 g,白扁豆10 g,生甘草6 g。

7剂,水煎服。嘱其每于月经前1周服药。连服3个月而获效,经期不再发热,且月经期、量、色、质均正常。

9. 绝经前后诸症[27]　刘某,女,49岁,工人,已婚。

初诊(1988年3月4日)　近8个月来经常头晕胀痛,耳鸣,五心烦热,阵发潮热汗出,腰膝酸痛,心悸不宁,月经提前,偶有月经2次,劳累后则行经期延长,甚则长达19日。血压179.55~159.6/109.725~99.75 mmHg,血红蛋白91 g/L。舌红少苔,脉细弦数。诊断为阴虚肝旺。西医诊断:更年期综合征。治以滋肾养阴,清热平肝。方用两地汤加减:

生地20 g,玄参15 g,麦冬12 g,白芍15 g,阿胶10 g(烊化,冲服),地骨皮15 g,女贞子15 g,墨旱莲20 g,炙何首乌15 g,龟甲25 g,天麻10 g,钩藤15 g,石决明20 g,怀牛膝10 g。

7剂,水煎服。服上方7剂后诸症减轻;效不更方,服药1个月,血压119.7~109.725/89.25 mmHg,血红蛋白110 g/L。上方配成丸药继服1个月,以巩固疗效。

10. 产后发热[31]　王某,女,28岁,工人。

初诊(2000年5月)　因分娩时会阴侧切,失血过多,5日后出现微热,午后热甚,体温均低于38℃,自汗,头晕,心悸,渴喜冷饮,小便黄,大便干燥,舌质红,少苔,脉虚数。追问病史,无恶寒发热,无头痛,肢体疼痛,无咳嗽流涕,无腹痛拒按。妇科检查:外阴已婚已产型,有血迹,阴道通畅,有少量血性恶露,无臭味,宫颈光,子宫前位,子宫底脐下5指,质软,无明显压痛,双侧附件未扣及异常。诊断:产后发热(阴虚内热证)。治以养阴清热。方用两地汤加味:

生地黄15 g,玄参、地骨皮、麦冬、阿胶(烊化)、白芍各10 g,加知母、石斛、当归各10 g,桂枝、炙甘草各6 g。

每日1剂,水煎服。6剂后诸症减轻,继服14剂,诸症消失,随访3周未复发。

【按】本病多因感染邪毒,正邪交争;产后阴血骤虚,阳易浮散,或元气亏虚,卫外之阳不固,感受外邪,营卫不和;或产后恶露不畅,瘀血停滞,阻碍气机,营卫失调所致。本例患者实验室检查血象正常,无感染邪毒之征,又无外感病史及症状,可排除外感所致。患者产后恶露正常,无臭秽,无腹痛拒按,舌脉无血瘀征象,可排除血瘀所致产后发热。根据产褥期由于产时失血,阴血骤虚,阳气易浮的特点,采用两地汤治疗。因患者产后发热并非有余之热,故不可泻火而不补水,用两地汤之意在于只专补水,水既足而火自消矣。方中生地滋阴清热凉血,地骨皮泻肾火,玄参、麦冬滋阴壮水,阿胶滋阴补血,白芍养血敛阴。临证加知母、石斛以滋水清虚热,考虑产后病多虚多瘀特点,加当归活血以防滋腻药物壅遏成瘀。因上述养阴清热药物性多偏寒凉,恐其伤及中焦,影响乳汁化生,故加桂枝以温中,又桂枝配芍药以酸甘化阴。诸药合用养阴清热,水足火消。

11. **胎漏**[32] 赵某,女,28岁。

结婚半年,现受孕2个月余,阴道少量出血,点滴而下,色淡红。夜能寐而多梦,腰腿酸软,大便干结,3日1次,小便正常,舌尖红,苔少,脉细数。按受孕2月余而见红,显系胎漏之兆。结合舌脉,乃属心火有余、肾水不足而导致肾失封藏、冲任不固而发生的病变。拟用滋阴济火之法治之。宜两地汤加味:

生地20 g,玄参20 g,杭白芍10 g,麦冬15 g,地骨皮10 g,阿胶珠10 g(烊化),柏子仁10 g,鲜荷叶15 g。

3剂后阴道出血停止。再以《医学衷中参西录》之寿胎丸加川杜仲、覆盆子、栀子治之,连服6剂。疗效巩固,足月顺产。

12. **高血压所致鼻衄**[33] 李某,男,56岁。

初诊(2001年10月14日) 左侧鼻衄1周余。多则如泉注,少则点滴而出,血色鲜红,鼻窍燥涩难受,口干饮少,倦怠无力,头部昏胀,心烦易怒,形体较丰。有高血压、糖尿病病史数年。脉弦,苔少舌红。此乃阴虚肝旺,阳络损伤血上溢也。拟用两地汤加味,滋肾育阴,平肝泄热。处方:

生地12 g,地骨皮6 g,玄参10 g,白芍10 g,麦冬6 g,阿胶6 g,代赭石15 g(先煎),侧柏叶12 g,石斛6 g,景天三七15 g。

5剂。

二诊(2001年10月20日) 鼻衄渐止,鼻干减轻,头胀口干,面部升火,脉弦,苔薄黄舌质红。处方:

原方去景天三七,加牡丹皮5 g,5剂。此后复诊已愈。

【按】患者素有高血压、糖尿病病史,平素阴虚肝旺,热从内生,迫扰上窍,损伤阳络。选用两地汤滋肾育阴,壮水制火。侧柏叶、景天三七泄热凉血安营;石斛、代赭石平肝镇逆,从而达到阴复热清、络宁衄止的目的。

13. 自主神经功能紊乱之汗症[33] 刘某,女,50岁。

初诊(2002年5月8日) 诉频频出汗2月余。时常汗出涔涔,周身皆然,但以头面颈胸及掌心为多,尤以夜间明显,口干咽燥,常以水润漱,心中烦热,胃纳不衰,大便坚硬,头昏耳鸣,遇事善虑。舌质深红苔少,脉虚弦且数。西医诊断为自主神经功能紊乱,予当归六黄汤、谷维素、玉屏风散治疗月余乏效。此乃心肾水火不济,阴阳调节失宜,内热迫津外泄而熏蒸为汗。方用两地汤加减,以滋肾养阴,清心泄热,调整阴阳,敛津止汗。处方:

地骨皮10g,生地12g,玄参10g,天冬、麦冬各10g,白芍10g,生甘草4g,煅牡蛎15g(先煎),莲子心2g,柏子仁10g,景天三七15g。

5剂。

二诊 服药5剂,汗出减而未敛,寐中惊惕。

原方去柏子仁、莲子心,加磁石20g(先煎)、淮小麦30g、红枣7枚。5剂。

三诊 服后汗出再减,汗后恶风,肢倦乏力,口干舌燥,舌红苔薄,脉数转静。自汗日久,气随汗泄,阴虚及阳。处方:

生熟地各10g,地骨皮5g,玄参6g,麦冬5g,白芍10g,黄芪15g,淮小麦30g,生炙甘草各3g,山药15g,黑芝麻10g。

5剂。服后汗出已敛。

【按】汗出之症,每以自汗、盗汗而分阳虚、阴虚,本例虽属自汗而有阴津不足,内热侵扰之症,故以滋阴清热敛汗为大法。前用当归六黄未效者,恐方中苦寒泄热有余,甘寒生津不足,改投两地汤以滋肾生津,凉血泄热。此例在治疗过程中,黄芪一味虽曾用过,但初时阴虚内热明显,早投甘温固表,反使邪热禁锢,贼留城中。而三诊用黄芪,乃汗随气泄,阴虚及阳之象显露,投之实卫益气,助源固堤,气阴双顾,遂合其意。

14. 不寐[34] 张某,男,59岁。

因不寐6个月,伴腰膝酸困并加重20余日收治住院。患者不寐,每于傍晚时分心悸、恐惧,夜不能寐。于入院前5个月出现外阴多汗,轻度阳痿。后就诊于本单位医务所,常服"补肾回春丸""壮阳回春灵""三宝双喜"等中成药,后出现外阴烧灼感,至入院前20日不寐、腰膝酸困诸症加重。入院时症见形体消瘦,口干咽红,舌质红,有裂纹,舌体前无苔,舌面干燥少津,脉细。中医诊断:不寐,阴虚火旺,心肾不交型。拟滋阴泻心火为治法。方用两地汤加减治疗。处方:

生地15g,地骨皮10g,麦冬15g,玄参10g,五味子15g,丹参15g,柏子仁10g,远志10g,木通10g,淡竹叶10g,煅牡蛎15g,银柴胡10g。

共服21剂,患者不寐、腰膝酸困明显好转,舌红减轻,舌面生出少量白苔,舌有津液,治愈出院。体会:不寐证可由多种病因所致,临床上应用两地汤加减治疗不寐证,关键在于要抓住患者阴虚体质,辨证准确,方可获效。本例所举不寐,为阴虚火旺、心肾不交型,究其阴虚之原,乃滥服大量补肾壮阳之品,日久耗伤津液,致肾阴不足,不能上交于心,而心火旺,虚热扰神致心烦不寐。舌脉亦符阴虚火旺之象。两地汤养阴清热,壮水制火,使水盛而火自平,阴生而阳自秘,水火相济,做到有的放矢。

15. **精液量少,精液不液化案**[35]

案1 患者某,男,28岁。

初诊(1999年3月13日) 婚后3年不育,性生活正常,配偶曾做多项检查,排除女方不孕因素。曾多次做精液检查,量均在0.3~1 mL。曾四处求诊1年余,未见明显疗效。观其以前所服之药,大多为壮阳之品。查睾丸发育正常。患者稍感乏力,口干,心烦失眠,舌质红、苔薄白、脉细。诊断:精液量少。治宜补肾精,清虚热。两地汤加减:

生地、熟地各15 g,玄参15 g,白芍20 g,麦冬15 g,地骨皮10 g,阿胶10 g,枸杞子10 g,山茱萸10 g,淫羊藿10 g。

水煎服,每日1剂。药30剂后,查精液量为1.5 mL,复服药30剂,精液量约3 mL,pH 7.6,液化时间30 min,精子计数30×10^9/L,活动率75%,活动类型:3级、4级之和为50%,精浆果糖2.5 g/L。停止服药2个月后,配偶怀孕,后生一健康女婴。

【按】 正常健康男性一次排精的精液量一般为2~6 mL,如果一次排精量不足1.5 mL或仅有数滴者称为精液量少。本症早在《内经》中即有记载,《诸病源候论》称为虚劳少精。清代医家陈士铎在《辨证录·种嗣门》中提出了"节少以养其胃,益之补精添髓之方"的治疗法。笔者在临证中发现,本症病机以肾精亏虚、热扰精室居多。故以两地汤滋阴以清热,熟地、枸杞子、山茱萸、淫羊藿填补肾精,意收"阴得阳升,泉源不竭"之功。

案2 患者某,男,27岁。

初诊(2000年4月3日) 婚后2年半未育,性生活正常,排除女方不孕因素。精液检查:量约1.5 mL,2 h不液化,精子计数20×10^9/L,精子活动率30%,活动类型:3级、4级之和为5%。自述平时腰酸乏力,有时耳鸣,手足心热,有前列腺炎病史。舌质红,苔薄黄,脉细。诊断:精液不液化。治宜滋肾阴,清虚热。两地汤加减:

生地、熟地各15 g,玄参15 g,麦冬10 g,地骨皮10 g,白薇10 g,枸杞子10 g,菟丝子15 g,山茱萸10 g,山药20 g,蒲公英15 g。

水煎服,每日1剂。服药35剂后精液量约3.5 mL,30 min完全液化,精子计数 35×10⁹/L,活动力 70%,活动类型:3 级、4 级之和为 45%,精浆果糖 1.9 g/L。其妻于 2000 年 8 月怀孕,后生一健康男婴。

【按】精液不液化是导致男性不育症的常见原因之一,这种异常的液化过程的延迟,能使精子发生凝集或制动,减缓或抑制精子正常通过宫颈而造成不孕。本证古代医家未有论述,当代中医称其为"精滞"。笔者根据精液不液化患者临床上多表现阴虚火旺的特点,用两地汤加白薇养阴清热,山药、枸杞子、菟丝子、山茱萸健脾补肾,调补肾之阴阳,蒲公英清热解毒,取得了较满意的疗效。

参考文献

[1] 张丽萍,杜彩霞.两地汤煎剂对拟更年期阴虚内热大鼠模型的影响[J].中医研究,2007 (8):25-26.

[2] 张仲一,高岚,张莉,等.两地汤降糖降脂作用实验研究[J].浙江中医杂志,2005(7): 299-301.

[3] 高仁美,郝培芹.两地汤加减治疗中老年女性阴道干涩的临床疗效研究[J].中医临床研究,2021,13(17):113-115.

[4] 苗裕.加味两地汤治疗复发性自然流产临床观察[J].中国中医药现代远程教育,2021,19 (1):100-101.

[5] 李海香,李海莲.奥美昔芬联合两地汤对围绝经期功能失调性子宫出血患者 ER、PR 和 VEGF 表达的影响[J].现代中西医结合杂志,2019,28(32):3594-3597.

[6] 吴土连,邱伟,陈思敏.两地汤联合子午流注低频治疗仪治疗阴虚血热型月经先期的临床疗效观察[J].临床医学工程,2019,26(10):1321-1322.

[7] 初青.两地汤加减治疗置环后经期延长临床研究[J].亚太传统医药,2016,12(17): 144-145.

[8] 张晓丹.两地汤加味治疗月经先期量少 106 例临床观察[J].中医临床研究,2015,7(25): 63-64.

[9] 邱丽,管雁丞,刘玉.归肾两地汤加减治疗肝肾阴虚型绝经前后诸证疗效观察[J].新中医,2015,47(7):191-193.

[10] 孙蓉.两地汤加减治疗阴虚血热型月经先期临床观察[J].湖北中医杂志,2015,37 (5):39.

[11] 郜宇,孙光伟.两地汤加减治疗虚热型崩漏 80 例临床观察[J].吉林中医药,2013,33 (10):1032-1033.

[12] 沈燕慧.两地汤加减治疗经行口糜的临床观察[J].中国民族民间医药,2013,22 (13):111.

[13] 冯彦君,陈继兰.两地汤治疗青春功能失调型子宫出血 60 例疗效观察[J].中医临床研究,2012,4(15):58-59.

[14] 邵梅.两地汤加减治疗产后阴虚发热 28 例[J].浙江中医药大学学报,2011,35(1):40.

[15] 郑泳霞.加减两地汤联合炔诺酮治疗肾阴虚型崩漏 30 例疗效观察[J].新中医,2011,43
(12):72-73.

[16] 李志伟,王琪.两地汤治疗虚热型经期延长的临床疗效观察[J].贵阳中医学院学报,
2011,33(1):79-80.

[17] 陈宏.两地汤加减治疗围绝经期综合征 85 例[J].浙江中医杂志,2010,45(7):505.

[18] 徐继辉.两地汤联合氯米芬治疗经间期出血 30 例[J].中医杂志,2008(5):452.

[19] 程燕.两地汤加减治疗妇科术后发热 126 例[J].陕西中医,2002(5):419-420.

[20] 沈坚华,李淑萍,邱云桥,等.加味两地汤治疗精液不液化症 31 例疗效观察[J].新中医,
2001(6):23-24.

[21] 刘新生,孙合群,冯宝琴.两地汤治疗虚热型黄体功能不全 48 例临床观察[J].新疆中医
药,2000(2):18.

[22] 赵玉华.两地汤治疗脑动脉硬化症 12 例[J].湖南中医杂志,1993(5):27.

[23] 付琳.滋阴降火法治疗月经先期量少的应用体会[J].光明中医,2017,32(5):732-733.

[24] 周维叶,周惠芳.《傅青主女科》月经先期诊治探微[J].中国中医基础医学杂志,2020,26
(6):838-840.

[25] 付琳.滋阴降火法治疗月经先期量少的应用体会[J].光明中医,2017,32(5):732-733.

[26] 魏永明,刘强.两地汤治疗月经病验案 2 则[J].山西中医,2011,27(4):6.

[27] 王庆侠.两地汤异病同治举隅[J].长春中医学院学报,1998(1):31-32.

[28] 王秋月.两地汤的临床应用体会[J].浙江中医学院学报,1987(2):24.

[29] 苗裕,李晓霞,赵亚贤.滋肾清热法治疗复发性流产探析[J].中国中医药现代远程教育,
2020,18(9):102-104.

[30] 陈晓霞.两地汤妇科临床应用举例[J].浙江中医杂志,2009,44(10):759.

[31] 华红.两地汤临床新用[J].中国中医药信息杂志,2003(6):76-77.

[32] 班秀文.试论心与妇科的关系[J].浙江中医学院学报,1985,9(2):1-2.

[33] 朱春红.两地汤验案 2 则[J].河南中医,2007(1):67.

[34] 华红.两地汤加减治愈不寐证 1 例体会[J].甘肃中医,1996(3):15.

[35] 张宗圣,李爱梅.两地汤男科新用[J].山东中医杂志,2002(7):439.

桃红四物汤

一、处方来源

《医宗金鉴·妇科心法要诀·调经门·先期证治》

桃红四物汤：先期湿热物芩连，虚热地骨皮饮丹。血多胶艾热芩术，逐瘀桃红紫块黏。血少浅淡虚不摄，当归补血归芪先。虚甚参芪圣愈补，热滞姜芩丹附延。逐瘀芎归佛手散，又名芎归效若仙。

若血多有块，色紫稠黏，乃内有瘀血，用四物汤加桃仁、红花破之，名桃红四物汤。

二、历史沿革考证

桃红四物汤源于清代医家吴谦等所著《医宗金鉴》一书，此书刊于清代乾隆七年(1742)，其中桃红四物汤出于卷四十四调经门，用来治疗妇人血瘀之月经先期。本方由四物汤(当归、白芍、川芎、熟地)加桃仁、红花而成。明代徐用诚撰，刘纯续增《玉机微义·理血之剂》中，"元戎加味四物汤治瘀血腰痛"。清代柴得华所著《妇科冰鉴·调经篇》："血多有块，色紫稠黏者，有瘀停也，桃红四物汤随其流以逐之。"清代郑玉坛所著《彤园医书》："桃红四物汤治先期经行，脉实便秘，血多有块，紫赤稠黏，瘀血停者。即四物汤内加红花一钱，去皮尖研桃仁七粒，酒兑煎服。"清何梦瑶编撰《妇科良方》谓"血多有块，色紫稠黏腹痛者，实而兼瘀也，桃红四物汤"。清代刘仕廉所著《医学集成》："将行腹痛为血滞，桃红四物加元胡、木通、牛膝、泽兰。或香附四物加吴萸、小茴、红花、苏木。"

后世医家多沿用吴谦所述《医宗金鉴》的组成、用法，变化不大。清代刘仕廉所著《医学集成》稍有加减变化："将行腹痛为血滞，桃红四物加元胡、木通、牛膝、泽兰。或香附四物加吴萸、小茴、红花、苏木。"[1]

三、临床应用研究

（一）药物组成

本方由桃仁、当归、白芍、红花、川芎、熟地组成，即四物汤加味桃仁、红花组成。

（二）药物剂量

《医宗金鉴》并未记载本方各组成药物用量，今据《实用方剂辞典》标明参考用量以供临床借鉴。川芎 6 g，当归 10 g，白芍 10 g，熟地 10 g，桃仁 10 g，红花 6 g。

（三）方义解析

本方由桃仁、当归、白芍、红花、川芎、熟地组成。其中桃仁，始载于《神农本草经》，蔷薇科植物桃或山桃的种子。味苦、甘，性平，归心、肝、大肠经。功能活血祛瘀，润肠通便。主治痛经，血滞经闭，产后瘀滞腹痛，癥瘕结块，跌打损伤，瘀血肿痛，肺痈，肠痈，肠燥便秘等。红花，味辛，性温，归心、肝经。功能活血通经，祛瘀止痛。主治经闭痛经，产后瘀阻腹痛，胸痹心痛，癥瘕积聚，跌打损伤，关节疼痛，中风偏瘫，斑疹等。《医要集览·珍珠囊》认为红花"其用有四，逐腹中恶血，而补血虚之虚；除产后败血，而止血晕之晕"。《开宝本草》云："主产后血运口噤，腹内恶血不尽，绞痛，胎死腹中，并酒煮服。亦主蛊毒下血。"川芎：《神农本草经》记载本品"主中风入脑，头痛，寒痹，筋挛缓急，金疮，妇人血闭无子"。《名医别录》云："除脑中冷动，面上游风去来，目泪出，多涕唾，忽忽如醉，诸寒冷气，心腹坚痛，中恶，卒急肿痛，胁风痛，温中内寒。"《日华子本草》谓其"治一切风，一切气，一切劳损，一切血，补五劳，壮筋骨，调众脉，破癥结宿血，养新血，长肉，鼻洪，吐血及溺血，痔瘘，脑痈发背，瘰疬瘿赘，疮疥，及排脓消瘀血"。当归：味甘、辛、苦，性温，归肝、心、脾经。《医学启源》云："能和血补血。"《主治秘要》云："其用有三，心经药一也，和血二也，治诸病夜甚三也。"熟地：味甘，性温。归肝、肾经。功能补血滋阴，益精填髓。主治血虚萎黄，眩晕心悸，月经不调，崩漏不止，肝肾阴亏，潮热盗汗等。《本草纲目》谓："填骨髓，长肌肉，生精血。补五脏内伤不足，通血脉，利耳目，黑须发，男子五劳七伤，女子伤中胞漏，经候不调，胎产百病。"芍药始载于《神农本草经》，列为中品，陶弘景始分赤、白两种。味苦、酸，性微寒。归肝、脾经。功能养血和营，缓急止痛，敛肝平肝。主治月经不调，经行腹痛，崩漏等。全方共奏养血活血，祛瘀调经之功。

（四）治疗范围

桃红四物汤原为治疗妇人瘀血内阻、月经失调等证而设,现在则广泛应用于妇科诸疾。随着近年对活血祛瘀方剂研究的深入,本方已用于治疗内科、外科、儿科、骨科、皮肤科、眼科、耳鼻喉科等临床各科疾病,并取得了较好效果。例如可以用于血行瘀滞所致的妇科病症,如闭经、痛经、不孕症、异位妊娠、卵巢囊肿、子宫粘连、子宫肌瘤、慢性盆腔炎、功能失调性子宫出血、更年期综合征、输卵管阻塞、子宫内膜异位症、药物流产后阴道出血等。凡由瘀血所致者,都可用桃红四物汤加减治疗;用于神经科疾病,如失眠、眩晕、脑梗死、三叉神经痛、血管神经性头痛、坐骨神经痛等;皮肤科疾病,如斑秃、痤疮、扁平疣等属血虚血瘀者,亦可用本方加减辨证治疗;用于眼科病症,如慢性结膜炎、病毒性角膜炎、急性视神经炎、玻璃体混浊、玻璃体积血等。

（五）加减变化

《医林改错》一书中在桃红四物汤的基础上进行了化裁,如血府逐瘀汤、通窍活血汤、膈下逐瘀汤、少腹逐瘀汤、身痛逐瘀汤。① 血府逐瘀汤:桃仁四钱,红花三钱,当归三钱,生地三钱,川芎一钱半,赤芍二钱,牛膝三钱,桔梗一钱半,柴胡一钱,枳壳二钱,甘草一钱。主要功效活血祛瘀,行气止痛。主治胸中血瘀证。② 通窍活血汤组成:赤芍一钱,川芎一钱,桃仁二钱,红花三钱,老葱三根,生姜三钱,大枣七个,麝香五厘,黄酒半斤,主要功效活血通窍。主治瘀阻头面的病症。③ 膈下逐瘀汤组成:五灵脂二钱,当归三钱,川芎二钱,桃仁三钱,牡丹皮二钱,赤芍二钱,乌药二钱,延胡索一钱,甘草三钱,香附一钱半,红花三钱,枳壳一钱半,主要功效活血祛瘀,行气止痛。主治膈下瘀血,形成积块。④ 少腹逐瘀汤组成:小茴香七粒,干姜二分,延胡索一钱,没药一钱,当归三钱,川芎一钱,官桂一钱,赤芍二钱,蒲黄三钱,五灵脂二钱。主要功效活血祛瘀,温经止痛。主治少腹瘀血积块疼痛等。⑤ 身痛逐瘀汤组成:秦艽一钱,川芎二钱,桃仁三钱,红花三钱,甘草二钱,羌活一钱,没药二钱,当归三钱,五灵脂二钱,香附一钱,牛膝三钱,地龙二钱。主要功效活血行气,祛瘀通络。主治气血闭阻经络所致的痛证。

现代医家在使用该方时也进行适当加减,比如瘀血重者赤芍易白芍,或加莪术、三棱;热较甚者,生地易熟地,或加牡丹皮、栀子;经前腹胀腹痛,经行不畅、色紫有块者,可加香附、延胡索。用于脑血管意外后遗症,半身不遂,此时气血亏虚,经脉瘀阻,可用本方加黄芪、地龙;亦可用本方加桑寄生、怀牛膝、钩藤等。用于血管神经性头痛,可用本方加钩藤、白蒺藜等。用于震颤性麻痹,症见四肢(尤其是手)、头部发生节律性颤动。多由肝经血虚瘀滞,不能养筋所致者,亦可试用本方加钩藤治疗。治疗慢性荨麻疹,可用本方加荆芥、防风、白蒺藜等药祛风达表;治疗带状疱疹,用本方加延胡索、郁金行气活血止痛;治疗皮肤瘙痒症,加桑叶、薄荷、白鲜皮、白蒺藜散风止痒;治疗银屑病,用本方加金银花、连翘、三棱、莪术以清热活血。

（六）现代临床应用

桃红四物汤的药理作用研究表明,其具有降血脂、扩血管、补充微量元素、抗炎作用、抗氧化损伤、抗休克、提高免疫力、神经保护作用,其他还具有抗疲劳及耐缺氧的作用。

四、经典文献辑录

（一）历代论述

1.《医宗金鉴·妇科心法要诀·调经门·先期证治》 芩连四物汤,地骨皮饮,胶艾四物汤,芩术四物汤,桃红四物汤,当归补血汤,圣愈汤,姜芩四物汤,佛手散,芎归汤。

注:若血多有块,色紫稠黏,乃内有瘀血,用四物汤加桃仁、红花破之,名桃红四物汤。

2.《妇科良方》 四物汤:地黄(或生或熟)、芍药(或白或赤)、当归各二钱,川芎一钱,水煎服。

桃红四物汤:即四物汤加桃仁、红花。

3.《妇科良方·经期》 先期者大概属热,亦有寒者,更须分虚实……血多有块,色紫稠黏腹痛者,实而兼瘀也,桃红四物汤。

4.《一见能医·四物汤增损歌》 四物女科之要品,胎产调经为主君;当归芍地能生血,行气川芎郁滞伸……不通木藤桃丹附,涩滞桃红四物同。

5.《妇科冰鉴·月经门汇方》 桃红四物汤:

生地(酒洗)三钱,当归(酒洗)四钱,白芍钱(酒炒)五分,川芎一钱,桃仁(去皮尖研泥)十四粒,红花(酒洗)一钱。

水煎温服。

6.《妇科冰鉴·月经门·经脉愆期》 先期而至,脉见洪数之类,证兼喜冷者,热也。大率血分诸病,四物汤主之……血多有块,色紫稠黏者,有瘀停也,桃红四物汤随其流以逐之。

7.《妇科冰鉴·崩漏门》 若崩漏去血过多者,胶艾四物汤止之;血热者,知柏四物汤清之;热微者,荆芩四物汤和之;漏血涩少,间有瘀块者,桃红四物汤加香附破之。

8.《彤园医书(妇人科)·调经门·先期经行》 桃红四物汤:治先期经行,脉实便秘,血多有块,紫赤稠黏,瘀血停者。即四物内加红花一钱(去皮尖研)、桃仁七粒,酒兑煎服。

9.《彤园医书(妇人科)·调经门·后期经行》 桃红四物汤:见前先期。治后期经行,脉沉而数,血多色赤,腹中胀痛,此气滞血瘀,用此破之。轻者只用佛手散,见前。

10.《彤园医书(妇人科)·经闭门·室女经行复止》 大黄䗪虫丸:治气血凝结,因而经闭,腹痛胀满,脉实体强,宜破血行气,其经自通。

大黄、赤芍、生地、桃仁、杏仁、干漆、甘草、条芩、炒䗪虫、虻虫、蛭虫、蛴螬等分(研末)。

蜜丸。量虚实服。轻者只服桃红四物汤,见前先期。

11.《家藏蒙筌》 四物汤:治妇女一切血虚、血热、血燥诸证。

当归、熟地(如血热易生地)各三钱,川芎一钱五分,白芍(酒炒,如血瘀胀痛改用赤芍)二钱。

桃红四物汤:即前四物汤去芍药加桃仁泥、红花是也。治腹结瘀血,疼痛不行。

12.《杂病广要·眩运》 瘀血停蓄,上冲作逆,亦作眩晕,桃红四物(《医读》)。

13.《医学集成·调经》 将行腹痛为血滞,桃红四物加延胡索、木通、牛膝、泽兰。或香附四物加吴萸、小茴、红花、苏木。

过期不行,因血凝胀痛,桃红四物加香附、莪术、木通、木香、肉桂、甘草;并不胀痛,十全去芎,加陈皮。

经来色紫,桃红四物汤。或生地四物,用归尾、赤芍,加香附、丹皮、黄连、甘草。

14.《医学集成·杂治》 跌打,桃红四物加山楂、大黄、童便、甜酒。伤筋,加月季花。伤骨,加骨碎补(炒)。外枷炭烧红,石臼捣细,加黄糖,捣如酱敷,兼治刀伤。

15.《医学集成·腰痛》 痛如锥刺,跌打瘀血也。桃红四物加元胡、肉桂、乳香、没药、牛膝、炒军(炒大黄)、甜酒。或二地、当归、丹参、杜仲、牛膝、续断、碎补、乳香、没药、血竭、自然铜,年久亦效。

16.《医学集成·临产》 清臣曰:六字真言,一曰睡,二曰忍痛,三曰慢临盆,乃千古不易之秘,且生人系天地自然之理,何用催生诸药?但其中不无交骨不开及胎死腹中、胞衣不死胎不下。佛手散(上),加枳壳、香附、芒硝、童便。或桃红四物加肉桂。

17.《医学集成·崩漏》 闪挫跌扑,赤芍四物用归尾,加桃红、丹皮、龟板、枳壳、酒军(酒大黄)。或桃红四物加香附。

18.《医学集成·胃痛》 痛不移处,为死血,桃红四物加丹皮、枳壳、延胡索。甚者,加酒军(酒大黄)。

19.《医学集成·产后》 恶露不行,桃红四物加肉桂。或生化汤(上),倍桃仁,加灵脂、蒲黄(俱炒)。

(二)现代论述

1. 妇科疾病 妇科疾病多数是因为血瘀、血虚、气血不和所致。《内经》中说:"女子以肝为先天。"肝主藏血,肝血虚或血瘀,皆可导致全身血液运行不畅,"不通则痛",从而出现疾病。桃红四物汤应用于妇科疾病因为其具有补血、和血和活血的作用。

(1)痛经

1)桃红四物汤加减治疗原发性痛经 32 例:侯新霞[2]等用桃红四物汤加减治疗原发性痛经 32 例,采用桃红四物汤加味治疗。处方:桃仁、当归、川芎、乌药、香附、郁金、柴胡、牛膝各 10 g,熟地 12 g,白芍、延胡索各 15 g,红花、炙甘草各 6 g。加减:自觉腹中灼热,口干口苦,舌红苔黄者去香附,加栀子、黄芩、牡丹皮各 10 g;小腹冷痛,遇寒痛甚,得热则舒者加艾叶 10 g、肉桂(制)6 g;腰骶酸痛明显者加杜仲、续断各 15 g;气虚乏力,头晕心悸者加党参、黄芪各 20 g。每日 1 剂,水煎,取汁 300 mL,早、晚分取。每月行经前 5 日开始服药,服至月经来潮 1~2 日,疼痛缓解后立即停药。连续治疗 3 个月经周期。32 例患者中治愈 22 例,占 68.75%,好转 8 例,占 25%,无效 2 例,总有效率 93.75%。

2)桃红四物汤加减治疗原发性痛经临床观察:李改非[3]等将 82 例原发性痛经患者随机分为治疗组 42 例和对照组 40 例,对照组给予吲哚美辛 25 mg,每日 3 次口服,亦从月经周期第 25 日开始,连服 5 日。治疗组给予桃红四物汤加减治疗:桃仁、当归、川芎、乌药、香附、郁金、柴胡、牛膝各 10 g,熟地、白芍、延胡索各 15 g,红花、炙甘草各 6 g。随证加减:若小腹冷痛、遇寒痛甚、得热则舒者加艾叶 10 g,肉桂(制)6 g;若自觉腹中灼热、口干口苦、舌红苔黄者去香附,加栀子、黄芩、牡丹皮各 10 g;若腰骶酸痛明显者加杜仲、续断各 15 g;若气虚乏力、头晕心悸者加党参、黄芪各 20 g。每日 1 剂,入水浸泡 30 min 后煎煮,取汁 300 mL,分早晚温服。每月行经前 5 日开始服药,服至月经来潮 1~2 日,疼痛缓解后立即停药,2 组患者均以 3 个月为 1 个疗程。治疗组 42 例,痊愈 30 例,显效 6 例,有效 3 例,无效 3 例,总有效率为 92.86%;对照组 40 例,痊愈 19 例,显效 6 例,有效 4 例,无效 11 例,总有效率为 72.5%。

3) 桃红四物汤配合温针灸治疗痛经临床观察:陆阳[4]将 87 例痛经患者随机分为治疗组 44 例和对照组 43 例,治疗组将痛经分为湿热蕴结、瘀血阻络型、肝肾亏虚型进行辨证论治,采用桃红四物汤临证加减。① 湿热蕴结型:桃红四物汤加减,方用桃仁、红花、川芎、黄柏、威灵仙、防己、海桐皮、延胡索、蒲公英、络石藤、赤白芍等。② 瘀血阻络型:桃红四物汤加减,方用桃仁、红花、川芎、川草乌、延胡索、当归、狗脊、枸杞子等。③ 肝肾亏虚型:桃红四物汤加减,方用桃仁、红花、川芎、延胡索、桑寄生、杜仲、骨碎补、山药、山茱萸、川续断、菟丝子、熟地、牛膝、白芍、泽泻等。水煎服,每剂取汁 300 mL,100 mL 每日 2 次口服。温针灸方法:取穴,左右两侧同选风池、腰阳关、足三里、血海、内关、足三里、犊鼻、太溪、昆仑和阿是穴等,上述穴位,以 1.6~2.2 寸毫针进针。得气后,将准备好的阻燃物套于针柄下以防止火灰掉落烫伤皮肤,剪取长 2.0~3.0 cm 的艾条插在针柄尾部并点燃下端,待其燃尽后,留针 20 min 后出针,每日治疗 2 次。对照组给予桃红四物汤汤剂口服。① 湿热蕴结型:桃红四物汤加减,方用桃仁、红花、川芎、黄柏、威灵仙、防己、海桐皮、延胡索、蒲公英、络石藤、赤芍、白芍等。② 瘀血阻络型:桃红四物汤加减,方用桃仁、红花、川芎、制川草乌、延胡索、当归、桑寄生、黄芪等。③ 肝肾亏虚型:桃红四物汤加减,方用桃仁、红花、川芎、延胡索、桑寄生、杜仲、骨碎补、肉桂、鸡血藤、川续断、当归、熟地、牛膝、白芍、茯苓等。水煎服,每剂取汁 300 mL,100 mL,每日 2 次口服。治疗 30 日后治疗组总有效率 84.09%,对照组总有效率 81.40%,经统计学处理无显著性差异($P>0.05$),说明治疗组与对照组在疗效上无明显差异。两组不良反应率如下,治疗组不良反应发生率为 20.45%,对照组为 18.60%,经统计学处理有显著性差异($P<0.05$),表明治疗组不良率反应明显相近于对照组。

4) 桃红四物汤加味治疗功能性痛经 84 例:周永学[5]等将 126 例患者随机分为两组,治疗组 84 例,治疗组以桃红四物汤加味治疗,方药组成:桃仁、赤芍、熟地、蒲黄、五灵脂各 10 g,川芎、红花、当归、香附、延胡索各 12 g,乌药 15 g,甘草 6 g。每日 1 剂,水煎两次至 400 mL,分早晚温服。于经前 1 周服用至经期第 3 日停服,连服 3 个月经周期,停药后观察 3 个月经周期。对照组:采用口服田七痛经胶囊,每日 3 次,每次 4 粒,服药时间及疗程与治疗组口服中药煎剂相同,停药后观察 3 个月经周期。治疗组总有效率 95.24%,对照组总有效率 76.19%,两组的总有效率有显著性差异。

5) 桃红四物汤加减治疗原发性痛经 84 例临床观察:王娇[6]将原发性痛经的 84 例确诊患者随机分为 2 组,治疗组 42 例,以桃红四物汤加减为基本方剂,根据具体症状辨证加减用药,其基本药物组成为:由桃仁、红花、白芍、当归、川芎、熟地、延胡索、牛膝、陈皮、茯苓、炙甘草组成。若气滞重者加用柴胡、香附、牡丹皮、枳壳等以疏肝理气；若寒湿甚者加艾叶、干姜、吴茱萸、五灵脂等以温经散寒止痛；若气血虚弱者加黄芪、党参、白术、丹参以益气化瘀止痛；若湿热重者加生地、黄连、黄柏、牡丹皮等以清热利湿、消瘀止痛。对照组42例：采用西医治疗：根据具体病情情况给予患者相应的前列腺素合成酶抑制剂，即布洛芬、吲哚美辛等，于月经前1日开始服药，连服4日为1个月经周期，在此期间可适当给予其止痛、解痉等药物。疗程：2组患者均连续用药3个月经周期，疗程结束后判定治疗效果。结果：在对2组患者进3个月经周期的相应治疗后，对照组总有效率78.57％，观察组总有效率为95.24％，观察组的总有效率明显高于对照组，差异有统计学意义($P<0.05$)。结论：桃红四物汤可以降低血液黏度，改善神经功能、扩张血管，增加机体血流量，改善患者微循环，从而达到调节子宫功能、消炎止血止痛的目的。延胡索具有抗凝祛瘀、解痉镇痛作用。方中各药相合，共奏活血养血、通经止痛之功用，使病邪去，瘀血除，经血调，疼痛止，气血运行顺畅，经血盈畅，从而达到标本兼治目的。

6) 桃红四物汤治疗痛经的临床价值：李琼[7]将痛经的80例确诊的患者随机分为两组，观察组40例，对照组40例。对照组患者采用西医治疗：仔细观察和记录患者病情，按照病情需要给予患者前列腺素合成酶抑制剂，可采用布洛芬、氟芬那酸和吲哚美辛等药物，最后根据患者的实际情况合理使用镇痛剂、镇静剂和解痉药，连续治疗3个月。观察组患者按照患者的实际情况合理运用桃红四物汤治疗，方剂组成为：白芍、桃仁、柴胡、红花、生地等10 g，当归20 g，益母草30 g。针对气滞血瘀型、气短胸闷和两肋有胀满感的患者，加味川楝子12 g，郁金和沉香10 g；针对寒凝血瘀型、四肢厥冷和下腹有冷痛感的患者，加味小茴香和肉桂8 g，延胡索10 g。服用时间为经期前1周，每日服用1剂，采用以水煎汁的方式处理药材，分早、晚饭后各1次服用，持续服用至经期来临时，连续治疗3个月。结果：对照组总有效率70％，观察组总有效率92.5％，组间差异具有统计学意义($P<0.05$)。

(2) 月经不调

1) 桃红四物汤加减治疗闭经的临床分析：赵鹏程[8]将其院收治的148例闭经患者随机分为对照组和观察组，观察组患者使用桃红四物汤进行加减治疗，主要的方药包括当归12 g、山药12 g、白芍12 g、杜仲12 g、川牛膝12 g、山茱萸12 g、枸杞子15 g、生地15 g、川芎10 g、紫石英15 g、香附10 g、茯苓10 g、红花3 g、桃仁3 g、菟丝子20 g，用水煎服治疗，每日服用1剂，分2次进行服用，一共治疗1个月。针对气血虚弱以及脾虚体寒患者加用人参和白术进行治疗；针对肾阴虚患者加用墨旱莲、女贞子进行治疗；针对肾阳虚患者加用淫羊藿和仙茅进行治疗。对照组患者使用西药进行常规治疗,使用戊酸雌二醇片进行口服治疗,每日服用 1 次,每次服用 1 mg,一共服用 1 个月。观察组临床疗效总有效率 91.9%,对照组临床疗效总有效率 78.4%,观察组的临床疗效明显优于对照组。

2) 桃红四物汤治疗女性月经不调的临床疗效观察:向蓉[9]通过临床试验,观察桃红四物汤治疗月经不调的 53 例临床疗效。方法:53 例确诊患者随机分为两组,观察组 27 例(经期提前 4 例、经期延迟 7 例、经量过少 10 例、闭经 6 例),对照组 26 例(经期提前 6 例、经期延迟 8 例、经量过少 8 例、闭经 4 例)。方法:对照组检查确诊后,根据患者情况使用复方左炔诺孕酮片;经期提前者在其基础体温升高 3 日后,每日 1 粒,持续 12 日,治疗 2~3 个疗程;月经过少者从月经第 5 日开始每日服 1 丸,连服 22 日,不能间断,服完后 3~4 日即来月经,并于月经的第 5 日再服下 1 个月的药,治疗 2~3 个疗程。观察组在上述用药基础上加用桃红四物汤加减,气虚者加党参 15 g、黄芪 20 g,寒凝者加桂枝 10 g、肉桂 6 g、艾叶 10 g,气滞者加柴胡 15 g、郁金 10 g、香附 10 g,肾虚者加杜仲 10 g、菟丝子 10 g、黄精 10 g 等,每日 1 剂,2 次服用,用药时间 8~12 周。结果:观察组治疗率为 96.3%,高于对照组 84.6%,$P < 0.05$;月经不调情况观察:治疗后观察组患者月经不调评分明显低于对照组患者,$P < 0.05$,月经不调患者临床以桃红四物汤治疗,效果理想,不良反应发生少,患者焦虑情况改善。

3) 桃红四物汤治疗月经不调的疗效研究:赵瑜玲[10]将月经不调的 110 例确诊的患者随机分为两组,观察组 55 例,对照组 55 例。给予对照组患者常规西药治疗,主要给予维生素 C(0.3 g/次,每日 3 次)、维生素 E(0.1 g/次,每日 3 次),同时给予患者孕激素和雌激素进行综合治疗。研究组在对照组治疗的基础上给予中药桃红四物汤治疗,药方:紫草 30 g,当归、桃仁、生地、川芎各 20 g,白术、牡丹皮、木芍药、山茱萸各 15 g,炙甘草、红花各 6 g;诸药联合 500 mL 水煎服,每日 1 剂,分两次服用;1 个疗程为 4 周,共治疗 2 个疗程。结果:经过治疗发现,研究组 25 例痊愈、26 例有效、4 例无效,治疗总有效率 92.73%;对照组 19 例痊愈、20 例有效、16 例无效,治疗总有效率 70.91%;研究组患者治疗总有效率明显高于对照组,$P < 0.05$。综上所述,月经不调对女性生殖健康有较大的影响,临床治疗方面必须要重视此病的治疗和干预,经研究发现中药桃红四物汤治疗月经不调效果显著,相比传统西药能够快速缓解患者症状,且治疗不良反应少,安全性高,值得在临床上推广应用。

(3) 乳腺病:杨氏[11]等将行术前化疗的 40 例乳腺癌患者随机分为治疗组和对照组,治疗组 20 例,给予术前化疗及桃红四物汤(药物组成:桃仁 9 g,红花 6 g,熟地 12 g,当归 9 g,白芍 9 g,川芎 6 g)加水 500 mL 煎至 200 mL,温服,每日 1 剂。治疗组自化疗之日起连续服用桃红四物汤 21 日为 1 个疗程,共 3 个疗程。对照组 20 例,为单纯术前化疗组,观察各组患者 3 个疗程后(21 日为 1 个疗程)肿瘤的情况。两组均能降低 LVD、VEGF - C 的表达,差异具有统计学意义($P<0.05$);两组亦能降低 flt - 4 表达,但无统计学意义($P>0.05$),桃红四物汤能抑制乳腺癌患者肿瘤淋巴管生成。

(4) 异位妊娠

1) 王玮瑾[12]将符合保守治疗条件的异位妊娠患者:随机分为观察组和对照组,对照组 10 例只用氨甲蝶呤、米非司酮、抗生素对症治疗;观察组 20 例只用桃红四物汤辨证治疗:观察组总有效率及血绒毛膜促性腺激素回复率、包块消失率均明显高于对照组,差异具有统计学意义($P<0.05$)。

2) 桃红四物汤加味联合甲氨蝶呤治疗异位妊娠 72 例:梁菊花等[13]将异位妊娠患者 102 例,随机分为对照组 30 例和观察组 72 例。对照组给予甲氨蝶呤注射液,50 mg/m^2,肌内注射。观察组在对照组的基础上给予桃红四物汤加味,具体药物组成:熟地 10 g,川芎 8 g,当归 10 g,红花 5 g,炒苍术 15 g,蜈蚣 2 条,紫草 10 g,天花粉 20 g,桃仁 10 g,丹参 20 g,莪术 10 g。每日 1 剂,水煎 200 mL。患者服药后每隔 7 日检测血清绒毛膜促性腺激素 1 次。若血清绒毛膜促性腺激素降低 15.5%,则重复上述方剂继续治疗,每隔 3~4 日复查 1 次,直至血清绒毛膜促性腺激素降至 50 mIU/mL。中医每周会诊 1 次,据患者病情调整中药剂量,一旦病情有变,随时准备复查 B 超和血清绒毛膜促性腺激素。对照组总有效率 66.67%,观察组总有效率 93.5%。

3) 观察桃红四物汤辨证加减联合西药保守治疗异位妊娠的临床效果:陈修群[14]将保守治疗异位妊娠的 64 例确诊患者随机分为两组,观察组 32 例,对照组 32 例。西药组使用西药治疗,米非司酮 25 mg/次,每日口服 2 次,持续治疗 5 日。联合组使用桃红四物汤辨证加减联合西药保守治疗,在西药组基础上给予桃红四物汤辨证加减治疗,组方为熟地、当归各 15 g,白芍 10 g,桃仁 9 g,川芎 8 g,红花 6 g。结果:与西药组患者比较,联合组患者的疼痛缓解时间、阴道出血量及卧床时间均相对较短,组间差值比较包含统计学意义($P<0.05$)。西药组患者远期妊娠率为 71.88%,明显低于联合组患者的妊娠率 84.85%,两组间差距比较包含统计学意义($P<0.05$)。结论:相较于单独使用西药保守治疗的方法,联合使用桃红四物汤辨证加减治疗的效果更加理想,能够发挥内外兼治的作用价值,对患者机体状态的改善、自身免疫能力的提升能够产生重要影响。本次分组比较的结果显示,联合组患者的疼痛缓解时间、阴道出血量及卧床时间均相对较短,且西药组患者远期妊娠率为 71.88%,明显低于联合组患者的妊娠率 84.85%。桃红四物汤辨证加减联合西药保守治疗异位妊娠,患者治疗后的妊娠率相对较高,且能够快速缓解患者的临床症状,对其术后生活质量的提升能够产

生重要影响。综合上述内容,桃红四物汤辨证加减联合西药保守治疗异位妊娠,能够快速缓解患者临床症状,使患者机体状态得以改善,其效果显著优于单独使用西药治疗的患者,可提升患者远期妊娠率,建议临床推广。

(5) 宫腔粘连:牛红萍[15]将 124 例确诊的宫腔粘连患者随机分为两组,观察组 62 例(月经量减少 62 例,闭经 35 例,月经不规则 40 例,不孕 29 例,其他 5 例),对照组 62 例(月经量减少 57 例,闭经 34 例,月经不规则 41 例,不孕 28 例,其他 4 例)。方法:对照组常规治疗,戊酸雌二醇片 2 mg 口服,每日 2 次,第 12 日起加用黄体酮胶囊 100 mg 口服,每日 2 次,连续 3 个月经周期。研究组予加味桃红四物汤联合雌二醇片治疗。加味桃红四物汤药物组成有当归 20 g,熟地、白芍、炙香附、大血藤、党参各 15 g,川芎、桃仁、红花、水蛭各 10 g,甘草 6 g。水煎煮,取汁 300 mL 后再煎 15 min,取汁 200 mL,混合后分早晚 2 次,每次 250 mL 口服,连续 3 个月经周期。血虚明显者加黄芪 30 g、白术 10 g;腹痛明显加益母草、牛膝、鸡血藤各 10 g;雌二醇片 2 mg/次,每日 1 次。有月经者出血第 5 日开始起下一个周期,无月经者停药 7 日后开始下一个周期,连续应用 3 个月经周期。结果:两组治疗后子宫内膜厚度显著高于治疗前($P<0.05$),除对照组阻力指数治疗前无变化外,两组搏动指数、阻力指数、宫腔粘连评分较治疗前明显降低,且治疗后,研究组患者上述指标低于对照组,组间比较差异有统计学意义($P<0.05$)。对照组治愈 20 例,好转 26 例,治愈率 32.26%,总有效率 74.19%;研究组治愈 31 例,好转 25 例,治愈率 50%,总有效率 90.32%,研究组治愈率、总有效率显著优于对照组($P<0.05$)。结果显示,运用加味桃红四物汤联合雌二醇片后,在治愈率和总有效率上显著提高,这证实中西医结合治疗效果显著,且能让在子宫内膜厚度显著提高,子宫内膜血流搏动指数、阻力指数、宫腔粘连评分显著下降,能从客观上改善粘连程度,月经周期、经期、经量、月经色质、小腹胀痛、腰膝酸软、头晕耳鸣症状积分上显著下降,这证实该方案能显著改善生活质量,促进预后。

(6) 子宫内膜异位症:肖海霞[16]将子宫内膜异位症的 112 例确诊患者随机分为两组,观察组 56 例,对照组 56 例。方法:两组均空腹或进食后 1 h 口服米非司酮,每次 25 mg,每日 2 次,30 日为 1 个疗程,连续用药 4 个疗程。观察组加用桃红四物汤治疗。药用:桃仁 9 g,白芍 10 g,红花 10 g,熟地 15 g,川芎 15 g,当归 15 g。水煎取汁 400 mL,取 100 mL 进行灌肠(将中药液加热至 37~40℃,插入直肠 15~20 cm 处,在完成灌肠后将臀部抬高并保持 0.5~1 h),将剩下 300 mL 分 2 次服用,每日 1 剂,30 日为 1 个疗程,连续治疗 4 个疗程。结果:对照组 22 例显效、23 例有效、11 例无效,治疗总有效率为 80.36%;观察组 29 例显效、24 例有效、3 例无效,治疗总有效率 94.64%,$P<0.05$。本研究结果显示,

桃红四物汤联合米非司酮能够降低机体炎症反应、调节机体激素水平。米非司酮是一种抗孕激素类药物，其主要是通过与糖皮质激素和孕酮受体结合，进而降低体内激素水平，最终发挥抑制卵巢功能的重要作用。桃红四物汤方中白芍缓中止痛、补血养血，红花祛瘀止痛、活血通经，当归和血补血、调经止痛，桃仁活血祛瘀，川芎祛风止痛、活血化瘀，熟地补血滋养。诸药合用，共奏活血祛瘀、补肾养血之功效。药理分析表明，白芍中含有的芍药苷具有镇痛、扩张血管的作用；桃仁能够扩张血管、抗炎，川芎有抑制血管收缩及镇静作用，红花可抗炎、镇痛、扩张血管，当归中含有的挥发油成分，具有调节免疫系统及抑菌抗菌的作用，熟地具有调节免疫的作用。综上所述，桃红四物汤联合米非司酮治疗子宫内膜异位症效果更加显著，能够调节激素平衡，降低机体炎症反应，加快康复，且用药安全。

2. 内科疾病　桃红四物汤治疗内科疾病多是用其补血和活血的功效，而内科疾病多是因为血虚或血瘀所致的津液耗伤或血瘀的疼痛。

(1) 便秘

1) 桃红四物汤加减治疗便秘的冠状动脉粥样硬化性心脏病（以下简称"冠心病"）患者 50 例：张群生[17]将 100 例合并便秘的冠心病患者随机分为两组，治疗组 50 例服用桃红四物汤（由桃仁、当归、丹参、赤芍、熟地、大黄、人参）一定比例煎制而成，每日 2 次，每次 150 mL 口服；一般用药 1～3 日，便秘缓解即可停药或酌情减量；对照组应用酚酞片，每日 2 次，每次 1 片。便秘疗效比较，治疗组总有效率 82%，对照组总有效率 60.9%，治疗组明显优于对照组（$P<0.01$）。心绞痛心电图疗效比较，治疗组总有效率 96%，对照组总有效率 52%，治疗组明显优于对照组（$P<0.01$）。

2) 桃红四物汤治疗老年便秘 32 例：于芳[18]将 16 例老年便秘患者分为 2 组，治疗组 16 例，对照组 16 例，将符合纳入标准患者随机分为两组各 16 人，治疗组中男性 10 人、女性 6 人，对照组中男性 8 人、女性 8 人。治疗组以桃红四物汤为主方，基本药物为：桃仁 12 g，红花 12 g，熟地 15 g，川芎 15 g，炒白芍 15 g，当归 20 g，黄芪 20 g，莱菔子 10 g。大便不干硬，排便不爽，重着难行，舌淡苔白，或兼见有齿痕舌，为脾虚，加用茯苓 12 g、白术 12 g。大便干硬，甚者如算子者，舌红而燥，苔少，为津伤，加用麦冬 12 g、玄参 12 g、葛根 15 g。此为一虚一实，为常见证候表现。余随症加减。服用方法为每日 1 剂，水煎服，每日 3 次，饭后服用。对照组继续服用麻仁滋脾丸和或复方芦荟胶囊。疗程为 3 周。治疗组显效 4 例，有效 10 例，无效 3 例，总有效率 87.5%；对照组显效 2 例，有效 6 例，无效 8 例，总有效率 50%，治疗组总有效率明显高于对照组总有效率（$P<0.05$）。

3) 桃红四物汤治疗老年习惯性便秘的临床观察：黄晓梅[19]将 120 例老年

习惯性便秘患者随机分为治疗组和对照组各 60 例,治疗组予桃红四物汤治疗,方药组成:肉苁蓉 15 g,桃仁 10 g,红花 8 g,熟地 25 g,当归 10 g,桔梗 10 g,赤芍 10 g,枳壳 10 g。水煎服,每日 1 剂,早晚分服,4 周为 1 个疗程。对照组予常规服用酚酞片剂 100 mg/次,每日 1 次,睡前服。治疗后随访半年,观察 2 组患者治疗前后习惯性便秘的症状变化情况,记录便秘各项症状评分结果,评价治疗疗效。治疗结果:治疗组痊愈率、显效率及总有效率均高于对照组,便秘各项症状评分均低于对照组($P<0.05$ 或 $P<0.01$)。

4) 桃红四物汤用于产后便秘的临床治疗及护理方法分析:杨爱玲[20]将产后便秘的 72 例确诊的患者随机分为两组,观察组 36 例,对照组 36 例。对照组予以常规护理,具体操作流程如下所示。① 饮食护理:产妇产后,护理人员需结合其机体情况、手术分娩方式来调整合理的饮食方案,指导其饮食应以营养丰富、高蛋白类食物为主,如鸡蛋、鱼肉等,并叮嘱产妇陪同家属日常多熬制汤品给予其进食,并多予以产妇富含植物纤维素及高脂肪类食物进食,如蔬菜、水果、粗粮、植物油等,避免进食刺激性强且辛辣类食物和禁止饮酒。与此同时,护理人员可叮嘱产妇日常多进食一些具有促进消化和通便功效的食物,如蜂蜜、黑芝麻、大枣、香蕉、酸奶等,进而促进其肠胃蠕动功能。② 心理护理:护理人员需重视产妇产后的心理情况,尤其是其诱发便秘症状后,排便时造成的机体疼痛感也会对产妇心理上造成负面影响,如焦虑、担忧、害怕等负面情绪,此时护理人员需及时给予其针对性心理疏导,通过对产妇讲解便秘发病机制、定时排便的重要性,以提高其护理配合度和缓解心理负面情绪,避免产妇情绪反应对胃酸分泌量、胃肠蠕动速率造成不利影响,以此致使其便秘问题加剧。此外,护理人员需积极鼓励产妇通过定时排便来形成良好的排便习惯,以进一步提高其机体对排便的反射反应,同时若产妇伤口有物质分泌时,护理人员需落实其机体擦洗和伤口换药工作,干燥清洁的伤口现状能降低产妇机体疼痛感,从而防止其诱发其他症状。③ 适当运动:护理人员需参照凯格尔运动模式来指导产妇进行运功,并告知其合理运动对改善产妇便秘问题和提高其健康出院进度的影响价值,以提高产妇护理配合度。运动指导方法如下所示:首先,指导产妇床上取仰卧床位,参照其分娩前行妇科检查的姿势来抬起双脚并保持膝盖呈弯曲状态,然后指导产妇模仿日常小便过程中突然憋住的动作来收缩 10 s 其骨盆底肌肉,后放松 10 s,每日早晚都需持续重复上述动作 15 次。接着在指导产妇做提肛运动过程中,指导其需用提肛肌群来进行发力,用腹部、大腿、臀部发力的方法都是错误的,因为腹壁肌、盆底肌群都是参与产妇排便功能相关肌群,对此类肌群进行调节能有效提高其粪便的排出速率。最后,护理人员可将双手维持重叠姿势以结肠作按摩方向来对产妇腹部进行顺时针环形按摩,进而对其胃肠蠕动起到一定的刺激反应来提高产妇排便速率,同时对恢复其子宫收缩正常功能具有较好的临床价值。④ 疼痛护理:产妇自述仍难以解便时,护理人员可在遵循医嘱前提下行相应的通便措施进行干预,如开塞露塞肛、肥皂水灌肠等,以达到刺激产妇肠蠕动和软化粪便的预期干预目的,进而降低其机体疼痛感。观察组在对照组护理基础上加以桃红四物汤进行干预,每日取一剂桃红四物汤(当归、白芍、何首乌各 10 g,桃仁、川芎、阿胶各 20 g,熟地、火麻仁各 12 g)以水煎至 300 mL,后将药液平均分为 3 碗、每碗 100 mL,产妇早、中、晚三餐前进行温服,持续治疗 1周。结果:观察组总有效率高于对照组对应值(91.66%>66.67%),且 $\chi^2 =$6.82,$P<0.05$;观察组护理满意度高于对照组对应值(94.44%>72.22%),且$\chi^2 = 6.4$,$P<0.05$;观察组预后问题发生率均低于对照组对应值(5.56%<27.78%),且 $\chi^2 = 6.4$,$P<0.05$。因此,综合上述观点,取桃红四物汤联合护理模式作产后便秘产妇干预方案,其治疗效率、预后问题均得到显著性改善,产妇护理满意度高,值得推广。

(2) 肾脏疾病

1) 加味桃红四物汤治疗慢性肾功能衰竭临床研究:汪培国[21]等将 60 例慢性肾功能衰竭的患者随机分为治疗组和对照组各 30 例,对照组:给予优质低蛋白、低磷饮食,纠正水电解质及酸碱平衡,纠正心衰、抗感染、控制血压、控制血糖、纠正贫血等对症支持治疗等。治疗组:在对照组治疗基础上加用加味桃红四物汤。桃仁 10 g,红花 10 g,当归 15 g,川芎 15 g,赤芍 15 g,熟地 15 g,大黄6～15 g,益母草 30 g,川牛膝 30 g,六月雪 30～60 g 等。伴有脾虚者加党参、黄芪、白术、茯苓等;水肿明显者加车前子、猪苓、泽泻等;阴虚者加知母、黄柏、麦冬等;夹痰浊恶心呕吐者加半夏、竹茹等;喘息咳嗽者加杏仁、地龙、瓜蒌。每日1 剂,煎取汁液 450 mL,每次 150 mL,于三餐后 0.5 h 温服。观察 2 组患者治疗前后临床疗效及血尿素氮、肌酐等指标变化。治疗组总有效率 83.33%,对照组56.67%,2 组比较差异有统计学意义($P<0.05$);治疗组血尿素氮、肌酐指标改善优于对照组,两组比较有显著性差异($P<0.05$)。

2) 桃红四物汤加减治疗慢性肾炎血瘀证:李林运[22]将 64 例治疗慢性肾炎患者随机分为 2 组,治疗组 32 例、对照组 32 例。2 组患者均予饮食调控,对照组给予西医常规综合治疗包括降压、抗凝等。治疗组在对照组治疗基础上加用桃红四物汤。治疗处方:桃仁 15 g,红花 15 g,熟地 10 g,当归 10 g,川芎 6 g,赤芍 12 g,芡实 20 g,金樱子 15 g,牡丹皮 15 g,丹参 12 g,炙甘草 6 g。2 组患者均予低盐、低脂、低蛋白、低磷饮食,治疗 15 日为 1 个疗程,3 个疗程后观察疗效。结果:治疗组总有效率 93.75%,对照组 75%,两组比较有差异($P<0.05$),两组治疗后 24 h 尿蛋白定量比较有差异($P<0.05$),治疗组疗效优于对照组。

3）桃红四物汤治疗慢性肾病疗效观察：陈桢[23]等将 60 例慢性肾病患者按治疗方法随机分为治疗组和对照组各 30 例,对照组选用西药厄贝沙坦 150 mg/日进行血压控制;治疗组采用桃红四物汤,基本方:熟地、当归各 15 g,白芍 10 g,川芎 8 g,桃仁 9 g,红花 6 g。24 h 尿蛋白（24 h UA1b）、血尿素氮（BUN）、血肌酐（Scr）、β_2-微球蛋白（β_2- MG）、尿蛋白排泄率（uAE）水平与对照组相比无差异（$P>0.05$）;治疗后,两组 24 h UA1b、BUN、Scr、β_2- MG、uAE 均明显下降（$P<0.05$）,治疗组与对照组相比,有统计学差异（$P<0.05$）。经过治疗后,两组的血压、心率都有下降,但治疗组比对照组血压和心率下降更明显（$P<0.05$）。

（3）糖尿病并发症

1）加味桃红四物汤治疗糖尿病周围神经病变疗效观察：苗文花[24]将 60 例糖尿病周围神经病变患者随机分为试验组和对照组,对照组给予控制血糖,改善血液循环及营养周围神经的常规治疗,试验组同样予控制血糖、改善血液循环及营养周围神经等治疗,并口服加味四物汤。加味桃红四物汤包含中药:熟地 10 g,当归 10 g,赤芍 30 g,川芎 10 g,鸡血藤 30 g,威灵仙 10 g,杜仲 10 g。结果:试验组周围神经病变的改善均优于对照组（$P<0.05$）。结论:可用加味四物汤来治疗糖尿病周围神经病变,疗效显著。

2）六味地黄丸合桃红四物汤治疗糖尿病周围神经病变 64 例：于一江[25]将 64 例糖尿病周围神经病变肾阴亏虚证患者随机分为 2 组,对照组患者均给予常规胰岛素、甲基维生素 B_{12} 等治疗;治疗组在对照组基础上加用六味地黄丸合桃红四物汤:当归、茯苓各 20 g,山药、川芎各 15 g,赤芍、熟地、桃仁、红花、丹参、牡丹皮、泽泻、山茱萸各 10 g,所用中药饮片均来自本院中药房,每日 1 剂,水煎 400 mL,分早晚 2 次温服。以上疗程共 15 日。治疗组总有效率 87.5%,对照组总有效率 75.0%,两组间比较,治疗组疗效优于对照组,差异有统计学意义（$P<0.05$）。两组治疗前后患者血黏度的影响结果显示,两组患者治疗后,全血黏度与全血还原黏度水平均下降,与治疗前比较,差异有统计学意义（$P<0.05$）;治疗组与对照组比较,全血黏度与全血还原黏度水平下降更为明显,差异有统计学意义（$P<0.05$）。

3）加味桃红四物汤足浴治疗糖尿病足临床疗效观察：杨春[26]将 90 例糖尿病足的确诊患者随机分为两组,观察组 45 例,对照组 45 例。对照组采用常规西医治疗,包括血糖控制、抗血小板聚集、改善下肢血运,糖尿病足患处采用碘伏外科换药处理。治疗组在对照组治疗基础上配合加味桃红四物足浴治疗,方药组成:当归 15 g,熟地 15 g,白芍 10 g,川芎 8 g,桃仁 10 g,红花 10 g,黄芪 30 g,威灵仙 10 g,知母 15 g,地榆 15 g。药液制备:煎取药液 500 mL 倒入清洁盆中,加入温水配置成 2 000 mL 混合液,温度维持在 38～40℃,将患足浸入药液中,可用纱布蘸取药液轻敷患处,浸洗完成后,生理盐水清洁患足,进行常规外科换药。每次浸时间为 30 min,每日 2 次。两组均以 14 日为 1 个疗程,共治疗 2 个疗程。结果:两组病例治疗后疗效比较治疗组治疗后总有效率 86.7%,对照组治疗后总有效率 68.9%,治疗组治疗后总有效率显著高于对照组($P<0.05$);2 组病例治疗前后创面面积比较与本组治疗前比较,2 组治疗后创面面积明显减小($P<0.05$),且治疗组小于对照组($P<0.5$)。本研究表明,加味桃红四物足浴可改善糖尿病足,改善肢端皮肤温度、颜色及感觉异常,促进溃疡肉芽组织新生,加速创面皮肤愈合,缓解临床症状,为糖尿病足患者提供有效的中医药干预,其临床应用值得进一步研究及推广。

4) 桃红四物汤加减治疗视神经萎缩的临床疗效:钟庄元[27]将视神经萎缩的 52 例确诊患者随机分为两组,观察组 26 例,对照组 26 例,对照组予以常规对症治疗,包括应用营养神经、改善微循环、能量代谢药物等,即口服维生素 B_1;肌内注射维生素 B_{12} 注射液;地巴唑片口服 10～20 mg,每日 3 次。研究组在常规治疗基础上予以桃红四物汤加减治疗,组方组成如下:桃仁 6～12 g,当归 12～20 g,丹参 15～25 g,红花 3～10 g,川芎 10～12 g,赤芍 10～15 g,夏枯草 10～15 g,生地 10～15 g,茺蔚子 8～10 g,生甘草 6～10 g。在中医辨证下,针对患者情况随症增减药物,如头痛甚者加入制乳香 9 g;失眠难寐者加入夜交藤 20 g、茯苓 20 g、远志 10 g;情志不舒、头晕头胀者加入枳壳 10 g、柴胡 10 g;恶心欲呕者加入茯苓 20 g、半夏 10 g、陈皮 10 g。诸药温水煎煮,取 300 mL 汤汁,分早晚口服,每日 2 次,连服 14 日。结果:研究组治疗总有效率为 92.31%,高于对照组的 69.23%,差异有统计学意义($P<0.05$);治疗前 2 组视野缺损、光敏度比较,差异无统计学意义($P>0.05$),治疗后研究组视野缺损小于对照组,光敏度高于对照组,差异有统计学意义($P<0.05$);治疗前 2 组视力比较,差异无统计学意义($P>0.05$);治疗后研究组视力高于对照组,差异有统计学意义($P<0.05$)。综上所述,桃红四物汤加减治疗视神经萎缩的临床疗效确切,可有效改善患者视野缺损程度,提高视力,且安全性较高,值得临床推广应用。

3. **骨伤科疾病** 骨伤科疾病多是外伤所致的血瘀或血虚引起,因此应用桃红四物汤既能补血又能活血,补血而不滞血,活血而不伤血,古人用桃红四物汤多是用于骨伤科。

(1)膝关节骨性关节炎

1) 桃红四物汤内服配合中医外治法治疗膝关节骨性关节炎 30 例:孙斌[28]等将 60 例膝关节骨性关节炎患者随机分为 2 组,治疗组中药内服,予口服桃红四物汤。药物组成:桃仁、当归、白芍各 9 g,红花、川芎各 6 g,熟地 12 g。每剂煎成2袋,每袋150 mL,早、晚各服1袋,7日为1个疗程。中医外治:① 应用烫疗药包对患膝关节及周围组织进行温熨,每日2次,每次20～30 min。② 手法治疗:嘱患者仰卧,伸膝,先揉按膝关节周围穴位(内膝眼、外膝眼、足三里、梁丘、血海、委中、委阳、阴陵泉、阳陵泉);疏理膝部肌肉韧带,对膝部肌肉韧带附着点,尤其是明显压痛点侧重揉按;每周行手法治疗2次,每次10 min。连续治疗观察5周。对照组予患膝关节腔内注射玻璃酸钠注射液,每次2 mL(20 mg),每周1次,连续治疗观察5周。两组均在医生指导下每日进行功能锻炼、股四头肌增强训练。训练方法有3种:等长收缩、等张收缩和等速收缩。对于症状重、体质弱的患者可采用静力型的等长收缩训练。依据HSS膝关节评分标准,观察两组临床疗效。治疗组总有效率96.6%;对照组总有效率76.6%,治疗组疗效优于对照组($P<0.05$)。

2) 桃红四物汤加减内服配合外治法治疗膝关节骨性关节炎的疗效观察:秦洪[29]将104例膝关节骨性关节炎患者随机分为治疗组(52例)和对照组(52例),嘱咐患者减少负重,并指导其进行下肢肌肉锻炼等基础康复训练,同时给予自拟中药方剂熏洗,药物包括红花、川乌、川椒、苏木、草乌、麻黄、地龙各10 g,当归、威灵仙、牛膝各15 g,透骨草、伸筋草、鸡血藤各20 g。将药物浸泡30 min后煮沸20 min,先熏,待温度降至适宜后再洗患处,边洗边按摩股四头肌肌群及被动活动患肢关节。每次约30 min,每日2次,连用15日。治疗组在此基础上内服桃红四物汤行活血化瘀,补气养血治疗。主方:桃仁、川芎各10 g,红花、赤芍各12 g,当归、熟地各20 g。随症加减:风盛者加防风、秦艽;湿盛者加苍术、薏苡仁;寒盛者加制川乌、桂枝;疼痛盛者加独活、木瓜、牛膝;热盛者加黄柏、知母。每日1剂,水煎取汁300 mL早晚分服。7日为1个疗程,共5个疗程。观察两组患者的临床疗效、VAS评分及膝关节功能恢复情况。治疗组总有效率92.3%,显著高于对照组75.9%($P<0.05$);治疗组运动性疼痛评分、压痛点疼痛评分改善程度显著优于对照组($P<0.05$)。

(2) 胫腓骨骨折所致肢体肿胀:尹永涛[30]等将胫腓骨骨折所致肢体肿的90例患者按照用药情况随机分为两组。治疗方法,中药组:口服桃红四物汤加减治疗:桃仁15 g,红花10 g,当归20 g,川芎20 g,赤芍10 g,生地12 g,茯苓10 g,泽泻10 g,泽兰10 g,川牛膝10 g。每日1剂,水煎服,分早晚两次口服。汤剂均由成都中医药大学附属医院药剂科代煎。规格:150 mL/袋。对照组用20%甘露醇注射液,250 mL/瓶,静脉滴注,每日2次。疗程:均用药至肢体肿胀消失。治疗组总有效率95.65%,对照组总有效率75.56%,治疗组优于对照组($P<0.05$)。说明桃红四物汤加减能有效治疗胫腓骨骨折所致肢体肿胀。

(3) 肩周炎:张慧[31]等将肩周炎行关节镜手术患者44例,随机分为治疗组及对照组各 22 例,对照组给予常规护理。治疗组:在常规护理基础上,术后第 2 日予桃红四物汤口服,治疗至术后 2 周,方药如下:桃仁 12 g,红花 9 g,川芎 6 g,白芍 9 g,当归 9 g,威灵仙 12 g,伸筋草 10 g,牛膝 6 g,熟地 12 g,甘草 6 g。每日 1 剂,水煎,早、晚分服。术后随访 6～12 个月,平均 8.2 个月;采用美国加州大学肩关节评分(UCLA)进行疗效评定。结果:两组患者治疗后 UCLA 评分提高,组内比较差异有统计学意义($P<0.05$);治疗组优于对照组($P<0.05$)。说明肩关节镜术后配合桃红四物汤内服治疗肩周炎,能够明显提高肩关节活动度,缓解术后疼痛。

(4) 股骨粗隆间骨折术后恢复:潘航[32]等将 68 例股骨粗隆间骨折患者随机分为治疗组及对照组各 34 例,两组均用股骨近端髓内钉固定术(PFNA)治疗。观察组加用桃红四物汤加减治疗。桃仁、红花、赤芍各 20 g,当归、熟地各 15 g,川芎 10 g,并根据合并症状加减药物。水煎,每日 1 剂,300 mL,早晚服用。服用 14 日。两组术后并发症比较:观察组感染 1 例,并发症发生率 2.94%;对照组感染 4 例,褥疮 3 例及下肢静脉血栓 1 例,并发症发生率 23.53%。观察组并发症发生率明显低于对照组($\chi^2=6.275,P=0.012$)。经过研究发现,术后服用桃红四物汤可以减少炎症和并发症现象的产生,同时还可以促进股骨粗隆的恢复。

4. 皮肤科疾病　皮肤科疾病多是因血虚,血液在脉管中流动缓慢,从而使代谢终产物不能随血液运行至肾脏并排出体外,而堆积形成。桃红四物汤既能补血又能活血,有助于机体血液的调节。

(1) 黄褐斑

1) 桃红四物汤加减治疗月经不调并黄褐斑效果研究:阿提坎[33]等将其院收治的月经不调并黄褐斑患者 200 例,分为对照组和治疗组各 100 例,对照组给予外涂维 A 酸乳膏,每日 3 次,并口服维生素 C 加维生素 E 咀嚼片,每日 3 次,每次 1 粒;治疗组在对照组基础上给予加服桃红四物汤加减,药物组成:红花、炙甘草各 6 g,白术、牡丹皮 15 g,赤芍和山茱萸各 15 g,生地、川芎、当归和桃仁各 20 g,紫草 30 g,水煎温服,每日 1 剂,分早晚各服用 1 次。2 组患者均治疗 3 个月,并观察月经不调和黄褐斑颜色、面积情况的变化。2 组患者均治疗 3 个月后,治疗组总有效率 92%,常规治疗组总有效率 86%,治疗组总有效率明显高于对照组有效率,2 组比较差异有显著性($P<0.05$)。

2) 西医常规治疗对比桃红四物法加减治疗月经不调并黄褐斑效果研究:欧阳小妹[34]运用桃红四物汤治疗女性黄褐斑伴月经不调 50 例,100 例确诊的患者随机分为 2 组,观察组 50 例,对照组 50 例。对照组行西医常规治疗,主要指应用维生素 C、维生素 E 胶囊。观察组行西医常规治疗加桃红四物汤治疗,西医常规治疗方法和对照组相同,桃红四物汤的药物组方包含:紫草 30 g,熟地 20 g,白术 15 g,山茱萸 15 g,桃仁 10 g,红花 6 g,赤芍、白芍各 15 g,炙甘草 6 g,牡丹皮 15 g,川芎 20 g,当归 20 g,用水煎制,每日 1 剂,分 2 次服用,持续用药 4 周。结果:观察组治疗总有效率为 96.00%,对照组治疗总有效率较低(82.00%),差异有统计学意义($P<0.05$)。女性黄褐斑伴月经不调以桃红四物汤治疗的临床疗效显著,不仅可调节月经不调,而且促使黄褐斑面积缩小。

(2)结节性红斑:陈文阁[35]等将 60 例患者分为治疗组和对照组,每组各 30 例,对照组在急性发作期抗生素配合激素治疗,治疗组在急性发作期在运用抗生素配合激素及活血药物静脉滴注治疗基础上辅以口服桃红四物汤加减。桃红四物汤加减处方:当归 20 g,赤芍 20 g,川芎 20 g,丹参 15 g,桃仁 20 g,红花 20 g,党参 15 g。局部灼热者加栀子、黄芩各 15 g;下肢肿甚者,加茵陈蒿、防己各 15 g,酸重明显者加川牛膝、木瓜各 15 g,痛甚者加延胡索 20 g,水煎 300 mL,每日 1 剂,早、晚分服。治疗组治愈 20 例,显效 10 例,时间缩短 2～4 日,有效率 100%,对照组有效率 83.3%。结果显示运用桃红四物汤加减治疗结节性红斑可以缩短治疗时间,提高治愈率。

(3)慢性湿疹:曹毅[36]等选取 100 例患者,随机分为治疗组和对照组,每组 50 例。治疗组内服加味桃红四物汤,由桃仁 9 g、红花 6 g、当归 9 g、熟地 15 g、白芍 12 g、川芎 9 g、丹参 15 g,每日 1 剂,每剂水煎 2 次,取汁 200 mL,分早晚 2 次温服,每次 100 mL。对照组:口服西替利嗪片(规格 10 mg×5 片),每次 10 mg,每日 1 次。28 日为 1 个疗程,28 日后分别观察皮损情况、湿疹面积和严重程度指数(EASI)评分改善情况,以及血清超氧化物歧化酶(SOD)及丙二醛(MDA)指标的变化情况。结果:加味桃红四物汤治疗组总有效率(82.00%)明显高于对照组(52.00%),且血清 SOD 高于治疗前,MDA 低于治疗前($P<0.01$),加味桃红四物汤能有效改善慢性湿疹的临床症状和体征。

(4)囊肿性痤疮:邝颖华[37]等将 120 例囊肿性痤疮随机分为治疗组 64 例,对照组 56 例,治疗组予桃红四物汤加减,当归、川芎、赤芍、生地各 10 g,桃仁、红花各 15 g,桑白皮 30 g,龙胆草 20 g,生甘草 10 g。若伴有妇女痛经者,加益母草 30 g;伴有囊肿成脓者,加皂刺 10 g、野菊花 12 g;伴有结节、囊肿难消者,加三棱 10 g、莪术 10 g、皂刺 10 g、夏枯草 10 g。水煎每日 1 剂,早晚各服 1 次。对照组予阿奇霉素片 1 次 0.25 g,每日 2 次;维生素 B_6 片 1 次 0.2 g,每日 3 次。2 组均治疗 2 个月为 1 个疗程,观察疗效。2 组均治疗 1 个疗程(2 个月),治疗组总有效率 90.6%,对照组总有效率 78.6%,治疗组总有效率明显高于对照组总有效率($P<0.05$)。

(5)过敏性紫癜:袁中[38]等用桃红四物汤加减治疗过敏性紫癜 60 例,药用:当归15 g,赤芍30 g,桃仁15 g,红花10 g,川芎10 g,熟地25 g。单纯型加牛蒡子、防风、蝉蜕。腹型加焦白术、焦山楂、延胡索,便血者加槐花、地榆。关节型加野木瓜,桑枝。肾型伴尿血者加白茅根、小蓟。血热者可加生地、牡丹皮、水牛角。治疗结果:痊愈48例,占80%,显效12例,占20%,病程短者6日,长者2个月。

(6)银屑病:向聪莲[39]等通过网络药理学的技术和方法,分析了桃红四物汤治疗银屑病的分子机制和作用机制,发现了诸多靶点,其中与银屑病相关的靶点有3 258个,桃红四物汤—银屑病的共同靶点有63个,初步推断出桃红四物汤可通过调控靶点,来抑制炎症反应,阻止细胞凋亡,以此治疗银屑病,这对未来研究中医治疗皮肤病指明了方向,具有极高的医学价值。

(7)神经性皮炎:郝远荣[40]采用随机数字表法,选取对照组和观察组若干,对照组使用糠酸莫米松乳膏涂于患处,观察组在此基础上,口服桃红四物汤(为当归、熟地、川芎、白芍、桃仁、红花各15 g)治疗,此观察进行8周,发现观察组在2、4、6、8周的EASI评分均低于对照组($P<0.05$),半年后,观察组的复发率也远低于对照组($P<0.05$)。结论:桃红四物汤在治疗牛皮癣上效果显著,并且半年的复发率很低,安全性也很好。

(三) 医案摘录

1. 月经不调案

案1[2]　患者某,女,39岁,大学教师。

初诊(1992年10月19日)　诉近2年来月经量多,色红,有血块,7日才能干净。每次月经来潮前口渴,大便干。经行不畅,小腹疼痛,有坠胀感。苔薄白,脉弦而滑。乃血气瘀滞化热,经行失常。治宜活血破瘀,佐以行气扶正。方以桃红四物汤加减:

当归10 g,川芎10 g,赤芍10 g,制香附10 g,红花10 g,桃仁10 g(去皮尖,炒,打),制三棱10 g,制莪术10 g,天花粉15 g,炒白术10 g,党参10 g。

水煎服,每日2次。

二诊(1992年11月2日)　服上方7剂,未见明显变化。末次月经10月10日来潮,现月经期未至,仍拟上方,加牡丹皮、益母草续服:

当归10 g,川芎10 g,赤芍10 g,制香附10 g,红花10 g,桃仁10 g(去皮尖,炒,打),制三棱10 g,制莪术10 g,天花粉15 g,牡丹皮10 g,益母草12 g,炒白术10 g,党参10 g。

水煎服,每日2次。

药服2剂后,月经来潮,经量明显减少,只有少许血块,月经4日即净。又续服 10 剂,月经应期来潮,经量正常,大便通畅,食欲甚佳。唯唇上发生小疙瘩而感口干,仍拟原方加凌霄花 10 g。前后共服药 26 剂,告经调病愈。

【按】肝藏血而主月经,在五行属木而有疏泄之用。肝气不和,失于疏泄,则血气瘀滞而脉见弦象。经行不畅,小腹坠胀疼痛,且经血结块而下,是瘀血为病之征。瘀血停积体内,则正常血液不能循经而流行,以致其随月经而下,故见月经量过多,又有血块,小腹坠胀疼痛。血瘀则气滞化热,血热则经血色红而不见乌黑,脉亦见滑象,且经前即见口渴、大便干之症。治之不祛瘀则无以减少经血过多,破瘀即所以减其过多之血出也。方中生地、当归、川芎、赤芍养血活血;桃仁、红花、蒲黄、五灵脂行血祛瘀;香附行血中之气,以助祛瘀之力;荆芥散血中之风。全方可使瘀血消除,新血循经,月经正常。

案 2[41]　王某,44 岁,职工。

初诊(1990 年 9 月 26 日)　1 年来经量明显增多,每次行经用卫生纸 1 kg以上。近半年来经行紊乱,诊时阴道流血已半个月余,量少而暗,腥秽,伴小腹隐痛,头晕乏力,腰膝酸软,纳谷不馨。妇检:宫颈口可见一 3 cm×2 cm 乳头状赘生物,质脆,触之出血,宫体增大、压痛。经病理活检宫颈赘生物为"子宫内膜息肉"。形体瘦弱,面色萎黄,舌尖红,苔白黄厚,脉细滑数。证属脾虚肝郁,痰瘀搏结而为积,阻滞胞宫,血不循经而妄行。治宜养血化瘀,软坚消积。处方:

生牡蛎 30 g(先煎),玄参 15 g,浙贝母 10 g,怀山药 15 g,鸡血藤 20 g,益母草 10 g,小蓟 10 g,炒山楂 10 g,黄芩 6 g,甘草 6 g。

7 剂,每日 1 剂,水煎服。

二诊(1990 年 10 月 4 日)　药后阴道流血已止,仍有少量淡黄色质稀分泌物流出,身倦乏力,皮肤瘙痒,胃脘隐痛,舌质淡,苔薄黄腻,脉细弦。拟疏肝健脾,养血消积之剂缓图之。处方:

炙黄芪 20 g,党参 15 g,白术 10 g,鸡血藤 20 g,生牡蛎 30 g(先煎),茯苓 10 g,陈皮 6 g,素馨花 10 g,炙甘草 6 g。

7 剂,每日 1 剂,水煎服。

三诊(1990 年 10 月 11 日)　昨晚经行,量多,色红,夹小血块,但经行腹胀明显减轻,舌淡,苔白,脉细滑。仍守化瘀软坚之法。处方:

生牡蛎 30 g(先煎),浙贝母 10 g,玄参 15 g,扶芳藤 20 g,小蓟 10 g,炒山楂 10 g,鸡血藤 20 g,丹参 15 g,益母草 10 g,蒲黄炭 6 g,炙甘草 6 g。

7 剂,每日 1 剂,水煎服。

守上法加减出入,酌选刘寄奴、苏木、泽兰、夏枯草、莪术等药,攻补兼施,经期则养血化瘀,因势利导,治疗 2 个月余,诸症悉已,月事循常。5 个月后妇检复查,宫颈赘生物消失,子宫附件正常。随访半年,病不再发。

【按】唐宗海在《血证论·瘀血》中指出："吐衄便漏,其血无不离经。然既然是离经之血,虽清血鲜血,亦是瘀血。"崩漏病因复杂,出血时间较长,瘀滞在所难免。盖七情所伤,气郁不宣,可致血行不畅;身体亏损,气虚不运,血行瘀滞则癥瘕积聚形成;寒邪侵袭,凝滞收引则宫寒血凝;郁热火毒之邪,炽盛于胞中则血液沸溢妄行;或阴虚火旺,血中津液受灼,停滞为瘀。故因瘀血内阻胞宫导致新血不能归经而妄行之阴道出血,治宜采用活血化瘀,通因通用法,祛其瘀滞,则血能归经。临床上针对不同的病因和体质分别采用理气化瘀、益气化瘀、温经化瘀、凉血化瘀、滋阴化瘀、燥湿化瘀诸法,辨证施治,补化结合,化中寓止。不可草率兜涩,以求暂止其血而忽视求本之治,犯"实实"之诫。冲任、子宫瘀血阻滞,新血不安,故出血量时多时少,时出时止,或淋漓不断;离经之瘀时聚时散,故出血量时多时少,时出时止或崩闭交替;色暗有血块,舌质紫暗或尖边有瘀点,脉弦细或涩均为血瘀之象。故本方证病位在冲任、胞宫,病性为虚实夹杂证,治宜活血化瘀,固冲止血,方用桃红四物汤和失笑散。方中桃仁、红花、川芎活血祛瘀;当归养血调经;白芍柔肝缓急止痛;熟地滋阴补血;失笑散祛瘀止血;酌加香附、益母草、田七粉以达到行气化瘀止血之效。可根据病情加减,如气滞者加延胡索、川楝子理气化瘀;气虚加北黄芪益气化瘀;寒凝加桂枝、吴茱萸温经化瘀,对素有癥瘕(子宫肌瘤、卵巢囊肿等)者,在活血化瘀的基础上加夏枯草、猫爪草、浙贝母、白芥子、海浮石以软坚化痰消积;或加柴胡、素馨花、玫瑰花导滞行气;或加浙贝母、玄参、生牡蛎滋阴软坚,血止后继用桂枝茯苓丸、当归芍药散或少腹逐瘀汤等辛开温化,徐图缓攻,或攻补兼施,从本论治。因小产、清宫或人流术后瘀阻血不归经者,可用生化汤加益母草、川续断、红花、延胡索、炒山楂等生血化瘀,不仅能清除节育术后离经之污血,使新血归经,尚可预防术后感染,促进伤口愈合,免除术后诸疾,为寓防于治之法。

2. 痛经案

案 1[42]   薛某,女,27 岁,已婚已育。

初诊(2012 年 8 月 15 日)   经期腹痛半年,瘀血块多,末次月经 2012 年 7 月 25 日,月经周期规则,伴头晕目眩,疲劳,心悸失眠,多梦,舌淡暗,苔薄,脉细涩。中医诊断为痛经。治则为活血化瘀,益气通经止痛。方药为桃红四物汤加减:

当归 20 g,赤芍 15 g,桃仁 6 g,红花 6 g,甘草 6 g,黄芪 30 g,党参 15 g,白术 10 g,丹参 15 g,玄参 15 g,五味子 10 g,朱砂 0.2 g,茯神 10 g。

7 剂。

二诊(2012 年 8 月 25 日)   月经来潮,经色鲜红,腹痛减轻,睡眠改善,头晕目眩等症状消失。

【按】四物汤重在补血活血。桃红四物汤在四物汤的基础上加桃仁、红花、因此偏重于活血化瘀,适用于血瘀所致的月经不调、痛经等。妇人肝血不足,冲任虚损,加之气虚而致血行不畅,脐腹疼痛,血块增多。在此方基础上,加党参、黄芪和白术主治血虚而又血行不畅兼夹气虚者。血虚心神失养,少佐朱砂、茯神宁心安神。

案 2[43] 患者某,女,29 岁,已婚。

初诊(2016 年 12 月 27 日) 痛经 10 年,近两日偏头痛。既往月经痛经难以忍耐,要靠服用止痛药才勉强可以。刻下月经前,近 2 日偏头痛。平素月经先期,量少,心悸,心烦,失眠,大便偏干,口干口渴。舌红苔白腻,脉弦滑。中医诊断:行经腹痛,偏头风,月经先期,不寐。西医诊断:痛经,偏头痛,月经不调,失眠。辨证分析:肝郁血虚,虚火上炎。急则治其标,缓则治其本,先疏肝解郁,养血活血,通脐调经,引热下行。待后续再滋阴降火,清理虚热。处方:

当归 10 g,白芍 10 g,生地 10 g,川芎 10 g,桃仁 14 g,红花 10 g,莪术 10 g,川牛膝 10 g,柴胡 16 g,黄芩 5 g,茯苓 15 g,炙甘草 10 g,延胡索 10 g,桂枝 10 g,制大黄 5 g,枳壳 10 g。

5 剂。水煎服,每日 2 次。注意事项:嘱患者忌食辛辣刺激、油腻食物,忌食海鲜、羊肉。饭后 40～60 min 服药。

二诊(2017 年 1 月 3 日) 药后月经期仍有腹痛但已不用止痛药,经量增多,仍时有头痛。仍口干欲饮,不寐好转。舌红苔白腻,脉弦滑。刻下月经后,疏肝养血,滋阴降火,以绝后患。舌红苔白腻,脉弦滑。处方:

当归 30 g,白芍 30 g,川芎 10 g,生地 30 g,柴胡 16 g,黄芩 10 g,姜半夏 10 g,荆芥穗 9 g,红参 10 g(先煎),牡丹皮 10 g,栀子 10 g,生甘草 10 g,生姜 10 g,枳实 12 g,连翘 10 g,厚朴 16 g,制大黄 10 g,生石膏 30 g,知母 10 g,生龙骨 30 g(先煎),生牡蛎 30 g(先煎)。

14 剂。水煎服,每日 2 次,注意事项同前。

三诊(2017 年 3 月 14 日) 药后诸证悉减,刻下月经前,大便时干时稀。余无不适。舌红苔薄,脉弦滑。处方:

桃仁 14 g,红花 10 g,当归 10 g,白芍 10 g,川芎 10 g,生地 10 g,川牛膝 10 g,桂枝 10 g,柴胡 16 g,枳壳 10 g,炙甘草 6 g,神曲 10 g,茯苓 15 g,延胡索 10 g。

7 剂。水煎服,每日 2 次。

后随访半年,痛经未复发,偶有不适,均可耐受。

3. 崩漏案[44] 蔡某,38 岁,已婚。

初诊(2018 年 11 月 5 日) 2 年前劳累后出现不规则阴道流血,量时多时少,持续 3 月余,间断口服中、西药(具体不详),效果欠佳,取环后月经恢复正常。

2018 年 10 月初无明显诱因再次出现不规则阴道流血,持续 20 余日不净,量少于月经量,淋漓不断,现阴道流血量增多 2 日,大量血块,色淡红,质稀。诉乏力,腰骶酸困,少腹坠胀,口干不欲饮,舌质紫暗,尖边有瘀点,脉弦细而涩。化验血常规提示无贫血。证属气虚血瘀型崩漏。治拟益气活血化瘀。处方:

桃仁 12 g,红花 10 g,川芎 10 g,当归 15 g,熟地 20 g,山药、白芍、党参、淫羊藿各 15 g,白术、黄芪各 30 g,蒲黄炭 15 g,三七粉 3 g,甘草 10 g。服药 3 剂后出血量明显减少,乏力好转,但仍有腰酸困。7 剂服完后,阴道流血完全停止。而后以益气健脾药进一步巩固,随访 3 个月未发生不规则阴道流血。

【按】崩漏为妇科常见病,也是疑难急重病证。《千金方》云:"瘀血占据血室,而致血不归经。"《血证论》云:"血失何根,瘀血即其根也。"《诸病源候论》明确指出"内有瘀血,故时崩时止,淋漓不断",《普济方·妇人诸疾门》亦云"既崩而淋漓不断,血瘀于内也"。结合该例患者,王丽娜认为瘀阻冲任、胞宫,血不归经而妄行,遂成崩漏。治则以活血化瘀,固冲止血。故给予桃红四物汤加减,方中桃仁、当归、红花、川芎行气活血,化瘀止血;熟地、白芍滋补肝肾;蒲黄炭、三七粉活血化瘀止血,祛瘀生新;党参、山药、黄芪、白术补中益气健脾;淫羊藿补肾壮阳;甘草温中补虚,调和诸药。诸药合用补中益气,活血化瘀,以达脾统血、肝藏血之效,使血循经络,崩漏自止。

4. 急性盆腔炎案[44]　张某,35 岁,已婚。

初诊(2018 年 8 月 18 日)　下腹疼痛 5 日,发热、白带量增加 1 日,伴腰酸痛,口干唇燥,小便黄赤,大便秘结,舌质红,苔厚黄腻,脉弦数而涩。既往体健,发病前 1 周工作压力大,经常熬夜,现月经干净 3 日,腹痛发热后未予诊治,就诊时体温高达 38.9℃。妇科检查:阴道壁黏膜散在出血点,分泌物量多,色黄,质稠,有臭味,宫颈呈糜烂样改变,表面充血,宫体明显压痛,活动可,双附件区增厚,压痛明显;白带检查:清洁度 Ⅳ 度,白细胞(＋＋＋),杂菌(＋＋)。血常规示:白细胞计数 13.5×10^9/L,中性粒细胞百分率 88％,C 反应蛋白 45 mg/L。中医辨病盆腔炎。证属热盛血壅型。治以化瘀止痛,清利湿热。拟方桃红四物汤加减:

桃仁 10 g,红花 12 g,当归、赤芍各 15 g,益母草 20 g,川芎 10 g,鸡血藤 15 g,生薏苡仁 30 g,茯苓 30 g,败酱草 20 g,酒大黄 6 g,炙甘草 10 g。

7 剂为 1 个疗程,水煎服,每日 1 剂。同时配合注射用头孢西丁钠(规格:0.5 g,1 瓶)2.0 g,静脉滴注,12 h 1 次。1 周后复诊,腹痛消失,腰酸痛明显减轻,体温降至正常,二便正常,舌淡红,苔薄白,脉细弦。妇科检查:阴道黏膜正常,阴道分泌物少,色淡黄,无异味,宫体及双附件未及异常。白细胞计数:7.4×10^9/L,C 反应蛋白<10 mg/L。而后给予滋阴补气类中药巩固,随访未

复发。

【按】盆腔炎性疾病属于妇科的常见病、多发病,其中急性盆腔炎发病紧急、病情严重,根据病原体侵犯的组织、器官不同,可引起病变部位的血管扩张、充血,产生炎性反应。临床表现为发热,畏寒,少腹疼痛、坠胀,腰骶酸痛,白带增多等。王丽娜认为该病表现为邪毒炽盛,但基本病理变化为瘀血互结。可采用中西医结合进行临床治疗,依据中医辨证与西医辨病,进行全身与局部的综合治疗。在西医抗生素治疗的基础上,中医治疗不宜再加用大量清热解毒类药物。《金匮要略·肺痿肺痈咳嗽上气病脉证并治》曰:"热之所过,血为之凝滞。"《医林改错·膈下逐瘀汤所治症目》曰:"血受热,则煎熬成块……血受寒,则凝结成块。"此时加用清热苦寒类中药,会加重血液凝滞,不利于祛除瘀邪。临床治疗中,王丽娜强调治以活血祛瘀、化湿利浊,以改善盆腔血液循环,消除组织器官的充血水肿,从而消除炎性因子的浸润,从根本上清除病原体,使中西药发挥各自的特长,互为补充,提高临床疗效。

5. 产后发热案[44] 李某,女,29岁。

初诊(2018年10月15日) 足月顺产后7日出现发热,最高达39.2℃,伴鼻塞、流涕,当地医院考虑产后感冒,使用抗生素、退热药等对症治疗后,大量出汗,体温仍波动于37.2～39.0℃,神志清,面赤,口干唇燥,舌紫黯,苔有瘀斑,脉弦数而涩。症见:小腹疼痛拒按,未及明显包块,恶露量少,色黯有块。中医辨证属血瘀型产后发热。治则活血化瘀。拟方桃红四物汤加减:

桃仁、红花各10g,当归20g,川芎、熟地、白芍、白术各15g,干姜9g,甘草6g。

服3剂药后患者体温降低,疼痛减轻。原方基础上加蒲黄10g、益母草15g。服3剂后体温正常、腹痛消失,6剂后余症完全消失。

【按】产后发热的病因病机较为复杂,《景岳全书·妇人规》将发热分为外感风寒、邪火内盛、水亏阴虚、去血过多等。《医宗金鉴·妇科心法要诀》曰:"产后发热之故,非止一端,如食欲太过……感受风寒……瘀血停留……阴血不多……伤力劳乏之发热……蒸乳发热……"即将产后发热分为伤食、外感、血瘀、血虚、蒸乳等类型。王丽娜总结多年的临床经验,认为产后发热最常见的三个证型为:外感发热、体虚发热、血瘀发热。结合该例患者,初产后,体质属多虚多瘀,可能兼并外感或气滞,《女科经纶·产后证下》云:"败血为病,乃生寒热,本于营卫不通,阴阳乖格之故。"治疗上应整体论治,气血同调,同时需要疏肝、健脾、益气。该方选用当归以补血活血、化瘀生新为君药;桃仁、川芎、红花活血化瘀;熟地补精血,滋肝肾之阴;白术健脾益气;干姜温经散寒,止痛止血;甘草调和诸药。诸药合用活血祛瘀,和营退热。后加蒲黄、茜草增强活血祛瘀之力,6剂治愈。

6. 粉刺案[45]　陈某,女,50 岁。

初诊(2017 年 12 月 4 日)　颜面部易起痤疮 5 年。现症见:患者颜面有粉刺、丘疹、瘢痕等多形损害。平时口腔易发疮疡,口干口苦,大便秘,常如羊屎状,背胀,双乳胀痛,月经周期紊乱,易怒。舌红、苔薄黄,脉细弱。中医诊断:粉刺,痰瘀互结证。拟方桃红四物汤加减:

桃仁 10 g,红花 5 g,当归 15 g,生地 15 g,赤芍 15 g,川芎 10 g,玄参 15 g,麦冬 15 g,百合 30 g,黄芩 10 g,苦参 15 g,茵陈 10 g,郁金 10 g,葛根 30 g,柴胡 15 g,蝉蜕 6 g,乌梢蛇 20 g,大枣 10 g,甘草 10 g。

10 剂,每日 1 剂,水煎服。同时配合口服大黄胶囊及麻仁润肠丸。连续治疗 10 日后,皮损未见新发,原有皮疹得到改善。

【按】粉刺是一种颜面、胸、背等处见丘疹顶端如刺状,可挤出白色碎米样粉汁为主的毛囊、皮脂腺的慢性炎症。中医学又称其为"肺风粉刺""面疱""酒刺"。西医予以抗生素、维甲酸类药物治疗,疗效一般,且易反复发作。痰饮为本病病机之本,而痰饮蕴积日久生瘀化热则为其发病之标。本病患者多因素体阳热偏盛,肺经蕴热,复受风邪,熏蒸面部而致;或因平素过食辛辣肥甘厚味,肠胃湿热蕴结,上蒸颜面而致;或因脾虚湿困,痰从中生,郁而化热,阻滞经络,气血运行不畅而成瘀,痰瘀互结,凝滞肌肤而致。故以化痰行瘀、散结除热为治疗大法,采用桃红四物汤加减以祛湿化痰行瘀、活血散结清热。在祛湿化痰行瘀的同时亦要注意滋阴,故加玄参、麦冬、百合养阴生津,以滋气血生化之源。

7. 胸痹案[45]　王某,女,46 岁。

初诊(2018 年 3 月 5 日)　主诉:反复胸闷 5 年余,复发加重 1 日。患者诉 5 年前出现胸闷,每次发作时服用中药治疗(具体不详)。1 日前胸闷再发,加重伴心慌,呈阵发性,与情绪、天气变化等有关。舌淡胖、苔少,脉弦。心脏彩超示:① 左心房大,左心室壁厚。② 左心室顺应性降低,收缩功能正常。③ 二尖瓣轻度反流。中医诊断:胸痹,气滞血瘀证。拟方桃红四物汤加减:

桃仁 10 g,红花 5 g,当归 15 g,川芎 10 g,熟地 10 g,赤芍 10 g,香附 6 g,葛根 30 g,茯苓 10 g,桂枝 10 g,白术 10 g,白参 10 g,泽泻 10 g,甘草 6 g。

10 剂,每日 1 剂,水煎服。

二诊　患者自诉心慌较前缓解,要求继续治疗。舌淡胖、边有齿痕,苔薄白,脉细。在一诊的基础上去红花、香附,加入瓜蒌 20 g、淫羊藿 10 g、炙远志 10 g。10 剂,每日 1 剂,水煎服。

三诊　诸症均明显减轻,发病次数减少,发作时症状亦较前缓解。

【按】胸痹是指以胸部闷痛,甚则胸痛彻背、喘息不得卧为主症的一种病证。

中医文献中又称其为"卒心痛""厥心痛"。胸痹的临床表现最早见于《内经》,如《灵枢·五邪》指出:"邪在心,则病心痛。"《金匮要略》中正式提出"胸痹"的名称。周小青认为本案患者素体气虚,无力推动血液,气血运行不畅,则气滞血瘀,心脉痹阻,导致胸痹,其病机正合桃红四物汤组方特点。另外,现代药理学研究亦表明,桃红四物汤具有扩张冠状动脉、稳定动脉硬化斑块、降低血脂、改善微循环的作用,在治疗心血管疾病方面有显著疗效。

8. 心悸案[46]　某女,57岁。

初诊(2019年12月9日)　以"心悸2年,近3月加重"为主诉,症见心中悸动不安,心痛时作,痛如针刺,位置固定,伴有自汗,胸闷,纳可,寐差,寐中易醒,二便尚可,现已停经7年,舌暗红,有瘀斑,脉细涩。否认糖尿病,高血压病史。测得血压125/70 mmHg。本院动态心电图提示"室性期前收缩5 000余次/日"。中医诊断:心悸(气虚血瘀型)。西医诊断:心律失常频发室性期前收缩。患者要求进行中医治疗,拒绝服用西药。遂以桃红四物汤加减补气活血化瘀,理气通络。处方:

桃仁10 g,红花10 g,当归20 g,熟地20 g,芍药20 g,川芎20 g,甘松25 g,党参20 g,麦冬20 g,五味子10 g,山茱萸20 g,酸枣仁20 g,远志20 g。

水煎200 mL,每日1剂,于早饭前晚饭后温服,14剂。

二诊　2周后复诊,患者自觉心中悸动不安频率减少,疼痛感有所缓解,自汗、胸闷的情况较前改善,睡眠好转,舌瘀斑减少。

上方加丹参20 g,煎服方法同前,28剂。

三诊　患者以此方服用1个月后复诊,自述心悸症状已明显好转,近日无疼痛感,自汗、胸闷的情况改善,睡眠安稳,舌红,无瘀斑。

上方去山茱萸、酸枣仁、远志,党参、麦冬改为15 g,煎服法同前,14剂。

2周后患者于本院复查动态心电图提示"室性期前收缩每日1 000余次",继续服用此药,半个月后电话随访,患者自觉心悸之症状已不明显,已停药5日。

【按】本案患者辨证为气虚血瘀型心悸,虚为本,瘀为标,遂以桃红四物汤化裁治之。初诊时,患者偏于气滞,遂加甘松理气开郁;且有阴虚之象,加入党参、麦冬和五味子滋阴润燥;心火妄动、心肾不交,结合患者寐差、寐中易醒的症状,加以几味安神助眠之品;复诊时,患者遂情况好转,但舌仍见瘀斑,遂加以少量丹参,助其活血化瘀之效;桃红四物汤全方配伍得当,各中药作用相辅相成,共同治疗气虚血瘀型心悸。

9. 眩晕[45]　彭某,女,58岁。

初诊(2018年6月11日)　主诉:头晕2个月余。患者诉2个月余前,因情绪激动而出现头晕乏力,视物不清,行走不利,右侧肢体偏瘫,遂前往某医院就诊,经相关治疗(具体不详)后疗效不佳。现患者头晕,颈部转侧不舒,右手无力,行走可,胸闷,稍有胸痛,睡眠尚安,食纳一般,二便正常,舌淡红、苔薄黄偏干,脉弦缓弱。患者既往有高血压病病史,收缩压最高可达 180 mmHg,血压 150/110 mmHg。中医诊断:眩晕,痰瘀互结证。拟方桃红四物汤加减:

桃仁 15 g,红花 5 g,当归 15 g,生地 15 g,赤芍 15 g,川芎 10 g,炙甘草 10 g,白参 15 g,地龙 5 g,远志 5 g,香附 5 g,s 桂枝 10 g,葛根 30 g,瓜蒌 20 g。

10 剂,每日 1 剂,水煎服。

二诊 服上方后,患者症状明显缓解,精神好转,仍偶有胸闷。舌淡红、苔薄黄,脉弦。

在前方基础上加入枳实 10 g,继服 10 剂。1 个月后随访,诉无明显头晕等不适。

【按】眩指眼花或眼前发黑,晕指头晕甚或感觉自身或外界景物旋转,而两者常同时并见,故统称为"眩晕"。本病可见于任何年龄,但多发于中老年人。历代医家将"无风不作眩""无痰不作眩""无虚不作眩"之三不作眩说作为中医临床诊治眩晕的主要思想。周小青认为本案患者系风阳夹有痰火,痰火入络以致瘀血,最终形成虚实夹杂的证候。所用方中桃仁、红花、当归活血散瘀、补血养肝;生地滋阴补血、凉血散瘀;赤芍养血活血;川芎活血行气、畅通气血,佐以利气化痰宽胸之瓜蒌,另加炙甘草、桂枝、白参益气滋阴。现代研究表明,桃红四物汤中桂枝、川芎等可以调节脑血管的扩张和收缩功能,使外周血的阻力大大减少,改善微循环。

10. **哮喘案**[47] 患者,男,71 岁。

初诊(2002 年 10 月 16 日) 患者宿有咳喘病史 30 年余。咳喘经常发作,久治不愈,10 年前经拍胸片诊为肺气肿,1 周前因不慎感受风寒,以致旧病复发。气短喘促,呼吸困难,胸闷心慌,喉中痰鸣,咯痰不爽,张口抬肩,不能平卧,面唇青紫。舌质暗,脉沉细涩。证属肺肾两虚,痰瘀阻滞,肺失肃降。治宜活血化瘀,祛痰平喘。方用桃红四物汤加减:

桃仁 12 g,红花 10 g,生地 10 g,当归 10 g,赤芍 10 g,丹参 20 g,水蛭 5 g,炒杏仁 10 g,地龙 15 g,全瓜蒌 20 g,黄芩 10 g,天竺黄 6 g。

水煎,每日 1 剂,分 2 次服。

二诊 服 8 剂后,复诊告知,喘咳上气缓解,呼吸较前平稳,胸闷心慌减轻,咯痰容易,能平卧,下床活动。

原方去水蛭加生黄芪 30 g,紫石英 20 g,连服 15 剂后,病情平稳,随访半年未复发。

11. **慢性鼻炎案**[48] 孙某,男,45 岁。

鼻塞 20 余年。近四五年呈持续性鼻塞、鼻音重,晚上张口呼吸,早上咽干口燥,白天鼻息微通。查见下鼻甲肿实,前端粗糙,后端呈桑椹样变。以左侧为重。舌淡红略胖,脉弦缓。证属气血瘀阻。治拟行气活血,化瘀通络。处方:

熟地 10 g,当归 10 g,川芎 10 g,赤芍 10 g,桃仁 10 g,白术 10 g,茯苓 10 g,地龙 10 g,路路通 10 g,葛根 15 g,红花 3 g,煅牡蛎 30 g。

5 剂。外用复方丹参注射液作下鼻甲内注射,每周 2 次。

二诊 服药后心中不适欲呕。上方去地龙,加穿山甲 6 g。

在 4 个月内,以上方略有出入共服药 60 余剂,以复方丹参注射液作下鼻甲内注射共 30 次,鼻塞症状明显减轻,鼻音减轻,下鼻甲缩小。

参考文献

[1] 王康锋,邱振刚.桃红四物汤[M].北京:中国中医药出版社,2005:3-5.

[2] 侯新霞,郭军红.桃红四物汤治疗原发性痛经 32 例[J].光明中医,2009,24(11):21-38.

[3] 李改非,周小琳.桃红四物汤加减治疗原发性痛经临床观察[J].中国中医基础医学杂志,2011,17(5):583-584.

[4] 陆阳.桃红四物汤配合温针灸治疗痛经临床观察[J].辽宁中医药大学学报,2013,15(1):169-170.

[5] 周永学.桃红四物汤加味治疗功能性痛经 84 例[J].陕西中医,2013,34(5):557-558.

[6] 王娇.桃红四物汤加减治疗原发性痛经 84 例临床观察[J].中国继续医学教育,2019,11(29):147-150.

[7] 李琼.桃红四物汤治疗痛经的临床价值[J].中国处方药.2019,15(8):97-98.

[8] 赵鹏程.桃红四物汤加减治疗闭经的临床分析[J].中国卫生产业,2013,10(28):191-193.

[9] 向蓉.范红军.桃红四物汤治疗女性月经不调的临床疗效观察[J].中国医药指南,2020,18(12):189-190.

[10] 赵瑜玲.桃红四物汤治疗月经不调的疗效研究[J].现代养生,2018(9):99-100.

[11] 杨海燕,童彩玲,楚爱景,等.桃红四物汤对乳腺癌血管生成的影响[J].广州中医药大学学报,2012,29(6):623-626.

[12] 王玮瑾.桃红四物汤加味治疗异位妊娠[J].中国卫生产业,2013,10(7):1.

[13] 梁菊花,覃禹铭,黎苗珍,等.桃红四物汤加味联合甲氨蝶呤治疗异位妊娠 72 例[J].河南中医,2017,31(10):1839-1841.

[14] 陈修群.观察桃红四物汤辨证加减联合西药保守治疗异位妊娠的临床效果[J].医学食疗与健康,2019(9):92-93.

[15] 牛红萍,詹兴秀,周晓娜,等.加味桃红四物汤联合芬吗通在宫腔粘连中的应用研究[J].陕西中医,2018,39(2):205-207.

[16] 肖海霞.桃红四物汤联合米非司酮治疗子宫内膜异位症临床观察[J].实用中医药杂志,2018,34(4)：476-477.

[17] 张群生.桃红四物汤加减治疗便秘的冠心病患者50例[J].中国中医药现代远程教育,2013,11(18)：54-55.

[18] 于芳.桃红四物汤治疗老年便秘32例[J].光明中医,2013,28(9)：80-81.

[19] 黄晓梅.桃红四物汤治疗老年习惯性便秘的临床观察[J].临床合理用药杂志,2013,6(1)：74-75.

[20] 杨爱玲.桃红四物汤用于产后便秘的临床治疗及护理方法分析[J].药品评价,2018(10)：37-39.

[21] 汪培国,刘文武,谭正玉,等.加味桃红四物汤治疗慢性肾功能衰竭临床研究[J].湖北中医杂志,2013,35(9)：4-5.

[22] 李林运.桃红四物汤加减治疗慢性肾炎血瘀证[J].光明中医,2013,28(2)：68-69.

[23] 陈桢.桃红四物汤治疗慢性肾病疗效观察[J].陕西中医,2013,34(6)：706-708.

[24] 苗文花.加味桃红四物汤治疗糖尿病周围神经病变疗效观察[J].中国卫生产业,2013,10(1)：13-14.

[25] 于一江.六味地黄丸合桃红四物汤治疗糖尿病周围神经病变64例[J].陕西中医,2013,34(8)：28-29.

[26] 杨春.加味桃红四物汤足浴治疗糖尿病足临床疗效观察[J].山西中医药大学学报,2021,22(2)：142-144.

[27] 钟庄元,傅延发,韩有凤,等.桃红四物汤加减治疗视神经萎缩的临床疗效[J].临床合理用药,2020,13(8)：139-140.

[28] 孙斌,黄有荣.桃红四物汤内服配合中医外治法治疗膝关节骨性关节炎30例[J].广西中医药,2012,35(1)：45-46.

[29] 秦洪.桃红四物汤加减内服配合外治法治疗膝关节骨性关节炎的疗效观察[J].光明中医,2013,28(10)：2080-2082.

[30] 尹永涛,付崇赵,伟杰,等.桃红四物汤加减治疗胫腓骨骨折所致肢体肿胀的临床观察[J].黑龙江中医药,2010,39(2)：16-17.

[31] 张慧,李长艳.肩关节镜配合桃红四物汤治疗肩周炎临床观察[J].亚太传统医药,2013,9(9)：160-161.

[32] 潘航,李晓彬,彭志坚.手术结合桃红四物汤加减治疗股骨粗隆间骨折疗效观察[J].实用中医药杂志,2019,35(1)：18-19.

[33] 阿提坎,居来提.桃红四物汤加减治疗月经不调并黄褐斑效果研究[J].中国伤残医学,2013,21(5)：173-174.

[34] 欧阳小妹.桃红四物汤治疗女性黄褐斑伴月经不调的临床疗效观察[J].中国处方药,2020,18(4)：148-149.

[35] 陈文阁,王茜.桃红四物汤加减治疗结节性红斑60例临床观察[J].中医药学报,2013,41(4)：106.

[36] 曹毅,王友力,陶茂灿,等.加味桃红四物汤治疗慢性湿疹临床研究[J].中华中医药杂志,2011,26(2):253-255.

[37] 邝颖华,郤美芳,黄威.桃红四物汤加减治疗囊肿型痤疮120例[J].内蒙古中医药,2013,32(22):43.

[38] 袁中,李兰.桃红四物汤治疗过敏性紫癜60例[J].实用中医内科杂志,2010,24(9):92.

[39] 向聪莲,陈海明,黎莉,等.桃红四物汤治疗银屑病的网络药理学作用机制[J].中药新药与临床药理,2020,31(6):685-693.

[40] 郝远荣.桃红四物汤治疗神经性皮炎临床观察[J].光明中医,2020,35(7):976-977.

[41] 宁泽璞,蔡铁如,杨建平.国医大师专科专病用方经验:第2辑妇科病分册[M].北京:中国中医药出版社,2018:15.

[42] 张爱洁.名老中医朱致纯治疗痛经医案举隅[J].湖北中医杂志.2015.37(6):28.

[43] 杨欣.冯建春名老中医治疗痛经的经验浅析[J].继续医学教育.2019(8):156-158.

[44] 李小华.王丽娜教授运用桃红四物汤医案三则[J].中国民族民间医药.2019,28(18):69-71.

[45] 齐萌,周小青.周小青巧用桃红四物汤验案举隅[J].湖南中医杂志,2020(6):85-86.

[46] 胡慧千,庞敏.桃红四物汤化裁治疗心悸病的中医认识[J].实用中医内科杂志,2021,35(3):97-100.

[47] 孙中兰,王炳范.桃红四物汤加减治疗喘病40例疗效观察[J].中国社区医师.2005,21(23):30.

[48] 李凡成.慢性鼻炎辨治四法[J].辽宁中医杂志,1990(11):22-23.

参 考 书 目

［1］孙思邈.千金翼方［M］.北京：人民卫生出版社,2014.

［2］赵佶.圣济总录［M］.北京：中国中医药出版社,2018.

［3］张锐.鸡峰普济方［M］.北京：中医古籍出版社,1988.

［4］窦材.扁鹊心书［M］.北京：中国中医药出版社,2015.

［5］太平惠民和剂局.太平惠民和剂局方［M］.北京：人民卫生出版社,1985.

［6］齐仲甫.女科百问［M］.天津：天津科学技术出版社,1999.

［7］陈自明.校注妇人良方［M］.薛立斋校注.太原：山西科学技术出版社,2012.

［8］杨士瀛.仁斋直指方论［M］.福州：福建科学技术出版社,1989.

［9］薛古愚撰,郑敷政编撰.薛氏济阴万金书［M］.上海：上海科学技术出版社,2004.

［10］罗天益.卫生宝鉴［M］.北京：人民卫生出版社,1963.

［11］危亦林.世医得效方［M］.北京：人民卫生出版社,1990.

［12］刘纯.医经小学［M］.北京：中国中医药出版社,2015.

［13］徐用诚辑,刘纯续增,徐谦撰,陈葵删定.玉机微义［M］.上海：上海古籍出版社,1991.

［14］朱橚,等.普济方［M］.北京：人民卫生出版社,1959.

［15］刘纯.伤寒治例［M］.济南：齐鲁书社,1995.

［16］汪机.医学原理［M］.北京：中国中医药出版社,2009.

［17］万全.万氏女科［M］.上海：上海古籍出版社,1996.

［18］汤世隆,徐春甫.古今医统大全［M］.北京：中医古籍出版社,1996.

［19］楼英.医学纲目［M］.北京：中国中医药出版社,1996.

［20］孙一奎.赤水玄珠［M］.北京：中国中医药出版社,1996.

［21］王肯堂.女科证治准绳［M］.太原：山西科学技术出版社,2012.

［22］赵养葵.邯郸遗稿［M］.杭州：浙江科学技术出版社,1984.

［23］武之望.济阴纲目［M］.北京：人民卫生出版社,1996.

［24］陶本学.孕育玄机［M］.上海：上海科学技术出版社,2004.

［25］皇甫中.明医指掌［M］.北京：人民卫生出版社,1982.

［26］张景岳.景岳全书［M］.北京：中国中医药出版社,1991.

［27］张景岳.妇人规［M］.广州：广东科技出版社,1984.

［28］孙文胤.丹台玉案［M］.北京：中国中医药出版社,2016.

[29] 王绍隆辑著,潘邓林增注.医灯续焰[M].北京：人民卫生出版社,1988.

[30] 喻嘉言.医门法律[M].太原：山西科学技术出版社,2006.

[31] 汪昂.医方集解[M].北京：中国中医药出版社,1997.

[32] 陈士铎.辨证录[M].北京：中国中医药出版社,2020.

[33] 张璐.张氏医通[M].太原：山西科学技术出版社,2010.

[34] 陈士铎述,文守江辑.辨证奇闻[M].王树芬,等点校.北京：中医古籍出版社,1993.

[35] 冯兆张.冯氏锦囊秘录[M].北京：人民卫生出版社,1998.

[36] 阎纯玺.胎产心法[M].李顺保校注.北京：中国医药科技出版社,2017.

[37] 刘渊.医学纂要[M].赖畴主校.北京：中国中医药出版社,1999.

[38] 吴澄.不居集[M].达美君,等校注.北京：中国中医药出版社,2002.

[39] 吴谦等编.医宗金鉴[M].闫志安,何源校注.北京：中国中医药出版社,1994.

[40] 何梦瑶.妇科良方[M].北京：中国中医药出版社,2015.

[41] 朱时进.一见能医[M].上海：上海科学技术出版社,2004.

[42] 施雯,等.盘珠集胎产症治[M].李顺保校注.北京：中国医药科技出版社,2017.

[43] 佚名.资生集[M]//段逸山,吉文辉.中医古籍珍稀抄本精选 8.上海：上海科学技术出版社,2019.

[44] 徐灵胎.兰台轨范[M].北京：中国中医药出版社,2008.

[45] 叶天士.临证指南医案[M].北京：华夏出版社,1995.

[46] 沈金鳌.妇科玉尺[M].北京：中国中医药出版社,2015.

[47] 柴得华.妇科冰鉴[M].北京：中医古籍出版社,1995.

[48] 董宿辑.奇效良方[M].北京：中国中医药出版社,1995.

[49] 罗国纲.罗氏会约医镜[M].北京：中国中医药出版社,2015.

[50] 郑玉坛.彤园妇人科[M].北京：中国中医药出版社,2015.

[51] 竹林寺僧人.竹林寺女科二种[M].北京：中医古籍出版社,1993.

[52] 郑玉坛.彤园医书[M].北京：中国中医药出版社,2015.

[53] 陈存仁编校.产科发蒙[M].上海：上海中医学院出版社,1993.

[54] 刘炳凡,周绍明.湖湘名医典籍精华·妇科卷·金匮启钥[M].长沙：湖南科学技术出版社,2000.

[55] 何应豫.妇科备考[M].温建恩校注.中国中医药出版社,2015.

[56] 傅山.傅青主女科[M].欧阳兵整理.北京：人民卫生出版社,2006.

[57] 周诒观.秘珍济阴[M].北京：中国中医药出版社,2015.

[58] 傅山.女科仙方[M].李顺保校注.北京：学苑出版社,2017.

[59] 傅山.傅青主女科歌括[M].安志勋,吕豪编.北京：中国中医药出版社,1992.

[60] 王世钟.家藏蒙筌[M].北京：中国中医药出版社,2015.

[61] 林珮琴.类证治裁[M].北京：人民卫生出版社,1988.

[62] 汪汝麟.证因方论集要[M].北京：中医古籍出版社,2015.

[63] 叶天士.景岳全书发挥[M].北京：中国中医药出版社,2012.

［64］鲍相璈编辑,梅启照增辑.验方新编［M］.北京：中国中医药出版社,1994.

［65］丹波元坚.杂病广要［M］.北京：中医古籍出版社,2002.

［66］单南山.胎产指南［M］.北京：人民卫生出版社,1996.

［67］刘仕廉.医学集成［M］.北京：中国中医药出版社,2015.

［68］罗越峰.疑难急症简方［M］.上海：上海科学技术出版社,1986.

［69］庆云阁.医学摘粹［M］.上海：上海科学技术出版社,1983.

［70］陈佳园,等.妇科秘书八种［M］.竹剑平,等点校.北京：中国古籍出版社,1988.

［71］彭逊之.竹泉生女科集要［M］.东山居士校.艺海出版部,1931.

［72］平冈嘉言.方剂辞典［M］.北京：人民卫生出版社,1955.

［73］程门雪.书种室歌诀二种［M］.北京：人民卫生出版社,1988.

［74］郭正忠.三至十四世纪中国的权衡度量［M］.北京：中国社会科学出版社,1993.

［75］关增建.计量史话［M］.北京：中国大百科全书出版社,2000.

［76］丘光明,邱隆,杨平.中国科学技术史：度量衡卷［M］.北京：科学出版社,2001.

［77］杨杏林,梁尚华.近代中医未刊本精选：第11册妇科［M］.上海：上海科学技术出版社,2016.

［78］杨杏林,梁尚华.近代中医未刊本精选：第12册妇科［M］.上海：上海科学技术出版社,2016.